うつ病 隠された真実

Lost Connections
Why You're Depressed and How to Find Hope

逃れるための本当の方法

Johann Hari ヨハン・ハリ 山本規雄 訳

作品社

目次

第Ⅱ部　絆の断絶——うつと不安の九の原因

凡例

一　＊印と章ごとの通し番号は、原注が付されていることを示す。原注は、巻末に一括して掲載した。
一　引用文中の〔　〕は、原著者による補足である。
一　◆印は、訳注が付されていることを示す。訳注は、見開き左端に掲載した。
一　［　］で括った割注は、訳者による補足である。
一　引用されている文献に邦訳がある場合は適宜参照した。ただし本書の文脈に合わせて改変している場合もある。

うつ病　隠された真実

逃れるための本当の方法

Barbara Bateman, John Bateman, Dennis Hardman に

プロローグ　リンゴ

二〇一四年春のある晩、ぼくはハノイ中心部の小さな路地を歩いていた。そのときふと、道ばたの屋台で売られているリンゴに目がとまった。それはおかしなくらい大きくて赤くてうまそうなリンゴだった。値段交渉をするのが大の苦手なので、たった一つの果物に三ドルも払うことになってしまった。ぼくはそれを、宿泊先の〝ベリーチャーミング・ハノイ・ホテル〟の部屋に持って帰った。ぼくは病気やけがに関する注意書きをあらかじめちゃんと読む模範的外国人旅行者だから、そのリンゴをボトルの水でよく洗った。それなのに、齧《かじ》り付いてみると、何やら苦くて薬品のような味が口いっぱいに広がった。ぼくは子どもの頃、核戦争の時代になったから食べ物がみんな変な味になっていくんだと思い込んでいたのだが、そのとき想像していた味が、ちょうどこんな味だった。食べるのをやめるべきであることはわかっていた。でもぼくは疲れすぎていて、ほかの食べ物を買うためにもう一度外に出るのが嫌だった。だから半分食べてしまった。半分食べたところで、気持ち悪くなって、やめた。

二時間ほど経つと、お腹が痛くなってきた。それからの二日間、ぼくは部屋に座り込んでいた。部屋が自分の周りでぐるぐる回り始め、しかもそのスピードがどんどん増していったからだ。でもぼくは心配はしてなかった。食中毒は経験済みだったからだ。だから処方箋はわかっていた。とにかく水を飲んで、悪い物を体から出してしまうことだ。

三日目、ぼくはこのベトナム滞在が、病気のせいでぼんやり過ごしただけという結果になってしまいそうなことにはっと気付いた。ぼくがベトナムに来たのは、ベトナム戦争の生き残りを捜し当てるためで、それは当時取り組んでいた別の本の執筆準備のためだったのだ。だからぼくは通訳のダン・ホアンリンに電話して、当初の予定通り、南部の辺鄙な田舎まで行かなきゃならないと話した。それで実際にあちこち――あちらでは破壊された村を訪ね、こちらでは枯葉剤の被害者に会い、というように――動き回っているうちに、やっと地に足が着いた感覚が戻ってきたのだった。その翌朝、ダンに連れられて八七歳の小柄な老婆の住む小屋を訪ねた。老婆の唇は、クチャクチャ噛んでいる草の実のために真っ赤に染まっていた。木の板に乗って、ぼくのほうまで床を這って出てきてくれたのだ。その板は、誰かが付けてくれた車輪のおかげで動けるようになっていた。老婆が語ったところによると、戦争のあいだ中、九年間も、あちらで爆撃に追い立てられたと思えばまたすぐこちらでも、というぐあいにさまよい続けたという。そして何とか子どもたちを死なせないようにがんばった、自分たち親子は、故郷の村で唯一生き残った、と。

老婆が話を続けているとき、ぼくは奇妙な感覚に襲われた。老婆の声がすごく遠いところから聞こえてきて、部屋が自分の周りをグルグルと、メチャクチャに動いているように見え始めたのだ。そうしたら、本当に思いもかけないことだったのだが、ぼくは突然、〝暴発〟してしまった。小屋中に。そう、吐瀉物と糞便の詰まった爆弾が破裂したみたいに。しばらくして、周囲の状況が再び目に入ってくるようになると、老婆がぼくをとても悲しそうな眼で見ていることがわかった。「この子は病院に行かなきゃいけないよ。ひどい病気にかかってる」と老婆は言った。

いえいえ大丈夫です、とぼくは言い張った。ぼくはイースト・ロンドンでフライドチキンばかり食べて何年も生きていたんだ。だから大腸菌にやられて七転八倒するのもこれが初めてじゃない。ぼくはダンに、ハノイに連れて帰ってくれるように頼んだ。二、三日、CNNでも見ながらホテルの部屋でおとなしくしていれば良くなるし、お腹のなかもすっかりきれいになるだろう、と。

「だめよ」。老婆は頑として譲らなかった。「病院」。

「なあヨハン」、ダンがぼくに言った。「このおばあさんは九年間もアメリカの爆撃にさらされながら、子どもといっしょに村で唯一生き残った人なんだよ。病気のことについては、このおばあさんの言う通りにすべきだと、おれは思うね」。ダンはぼくを車に引きずっていき、そこからみすぼらしい建物に連れて行った。そのあいだ、ぼくはずっとあえぎながら、全身を痙攣させていた。後で聞いたところによれば、その建物は何十年も前にソ連が建てたものらしい。そしてそこで治療を受ける者としては、ぼくが建設以来初の外国人とのことだった。なかから看護婦の一団が走り出てきた。なかば興奮し、なかば途方に暮れたといった様子で、ぼくをなかのベッドまで運んでいく。そして大声で話し始めた。それに対してダンも大きな声で応じるものだから、看護婦のほうはもう悲鳴に近いような金切り声になる。それがぼくにはさっぱりわからない言語ときている。ふと気付くと、腕に何かをしっかりと巻き付けられている。

部屋のすみに、女の子がいることに気付いた。鼻の頭に絆創膏を貼られて、独りぼっちだ。女の子はぼくをじっと見ている。ぼくも女の子を見る。その部屋にはぼくら以外の患者はいなかった。

血圧の数値が出るや――看護婦によれば危険なほど低下しているらしいとダンが通訳してくれた――、すぐに注射針が腕に突き立てられた。後で知ったのだが、ダンはぼくが西洋から訪れたVIPだと嘘をついたらしい。だからもしもここでぼくが死ぬようなことになれば、ベトナムの国民全員が恥ずかしい思いをすることになる、と。注射に一〇分ほどかかっただろうか。ぼくの腕にはたくさんのチューブが繋がれ、注射痕が青あざになり、だるくなってきた。すると看護婦たちが容態について質問を浴びせ始める。ダンが通訳するのだが、痛みの種類を何通りにも分けて尋ねてくるものだから、無限に続くんじゃないかと思われた。

そうやって事態が展開しているあいだ、ぼくは自分が分裂してしまったような変な感じを味わっていた。一方には吐き気以外何も感じられない自分がいて、周りのすべてが猛スピードでグルグル回っているものだから、止まってくれ、止まってくれ、止まってくれと考え続けている。もう一方には、ぼくのなか――というか、ぼくのずっと下のほう、あるいはすぐ下?、それとも逆にずっと上のほうかな?――に、きわめて理性的にモノローグを続けている自分がいた。ああおまえは死にかけているんだな。毒リンゴを食って倒れたんだ。聖書のエヴァや白雪姫やアラン・チューリングみたいだな。

それからぼくは考えた。死の直前にそんなうぬぼれたことを考えるのか、と。

それからまたぼくは考えた。リンゴを半分食べただけでこんなふうになったのだとしたら、何年ものあいだ朝から晩まで果樹園でその農薬を扱っている農家の人は何ともないのだろうか、いつかとんでもないことになるんじゃないのか、と。

さらにぼくは考えた。おまえが本当に死にかけているんだったら、そんなことを考えたりはしないはずだ。人生のもっと意義深い瞬間のことを考えているはずだし、フラッシュバックが起きているはずだ。おまえが本当に幸福だったのはいつのことだったか考えてみろ。ぼくはうんと小さい頃の自分を思い描いた。古い家のベッドのなかに、祖母といっしょに寝ているところだ。祖母にしがみついて、ぼくはイギリスの連続ドラマ『コロネーション・ストリート』を見ている。それから何年かして、甥っ子の面倒をみていた頃を思い描く。甥っ子は朝七時にぼくを起こしに来てベッドの隣に寝っ転がると、人生に関する疑問を長々と生《き》まじめにぼくにぶつけてきたものだ。それからぼくはまた別のベッドに寝ている自分を思い描いた。一七歳、ぼくが人生で最初に好きになった人といっしょだった。性的な記憶ではない。ただベッドに横になっていたというだけ。しっかりと抱き締められて。

ちょっと待てよ、とぼくは考えた。ベッドに横たわっていたときおまえはいつもいつも幸せだったか？　もしそうなら、おまえが今こんな状況に陥っているのはいったいどういう意味があるんだろうな？　でもぼくのなかのモノローグは、吐き気のせいで中断された。ぼくは医者にこのひどい吐き気をスイッチオフするものをくれと頼んだ。ダンが熱心に医者と話してくれる。だが結局ダンはこう言った。「医者はあんたの吐き気はあんたに必要だって言ってる。それはメッセージだと。われわれ医者はそのメッセージに耳を傾ける。それによってあんたのどこが悪いのかわかるんだって」。

それを聞いたとたん、ぼくは再び吐き始めた。

それから何時間も経って、医者の一人――四〇がらみの男――が視界に入ってきて、言った。「腎臓[*1]が働いていないことがわかりました。ひどい脱水状態になっています。嘔吐と下痢のせいで、長時間水分を吸収できていないために、何日も砂漠をさまよっていた人のようになっているのです」。ダンが割って入ってくる。「この医者が言うには、あんたを今、車でハノイまで連れ帰ろうとしたら、途中であんたは死ぬだろうって」。

その医者は、この三日間で口にしたものを全部挙げてくれと言った。簡単だ。リンゴ一つ。医者はいぶかしげな目つきでぼくを見る。「そのリンゴはきれいなものでしたか」。はい。何しろボトルの水でちゃんと洗いましたから、とぼくは言った。するとそれを聞いていた者全員が大爆笑した。まるでぼくが、クリス・ロックばりの大受けギャグをかましたみたいに。ベトナムではリンゴを洗っただけではだめだということが判明する。この国ではリンゴは殺虫剤の液に浸けられる。だから何ヶ月経っても腐らないんです、皮を全部きれいに剝かないといけない、さもないと、あなたのような目に遭うんですよ、と。

自分でも理由がわからなかったのだが、ぼくはこの本を書いているあいだずっと、この日、食中毒でさんざんな目に遭っていたこのとき、この医者がぼくに言った言葉が頭から離れなかった。

あなたの吐き気はあなたにとって必要なものなのです。それはメッセージなんです。それによって、あなたのどこが悪いかわかるんです。

この言葉が頭に引っかかっていた理由がはっきりわかるのは、まったく違う場所、何千キロも離れた場所で、うつと不安の本当の原因を探る旅を終えてからのことだった。うつや不安から立ち直る途を、どうしたら見つけられるのかということも、そのときいっしょにわかったのだ。

イントロダクション　一つの謎

ぼくが生まれて初めて抗うつ薬をのんだのは一八歳のときだった。そのときぼくは、ロンドンの、ショッピングセンターに入っている薬局のすぐ外で、イギリスらしい弱々しい太陽の下に立ちすくんでいた。その錠剤は白くて小さかった。のみ込んだとき、化学的に製造されたキス、と思った。

その日の午前中に、ぼくは医者のところに行ったのだ。自分の状態を医者に説明しようとして苦戦していた。自分のなかから衝動がこみ上げてきて、長いことむせび泣いてしまう。そんな感覚を感じないでいられたのは、いったいいつまでだったか。ぼくはうんと幼い頃からずっと——学校でも大学でも家でも、また友だちといっしょのときも——外界を遮断して独り泣くことがよくあった。それは二、三粒の涙を流すというようなものではない。文字通り滂沱の涙だ。またたとえ涙が出ないとしても、不安にかられて独り言がぶつぶつと頭に湧き上がるのが絶えることはほとんどなかった。そうなったときは、自分で自分のことを叱りつけたものだった。全部おまえの頭がつくりだした現象だ。そんなものは気にするな。そんな弱虫でどうするんだ、と。

医者にそう話しながら、ぼくは決まりの悪さを感じていた。今こうしてタイピングしていても、やはり決まりが悪い。

うつや重度の不安をくぐり抜けた人の書いた本には、ペイン・ポルノ、つまり苦痛をこれ見よがしにどぎつく描く長々しいくだりがあるのが常だ。そうやって著者は、自分が感じたうつがどれほど深刻なものであったかを、かなり誇張気味に描写する。かつてはそういうことも必要だった。うつや重度の不安がどんな感じなのか、ほかの人はわからなかったからだ。でもその種の誇張にあえて踏み込んだ本が山ほど出回るようになって、今ではもう何十年も経つ。おかげでぼくはその種の本を最初から最後まで焼き直したようなものを書く必要はなくなった。今ぼくがこれから書こうとしているのはそういうものではない。ジョークで言うつもりではないのだが、その種の文章はぼくには痛すぎる。

医者のところに行く一ヶ月前、ぼくはバルセロナの海岸にいた。押し寄せる波に洗われながら、ぼくは泣いていた。そのとき突然、ぼくに閃くものがあった。なぜぼくにそんなことが起こるのか、そしてどうやったらそこから元に戻れるのか、ということについてだ。友だちと二人のヨーロッパ旅行の真っ最中だった。わが家系で初めて一流大学に入学する者となる直前の夏休みだった。ぼくらは学割の鉄道パスを買ったので、一ヶ月間ヨーロッパ中の鉄道に只で乗れることになっていた。道中ではユースホステルに泊まればよい。ぼくは陽射しの強い海岸や、高尚な文化を思い描いていた。ルーブル美術館やマリファナ、セクシーなイタリア人などだ。だが出発直前に、生まれて初めて本当に好きになった人からふられた。ぼくは感情が自分のなかから溢れ出して外に漏れているように感じていた。それはもう、ふつうとは言えないぐらいに。まるで自分が、鼻の曲がるような臭いを撒き散らしているような感じだった。

旅行は計画していた通りには進まなかった。ぼくはヴェネチアでゴンドラに乗っているときも、堰が切れたように涙を流した。マッターホルンの山頂では泣きわめき、プラハのカフカの家では全身に震えがきた。

ぼくにとってそれはふつうでない経験だった。いわゆるふつうでない、という意味ではない。ぼくはそれまで生きてきたなかで、同じような時期を何度も経験していた。苦痛がどうにも抑えられないとき、ちょっと失礼してこの世から離れていたいと感じたものだ。しかしこのときのバルセロナでは、どうしても泣き止まないぼくに、友だちが言った。そんなふうにする人はほとんどいないって自分でも気付いているんでしょ？

そのときぼくは人生でもめったに得られない悟りを得たと感じたのだ。ぼくは友だちのほうを見て、言った。「ぼくはうつなんだ。全部が全部、ぼくの頭がつくりあげたものじゃない。ぼくは不幸なわけじゃない。ぼくは弱虫でもない。ぼくはうつなんだ！」

変に聞こえるかもしれないが、そのときぼくが経験したことは、気付け薬をのんで生き返ったような気分、ソファの裏に落ちていた札束を思いがけず見つけたみたいに幸せだった。こんなふうに泣きたくなるのは、れっきとした病気なんだ。医学でちゃんと決められた名前がある病気なんだ。糖尿病とか過敏性大腸症候群なんかと同じなんだ。この病気のことはそれまでも聞いたことはあった。テレビとか本とか、文化を通してぼくのなかに入ってきて、ずっと何年も頭のなかで跳ね回っていたことだった。でもそれが、今ぴったりとハマったたって感じがする。あれはぼくのことだったんだ。そうだ、それに、今突然思い出したんだけど、うつには治療薬がある。抗うつ薬だよ。そうだ、ぼくにはそれが必要だったんだ。家に帰ったらすぐその薬をもらって、ぼくは正常になる。うつが解ければ、ぼくはすっかり自由になれる。うつとはまったく関係なしに、ぼくにはずっとやりたいことがあったんだ。ひとと出会ったり、勉強したり、この世の中のことを知りたいってずっと思ってたんだ。そうしたことも好きなだけできるようになるんだ。それももうすぐ。ぼくはこんなふうにまくしたてた。

次の日ぼくらは、バルセロナの中心地にあるグエル公園に行った。建築家のアントニオ・ガウディがデザインした、とことん奇妙な公園だ。何もかも遠近法からずれていて、まるで、びっくりハウスの鏡の部屋のようなところだ。あるところではトンネルをくぐり抜けるのだが、トンネルのなかは全部、波打っているような角度で設置されていて、波動が広がっているように見える。別の場所では建物のすぐ近くを、鉄を切り裂いたようなものでできた竜が昇っていて、それがまるで動いているように見える。すべてが世界のあるべき姿と違っている。この公園をよろめきながら見て回っているとき、ぼくはこう考えた。これがぼくの頭だ。出来損ないで、おかしいんだ。でもそれもすぐによくなる、と。

悟りというものはそういうものだろうが、このときのぼくも、一瞬のうちに閃いたような感じがしたわけだけど、実際は、ずっと前からそれは来ていたのだ。ぼくは、うつとはどういうものか知っていた。テレビの連続ドラマで演じられているのを見たことがあったし、それについて書いてある本も何冊も読んだ。そもそも実の母親が、うつや不安について話すのを聞いていたし、そのために薬をのんでいるところも見ていた。また治療法についてもぼくは知っていた。ほんの数年前からマスメディアでさかんに報じられていたからだ。ぼくの一〇代は、プロザック〔一九八八年発売開始。一般名フルオキセチン。日本では未承認〕の時代にぴたりと一致する。つまり新薬の夜明けの時代だ。新薬は、史上初めてやっかいな副作用なく、うつを治せると約束していた。その一〇年のあいだにベストセラーになった本のなかには、そういった新薬は、実は「治す以上にもっと良くする」*1効果があると説くものもあった。ふつうの人より丈夫で健康になれる、と。

そういった知識をぼくはすべて鵜呑みにしてはいたが、立ち止まって本当にそれについて考えるということは一度もなかった。一九九〇年代後半には、そんな話がいっぱいあった。いたるところに転がっていたのだ。それが今になって、自分に当てはまる話だということがやっとわかったというわけだ。

ぼくの医者は、診てもらった日の午後になってはっきりわかったのだが、やはりそういう知識をみんな吸収していたのだ。小さな診察室で、医者はぼくがどうしてあんなふうに感じるのか、辛抱強く説明してくれた。脳のなかにあるはずのセロトニンという化学物質が、生まれつき涸渇と言ってよいレベルまで少ない人がなかにはいる。それこそが、うつを引きおこす原因だと医者は言う。つまりあんなふうに異常でしつこく的はずれで一向に消え去ろうとしない、あの不幸の原因が、これだと。幸いなことに、ちょうどあなたが大人になる前に、新しい世代の薬が登場しました。選択的セロトニン再取り込み阻害薬（SSRI）というんです。この薬はセロトニンを正常な人のレベルまで回復してくれるんです。うつは脳の病気です。そしてこれが、その治療薬です、と医者は言った。そして脳の図解を取り出して、ぼくに脳の説明をし始めた。

うつは確かにすべて頭のなかのことなのです。ただしあなたが言うような意味とはちょっと違います、と医者は説明する。想像の産物という意味ではなくて、きわめて現実的な事態、要するに脳の機能不全ということですよ。

医者は無理強いする必要はなかった。ぼくにはすでに納得ずくの話[*2]だったからだ。一〇分も経たないうちに、ぼくはセロザット（アメリカでは［日本でも］パキシルという名で通っている）の処方箋をもらって病院をあとにした。

それから何年も経ってから、この本を書く過程で、このとき医者が訊いてこなかった疑問点を、ほかの人からぼくはいろいろと指摘された。たとえば、あなたにはそんなふうにうつを感じる理由が何かあったんですか、とか、それまでの人生で何かあったんですか、とかだ。あのとき医者がそういったことを訊いてきたとしても、自分が答えられていたとは思えない。ただ医者の顔をぽかんと眺めていたんじゃないかなと思う。ぼくの人生は順調です、とも言っていただろう。確かにぼくは問題を抱えてはいたけれど、不幸になる理由は何一つなかった。あんなふうに不幸になる理由は、ぜったいになかったのだ。

いずれにせよあの医者は訊いてこなかったし、ぼくもそれを疑問に思わなかった。それから一三年以上にわたって、医者たちはこの薬の処方箋をぼくに書いてきた。そのうちの誰一人、その手の質問をしてきた者はいなかった。もしもそんな質問をされたら、ぼくは怒りを感じたんじゃないかと思う。それでこんなことを言ったんじゃないかと。もしも脳が壊れていて、幸福を産み出す化学物質をちゃんと生成できないんだというなら、そんな質問をしていったい何になると言うんですか？　残酷な質問じゃないですか？　あなたは痴呆患者に、どうして鍵を置いた場所を憶えていられないんですかと質問したりしないでしょう、ぼくへの質問としてはそんな馬鹿げた質問はありませんよ、あなた本当に医学部を卒業したんですか？　というようなことを。

最初の医者は、薬の効果が感じられるようになるまで二週間はかかると言った。だが処方箋をもらって薬をのみ始めたその日の夜に、ぼくは温かい電流が自分のなかを通り抜けた感じがした。そして小刻みのリズムが微かに聞こえた。それはきっとぼくの脳のシナプスが、正しい配列に修正されるために起きているうなり声やきしみ音に違いないと、ぼくは確信していた。ぼくはそのときベッドに横たわって自分で編集した擦り切れたカセットテープを聴いていたのだが、同時に、これからはもうずっとあんなふうに泣くこともないんだろうと考えてもいた。

それから数週間後、ぼくは大学に入学するために家を出た。新たに化学の鎧をまとったぼくに、怖いものはなかった。大学では、ぼくは抗うつ薬の伝道師となった。友だちが悲しそうにしていれば、必ず自分の薬を分けてあげ、試してみてよかったら自分で医者に処方してもらうよう勧めた。自分は単にうつ状態から脱しただけではない、もっと良い状態にあると確信してもいた。それが「抗うつ」ということなのだと思っていた。そして自分がふつうより快復力の強い精力的な人間であると思い込んでもいた。薬の副作用を体に感じることも、実はあるにはあった。体重がだいぶん増えたし、いつのまにか汗をかいていたりするようなことがあった。でもそれは、あのような悲しみ、血のにじむような思いがするだけでなく、周りの人たちにも迷惑をかけてしまう、あの悲しみを終わらせるために支払う代償としては、大したことではなかった。それにほら、ぼくはもう何だってできるんだ。

数ヶ月経たないうちに気付き始めたのだが、思いがけず悲しさが舞い戻ってきて溢れてくることが時折あった。そんなことが起こる理由は何とも説明が付かなかったが、理屈でわかるようなものでないことは明らかだった。ぼくはまた医者のところに行って相談し、もっと薬の量を増やすことになった。一日に二〇ミリグラムだったのを一日三〇ミリグラムにしてもらった。白い錠剤が青い錠剤に変わった。

一〇代後半と二〇代の全体を通じて、こんなことが続いた。ぼくはこの種の薬の効用を説いて回っていたけれど、しばらくすると悲しみが舞い戻ってくる。それで薬の量を増やしてもらう。三〇ミリグラムは四〇に、四〇は五〇に、というぐあいに。最終的にぼくは一日に大きな青い錠剤を二錠のむようになっていた。六〇ミリグラムだ。薬を増やすたびに、ぼくはますます太り、ますます汗をかくようになった。でもそのつどぼくは、それは払うに価する代償だ、と思っていた。

ぼくは聞かれれば誰にでもうつは脳の病気であり、ＳＳＲＩがその治療法だと言っていた。ジャーナリストになったあとも、新聞にこのことを書いて、読者に根気よく説明した。時折戻ってくる悲しみについては、医学的に説明のつく現象だとぼくは書いた。明らかにそれは、脳のなかのある種の化学物質の減少のせいであり、ぼくの脳が制御不能になったか、あるいはぼくにはよくわかっていない理由でそうなるのだ、と。でも幸いなことには、SSRIはとても強力でよく効くと、ぼくは書いた。ぼくを見てほしい、ぼくが証拠だ、と。時折疑問が頭に浮かぶことがあったが、そんな日は追加の錠剤を一、二錠のんで、さっさと疑いを追い払うことにしていた。

ぼくには物語があった。今思えば、それは二部構成の物語だ。第一部は、うつの原因について。それは脳の機能不全であり、セロトニンの不足または精神を司るハードウェアの何らかの変調で起きることだ、と。第二部は、うつの解決策について。薬が脳の化学的状態を改善してくれる、と。

ぼくはこの物語が好きだった。理に適《かな》っていると思っていた。それが人生の指針だったのだ。

ひどい悲しみの理由として、ほかにあり得ると思えたのは、ぼくが聞いたなかではたった一つだけだ。かかりつけの医者が言ったのではない。本で読んだり、テレビで話しているのを見たりしたのだ。それによると、うつや不安は遺伝するという。確かにぼくの母親は、ぼくを産む前に（後も）、うつ状態で極度の不安を抱えていた。またこの問題を抱えている親族は、母親よりもっと前にもぼくの家系にいたことを知っていた。化学的機能不全というぼくの物語も、遺伝というこの物語も、意味するところは同じようなものだとぼくには思えた。要するに生まれつきの、身体的な問題ということだ。

ぼくが三年前にこの本に取りかかったのは、解けない謎に苦しんでいたからだ。自分が長いこと伝道していた物語では説明の付かない不気味なことがあって、それを解明したいと思ったのである。

最初の謎はこうだ。薬をのみ始めてから数年後のある日、ぼくはかかりつけのセラピストのところで、抗うつ薬がこの世に存在していて、それによって自分がよくなっていることで、どれほど嬉しいと思っているか、話した。それに対してセラピストは「変[*3]ですね。あなたは実際は、まだ強いうつ状態にあるようにわたしには思えますが」と言ったのだ。ぼくはすっかりまごついてしまった。いったいこの男は何が言いたいのだろう。「つまりですね、あなたは現在、感情的なうつ状態にあることが多いのです。現在のその状態と、あなたがご自分でお話になる薬をのみ始める前の状態とで、大きな違いはないとわたしには思えるんですがね」。

あなたはわかっていないと、ぼくはセラピストに向かって辛抱強く説明した。うつはセロトニンの濃度が低下することで引き起こされるんです。だからぼくは薬でセロトニンの濃度を増やしているのです、と。そして心のなかで、いったいセラピストというのはどんな訓練を受けているんだと眉をひそめた。

その後何年経っても、このセラピストは折に触れてこの問題の指摘を静かにくり返すのだった。薬の量を増やすことで問題が解決しているというぼくの信念は、事実と齟齬を来しているように思われる、なぜならぼくはいまだに落ち込み、うつ状態になり、不安を抱えていることが多いからだ、と。そんなふうに言われるとぼくは、怒りと何もわかっていない者を見下す優越感とがない交ぜになった気持ちを抱えて退散するのが常だった。

セラピストの話をまじめに聞こうという気になったのは、ほんの数年前のことだ。ぼくは三〇代前半に突入していて、新たな悟りを得てもいた。しかしその悟りは何年も前にバルセロナの海岸で得たのとは正反対で、ネガティブなものだった。抗うつ薬をどれほど増量しても、悲しみはいつもそれを上回る。しばらくは明らかに化学的作用による癒しのバブルが訪れるが、そのあと必ず、あの刺すような不幸の感覚が戻ってくる。そしてぼくは再び、強力にくり返されるあの思考にとらわれる。人生は無駄だ、おまえが何をしようとすべてが無駄なんだ、この世のすべてが時間のクソ浪費でしかない、終わらない不安の単調なリズムがくり返されるだけなんだ、と。

というわけで、ぼくが解明したいと思っていた最初の謎は、こういうことだ。なぜ抗うつ薬をのんでいるのに、まだうつ状態にならなければいけないのか。ぼくは正しいことしかしていない。それなのになお、何かが間違っている。なぜなんだ。

最近の数十年のあいだに、ぼくの家族に興味深いことが起きていた。

うんと小さい子どもの頃から、わが家の台所のテーブルには、すぐにのめるように薬のボトルが並べられていた記憶がある。ボトルには医学的なことが書かれた白いラベルが貼ってあるのが神秘的だった。ぼくは以前、自分の家族の薬物依存症について書いたことがあるが、そのなかで、親族の一人の目を覚まさせようとしたがだめだったという、ぼくの最初の記憶にも触れた。でもぼくが小さかった頃にわが家の生活の中心になっていたのは違法薬物ではない。医者からもらう薬だ。たとえば旧式の抗うつ薬とか、ヴァリウムのような鎮静剤だ。こうした薬の化学的作用で調整しない限り、うちの家族は一日を無事に過ごすことができなかったのだ。

だが、わが家に起きた興味深いこととはそれではない。ぼくが大きくなっていくあいだに、西洋文明がわが家に追いついてきたというのがそれだ。小さい頃、友だちの家に行くと、そこの家庭では朝食後も昼食後も夕食後も、誰も薬をのまないことに気が付いた。鎮静剤やアンフェタミンや抗うつ薬をのむ者が一人もいなかったのだ。それでぼくは、うちの家族がふつうじゃないんだ、ということを知ったのだ。

しかしその後何年も経つうちに、次第に人びとの生活に薬が登場する機会が増えてきていることにぼくは気付いていていた。薬は次から次へと認可され、推奨され、処方されるようになっていった。今日では、ぼくたちのまわり、そこいらじゅうに薬が溢れている。アメリカの成人のおよそ五人に一人が、精神医学上の問題に対処するために少なくとも一種類の薬をのんでいる。[*4] アメリカの中年女性のうち四人に一人近くが、時を選ばず抗うつ薬をのんでいる。[*5] アメリカの高校生のおよそ一〇人に一人が、集中力を高める強力な刺激薬を処方されている。[*6] そして合法、非合法を問わず薬物中毒があまりに蔓延しているために、いまやアメリカの平時の歴史のなかで初めて白人の平均余命が縮まりつつあるのだ。こうした事態は、西洋世界全体に広がってもいった。たとえば、今この時点で、フランス人の三人に一人が、抗うつ薬などの合法的な向精神薬をのんでいる。[*7] イギリスはおそらくヨーロッパ中で一番向精神薬をのんでいる国だ。[*8] それに誰もこの薬から逃れることはできない。なぜなら、西洋諸国の水道を調査した学者によると、必ず水道水中に抗うつ薬が混入しているという。[*9]この薬をのんでいる者があまりに多いために、排泄された成分が濾過では除去しきれないという単純な原因のせいだ。そんな水をわれわれは毎日飲んでいるのだ。文字通りの薬漬けというやつだ。

かつてはびっくりしていたことが、今ではふつうになってしまっている。われわれは自分のまわりの大多数の人たちが、ひどいうつを感じていて、そのために強力な薬物を必要としていること、それがなくてはいっしょにやっていけないことを、きちんとした議論もしないまま鵜呑みにしてしまっている。

そんなわけで、ぼくが解き明かしたいと思っている二つめの謎はこうだ。どうしてうつや重度の不安を感じているらしい人の数が、こんなに増えてきているのだろう。何かが変わったのだろうか。

その後、三一歳になったとき、ぼくは大人になって初めて何も薬物を摂取していない状態[*10]というものを味わった。ほぼ一〇年のあいだ、ぼくはセラピストの親切な指摘を無視し続けていた。どれだけ薬をのんでも、ぼくがうつ状態にあることは変わっていない、というあの話だ。それが、人生にかかわるような重大な危機に見舞われることになって——絶体絶命の辛さを感じていたが、ぼくにはその辛さを振り払うことができなかった——やっとその指摘に耳を傾けることにしたのだ。ぼくがあれほど長い期間にわたって試してきたことは——どうやら——効いていないらしかった。だからぼくはパキシルの最後の袋をトイレに流したのだ。するとあの謎がぼくを待ち構えていた。まるで駅のホームにいる子どものように、拾い上げてもらうのを心待ちにして、気付いてもらおうと必死になっていたのだ。そう、どうしてぼくはいまだにうつ状態にあるのか、という謎と、どうしてこんなに多くの人たちがやはりぼくと同じ目に遭っているのか、という謎である。

そしてぼくは、ずっと未解決のままになっていた三つめの謎があることにも気付いた。脳内の化学反応の不調でないとしたら、ほかに何かうつや不安の原因がぼくのなかにあるのか、またぼくのまわりにいる多くの人のなかにもあるのか、あるとすればそれは何なのか、という謎である。

だが、それでもまだ、ぼくは問題に取り組むことを先延ばしにしていた。自分の苦痛を説明する何か一つの物語にいったん安住してしまうと、それを変える気にはなかなかなれないものだ。それはまるで犬に付けるリードのようなもので、ぼくは自分のうつにそれを付けて、どうにかコントロールらしきことをしていたのだ。長年にわたって安住してきた物語に手出ししたばっかりに、鎖を解かれた動物のように苦痛が襲いかかってくることを、ぼくは恐れていたのだ。

それから数年のあいだ、ぼくは一つのパターンにはまり込んでいた。謎の解明[*11]に手を出してはみるのだ。たとえば学術論文を読むとか、それを書いた著者に会って話をするとか。だがいつも引き下がってしまう。なぜならそうやって読んだり聞いたりすることで、ますますわけがわからなくなるように思われたし、前より強い不安を覚えたりするからだった。それでぼくはこの謎の探求の代わりに、別の本『麻薬と人間１００年の物語——薬物への認識を変える衝撃の真実』［福井昌子訳、作品社、二〇二二］に没頭した。メキシコの麻薬カルテルに雇われているヒットマンにインタビューするほうが、うつや不安の原因を探求するよりたやすいと言ったら馬鹿なことを、と思われるかもしれない。でも自分の感情に関する自分の物語——ぼくがどう感じ、なぜそう感じるか——に手出しすることのほうが、ぼくにははるかに危険だと思われたのだ。

そのあと、ぼくはついに、この問題をもはや無視してはいられないと決心した。それで三年以上にわたって六万キロ以上駆けずり回り、世界中で二〇〇以上のインタビューをこなした。インタビューの相手は、世界で最も有力な社会科学の学者もいれば、うつや不安の深みをくぐり抜けてきた人、そこから快復した人たちもいた。始めたときには思いもよらなかったような場所も行き尽くした。たとえばインディアナ州のアーミッシュの村とか、叛旗を翻して立ち上がったベルリンの団地の人たちだとか、広告を禁じたブラジルのある都市だとか、まったく思いもかけないような方法で個々のトラウマを再体験させるボルティモアの研究所だとかだ。そうやって学んだことの数々から、ぼくは自分の物語を根本から見直すことを迫られた。それは、ぼく自身に関する物語でもあり、またわれわれの文化全体にタールのように塗り広げられている、うつに関する物語でもある。

始めるに当たって、ぼくは二つのことに注意を喚起したいと思う。どちらも、これからこの本のなかで何度も触れる論点であり、どちらも、当初はとても驚かされたことだ。

ぼくは主治医から、うつと重度の不安の両方を抱えていると言われた。それでぼくは、この二つが別々の問題だと思ってきた。そのために薬を処方してもらっていた一三年のあいだ、ずっとこの二つを別の問題として人は論じていると信じていた。ところが自分で調べていくうちに、何かが変だと気付き始めた。うつ状態を悪化させるものは何でも不安を大きくするし、逆についても同じだ。この二つはいっしょになって悪化したり軽減したりするのだ。

これは興味深いことだと思いはしたが、きちんと理解できるようになったのは、カナダの心理学者ロバート・コーレンバーグと膝つき合わせて話をしてからだった。教授もかつてはうつと不安が別物だと考えていたという。だが研究を進めるうちに――今ではかれこれ二〇年以上になる――「データは二つがそれほどはっきり区別されないということを示している」ことがわかったのだ、と。実際、「とくにうつと不安については、診断基準が重なり合っている」。時によって、どちらか一方がより際立つ。たとえばある月に、パニックの発作に何度も見舞われた人が、その翌月には泣くことが多かったりする。だがこの二つが、たとえば肺炎と足の骨折が別物だと言うのと同じように截然と区別されるという考え方には、裏付けるエビデンスがない。教授が証明したのは、二つが「ごちゃ混ぜ」ということだ。

科学的な論争においては、ロバートに与《くみ》する意見が優勢になりつつあった。ここ数年、国立衛生研究所――アメリカで一番の、医学研究への資金提供機関――は、うつと不安を別々の症状であると見なす研究に対する資金供給を停止している。[*12]「臨床の現場で人が直面している事態に合致するような、よりリアリスティックなものを求めているのでしょう」と教授は言う。

ぼくはうつと不安を、同じ曲を別のバンドがカバーした場合の違いと理解するようになった。うつは、情感たっぷりの暗いバンドによるカバーバージョンで、不安のほうは、叫び声をあげるヘビメタバンドによるカバーバージョン、でも元になっている楽曲は同じ、というわけだ。二つは同じものではない。しかし双子なのである。*13

二つめの論点は、うつと不安の九つの原因について調べているときに学んだまた別のことから引き出された。

過去において、ぼくがうつと不安について書くときには、必ず最初に説明するようにしていたことがあった。これから書こうとしているのは、不幸についてではない、ということだ。不幸とうつは、まったく別物だ。うつを抱えた人にとって、がんばってと言われることや、あるいはあたかもその週はちょっとついていないだけだと言わんばかりに、何か愉快な気晴らしを勧められることほど怒りを覚えることはない。両足を骨折しているのに、がんばって踊りに行こうと言われているのと同じように感じるのだ。

でもエビデンスを調べていくうちに、ぼくはなおざりにできない何かがあることに気付いた。

誰かが何かの力によってうつや不安を引き起こされる場合、その力は、ほかのはるかに多くの人には不幸の感覚を引き起こす。つまり、不幸とうつは連続体であることがわかってきたのだ。それでもこの二つはまったく別物だ。自動車事故で指を一本失うのと、腕を一本失うのとが違うぐらい違っている。あるいは道で転ぶのと、崖から転がり落ちるのとが違うぐらい違っている。でも、二つのあいだに繋がりはある。ぼくがその後だんだんと学んでいったのは、うつと不安が、われわれの文化においてはほぼすべての人に突き刺さっている一本の槍の、一番鋭い切っ先の部分に過ぎない、ということだ。だからこそ、ぼくがこれから書こうとしていることについて、うつでもなければ極度の不安を抱えてもいない人であっても、とても多くのことをわかってくれるのである。

この本を読み進めて下さる人には、ぼくがそのつど注で挙げている参考文献に書かれている学術研究を、ご自身で調べ、読んでいただきたい。そしてそのときには、懐疑主義に徹していただきたい。ぼく自身もそうだったのだ。エビデンスに足蹴を食らわせてみてほしい。それが壊れてしまわないかどうか、確かめていただきたいのだ。何しろもしも間違ったら、たいへんなことになる類いの問題なのだ。ぼくは結局信じるようになったが、最初はショックがあまりに大きく、とうてい信じられないと思ったものだ。

ぼくたちは、うつや不安とはいったい何なのか、ということについて間違った情報しか与えられてこなかった。これはもう、組織的にそうなっているのだ。

ぼく自身は、これまで生きてきたなかで、うつについて二つの物語を信じていた。一つめは、生まれてから一八歳までのあいだのことで、ぼくはうつが「全部自分の頭のなかのこと」だと考えていた。それはつまり、現実のことではない、想像上のこと、偽物、甘え、戸惑っているだけ、弱さ、などという意味だ。その後の一三年間も、ぼくはやはり、うつが「全部自分の頭のなかのこと」だと信じていた。しかしそれ以前とは意味が違う。今度はうつが、脳の機能不全を原因としたものだと信じたのだ。

だがぼくは、この二つの物語がどちらも正しくないと知ることになる。うつや不安を引き起こすすべての原因のなかで主なものは、ぼくたちの頭のなかにはない。それはこの世のなかにいくらでも転がっていること、この世のなかを生きていくわれわれの生き方自体にあることを、ぼくは発見した。うつや不安の原因としてエビデンスがあるのは少なくとも九つであることをぼくは学んだ（ただしこの九つを一度に列挙してみせた者は、これまで一人もいなかった）。九つのうちの多くは、どれも身近で起きていることであり、それによってぼくたちは心底ひどい気分に陥っているのだ。

これはぼくにとってお気楽な旅ではなかった。読んでいただければわかるように、うつは自分の脳が壊れているせいだという昔からの物語にぼくは執着していた。それを手放したくなくて、ぼくは戦った。自分の目の前に突き付けられているエビデンスにも、長いあいだ目をそらしてきた。だからこれは、ちょっと違う考え方をするようになったというような、生ぬるい話ではないのだ。ぼくにとってそれは、一つの戦いだった。[*14]

だが、あまりに長いあいだ続けてきた過ちをそのままにしておくなら、ぼくらはその過ちからけっして抜け出すことができなくなるだけでなく、過ち自体が大きく成長し続けることになる。うつや不安の原因についで読むのは、最初ちょっと怖いと思われるかもしれないことをぼくはわかっている。その原因とは、われわれの文化のとても深いところを流れているものだからだ。ぼく自身も怖かった。だが、ぼくはこの原因解明の旅をとにかく前に進めていくうちに、その向こうに何が待っているかわかったのだ。待っているのは、本当の解決法である。

何が起きていたのか――ぼくと、ぼくのようなとても多くの人たちに――やっとのことで理解したとき、本当の抗うつ薬が、すぐにも手に入れられる状態で存在するということをぼくは知った。大多数の人にとって、あまりに効能に乏しいあの化学的に合成された抗うつ薬に、それは似ていない。買ってのむようなものではない。しかし、それによってぼくらは、この苦痛から抜け出す道を、まず一歩踏み出すことが可能になるかもしれないのだ。

第Ⅰ部

古くからの物語の欠陥

第1章　魔法の杖

医師ジョン・ヘイガースは、わけがわからなくなっていた。イギリスのバースの街中で、それのみならず西洋世界のあちこちで、奇妙なことが起きていた。何年も続く痛みのために麻痺していた人が、病の床から這い上がり、再び歩いたのだ。手足が不自由になった原因がリウマチだろうが激しい肉体労働だろうが関係ない。とにかく希望はある、あなたも起き上がれる、という言葉が蔓延していた。今まで誰も見たことのない事態が起きていたのだ。

ジョン・ヘイガースは知っていた。イライシャ・パーキンズというコネティカット州出身のアメリカ人がつくった会社が、何年も前からあらゆる種類の痛みを治す方法を発見したと宣伝していることを。この成果を試してみたければ、料金を支払って、わが社が特許を取得している金属製の棒を用いる治療を受ける以外に方法はない、わが社ではこの棒のことを〝トラクター〔引き出すもの〕〟と名付けている。トラクターは、特別な性質を備えているのだが、遺憾ながらその詳細を明らかにすることはできない、なぜなら競合他社が模倣して、わが社の利益をすべて横取りしてしまうからだ。だがもしもあなたが助けを必要としているなら、使用法の訓練を受けた者をご自宅でも、病院のベッドにでも派遣して、トラクターで治療を施して差し上げよう。避雷針が雷を引き寄せるように、トラクターはあなたの体から病気を引き寄せ、それを空中に追い出してしまうのだ、と。そう言ってトラクターを体に沿って動かしてみせる。体には触れることすらしないこともある。

温かく感じるはずです。場合によっては焼けるような熱さを感じることも。でもだんだんと着実に、痛みが消えていきます。感じますか？

そしてこの処置が終わると、実際に効果が示される。痛みに苛《さいな》まれていた人の多くが、現に起き上がったのだ。その苦しみが実際に引いたのである。希望が持てないように思われた症状の多くが解消されたのである。それも初めて。

ジョン・ヘイガースが医師として理解できなかったのは、どうやって、ということだった。痛みというものが肉体から離れて存在するエネルギーのようなものであり、したがってそれを空中に追い出すことができるなどという主張は、自身が医学の訓練を受ける過程で習得したことからすればナンセンス以外の何物でもない。しかし効果があったと告げる患者が現に存在している。トラクターの力を疑う者は、もはやよほどの阿呆しかいない、というような事態になっていた。

そこでジョンは、実験をしてみることにした。バース総合病院で、ジョンはありふれた木の棒を用意して、なかにあたかも古い金属が仕込まれているように偽装した。偽の〝トラクター〟をこしらえたのである。公式のものが備えている秘密の性質など、みじんも備えていない偽物だ。そして病室の五人の患者のもとに赴いた。この患者たちはリウマチを含む慢性的な痛みで手足が不自由になっている者たちだった。ジョンは、今とても評判になっているパーキンズの魔法の杖を自分も手に入れたから、これを使えば効果があるかもしれないと説明した。かくして一七九九年一月七日、五人の高名な医師たちが証人として見守るなか、ジョンは棒を患者の体に沿って動かしてみせた。ジョンがのちに記しているところによれば、五人のうち「四人の患者がただちに、そしてそのうち三人が顕著に、偽〝トラクター〟によって痛みが和らいだと信じた」。たとえば耐えがたいほどの膝の痛みを抱えていた一人の男が、自在に歩き始めた。そして喜び勇んでそれを医者たちに見せたのである。

ジョンはブリストルに住む友人の高名な医者に手紙を送り、同じ実験をしてくれるよう頼んだ。ほどなくして友人から返事が届く。そこに書かれていたのは、自分もびっくりしてしまったが、偽のトラクター

――やはり木の棒を金属で覆っただけのもの――が、同じようにはっきりした効果を示したということだった。たとえばロバート・トーマスという四三歳の男性患者は、リウマチで肩にひどい痛みがあり、膝に置いた手を持ち上げることがまったくできないほどだった。それはまるで膝に釘付けされているようだった、と。しかし魔法の杖をこの男の体のまわりで振ってみせると、四分も経たないうちに手を数センチ持ち上げることができるようになった。その後の数日間、魔法の杖を使った処置を続けたところ、すぐに炉棚にまで手が届くようになり、八日後には、炉棚よりも優に三〇センチ以上高いところにある棚にも触れられるようになっていたという。

こんなことが次から次へと、複数の患者で立て続けに起きた。それで医者たちは棒に何か未知の特別な性質が備わっているのではないか、と考えた。そこで今度は、実験道具をいろいろ変えてみることにした。古い骨を金属で包んで使ってみると、まったく同じ効果があった。煙草のパイプを包んでみたときも、「同じようにうまくいった」と、ジョンは淡々と書いている。何度も実験をくり返してジョンに手紙を送ってきた別の医者は、こう書いた。「われわれ医者同士は、たがいに目を合わすことすら怖いかのように俯《うつむ》いていました。それはかつてお目にかかったことのないほど滑稽な光景でした」。それでも患者たちはそんな医者の顔を正面から見据えてまじめに言ったという。「心から感謝いたします」と。

しかし不思議なことに、患者のなかには効果が持続しない者もいたと記録されている。当初の奇跡が過ぎ去ると、また元の不自由な体に戻ってしまったのだ。

いったい何が起きていたのだろうか。[*1]

ぼくはこの本のための調査を始めるに当たって、抗うつ薬をめぐる科学的論争について書かれたものを読みあさることに多くの時間を費やした。その種の論争は、もう二〇年以上も前から、医学雑誌にくり返し掲載されてきている。ぼくがとても驚いたのは、抗うつ薬がどのように人体に作用するのか、またそれはなぜなのか、ということについて、完全にわかっている者は誰もいないということだった。この薬を最も強力に推進している学者自身ですら、わかってはいないのだ。学者間で議論は大いに交わされている。しかし合意されていることは何一つない、という状況なのだ。だが、ぼくが見る限りでは、論争を交わしている学者のなかで、ある一人の人物の名前が常に誰よりも目に付いた。それでこの人物の書いた論文や書籍（『抗うつ薬は本当に効くのか』）でその主張を読んでみたところ、ぼくのなかに二種類の反応が起きた。

一つめの反応は嘲《あざけ》りだった。この人物の言っていることは、ぼく自身が直接経験したことに照らして、徹底的に馬鹿げていると思ったのだ。そのあとぼくは怒り出した。うつをめぐってぼくが自分で構築した物語の支えになっている柱という柱を、この人物が蹴り倒して回っているように思われたのだ。ぼくが自分自身についてよくわかっている事柄が、それによって脅かされていると。この人物の名前は、アーヴィング・カーシュ教授という。マサチューセッツにぼくが会いに行った時点では、ハーバード大学医学大学院を代表する研究プログラムの副主任を務めていた。

一九九〇年代、アーヴィング・カーシュは書物のずらりと並んだ部屋に座って、患者に抗うつ薬をのむことを勧めていた。[*2] 背が高く、髪は灰色、優しげな声を持つこの男に接すると、患者はみんな、ほっと安心する感覚を抱いただろうことが、容易に想像できる。抗うつ薬は効くときもあれば、効かないときもあるということに、アーヴィングは気付いていた。だが、うまく行ったケースではどうして効果が現われたのか、という点については何も疑っていなかった。うつの原因はセロトニンの濃度が低下していることにあり、抗うつ薬はその量を増やしてくれるのだ、と。それでアーヴィングは複数の自著のなかで、新しい抗うつ薬は効果的でとても良い治療法だと書いた。そして、うつと同時進行する心理的問題に対処するためにも、セラピーを併用するべきである、と。アーヴィングはそれまでに公刊されてきた膨大な量の学術研究文献を信用していたし、また、自身の患者たちが気分を良くして診察室をあとにする姿をその眼で見て、抗うつ薬の効果も確信していた。

しかしアーヴィング・カーシュは、また別の分野における世界を代表する権威でもあった。それは、ジョン・ヘイガースがバースで史上初めて偽の魔法の杖を振り回したことに遡る分野である。ヘイガースが当時、気付いたことがあった。医者が患者に治療を施すとき、実際は患者に対して二つのことをしているのだ、と。薬をのませる場合であれば、通常、何らかの化学的な影響を患者の身体に与えているのがまず一つめ。だが同時に、医者は患者に物語を授けてもいるという。すなわち、その治療法がどのように患者に効くか、という物語である。

意外に聞こえるかもしれないが、医者が患者に話す物語は薬と同じぐらいの重要性を持つことがよくあるのだ。そのことにもヘイガースは気付いていた。だがどうしてそんなことに気付いたのだろうか。患者に物語しか与えないことによって、だ。たとえば、そう、この金属に包まれた古い骨があなたの痛みに効くんですよ、とか言うのだ。するとそんな物でも、かなり長時間にわたって効力を発揮するのである。

この現象は、プラセボ効果という名で知られるようになる。そして以後二〇〇年にわたって蓄積されたこの現象の科学的エビデンスは膨大な量になった。プラセボがどれほど顕著な影響を与えるか、多くの学者が示してきたが、アーヴィング・カーシュもそのなかの一人だった。プラセボは、われわれの感じ方を変えるだけではない。体に対して実際に物理的に作用するのである。たとえばプラセボで顎炎が正常状態にまで快復する。胃潰瘍も治ってしまう。医学上のほとんどの問題が、ある程度、少なくともちょっとはプラセボで軽減するのだ。[*3]効き目があることを期待すれば、患者の多くで実際に効力が発揮されるのである。

科学者は何年ものあいだずっと、プラセボ効果に出くわしては戸惑いを覚えてきたのである。たとえば第二次世界大戦中にナチを撃退した連合国側の部隊では、重傷を負う兵士が多すぎて、医療班は阿片ベースの鎮痛剤を切らしてしまうことがよくあったという。このとき最前線に配置されていたアメリカ人のヘンリー・ビーチャーという名の麻酔専門医は、傷病兵に感覚を麻痺させるものを何も与えずに手術するなら、心不全を誘発しかねないと考えた。[*4]そこで、ほかにやりようがなかったからではあるのだが、実験をしてみることにしたのだ。具体的には、傷病兵に実際は鎮痛剤など一切含まれていない食塩水しか点滴していないのに、モルヒネを投与していると告げたのである。それを聞いた患者は、本当にモルヒネを投与されたかのような反応を示した。手術中、叫びもしなければうめき声をあげることもなく、重度のショック状態に陥ることもなかったのだ。つまりプラセボが効いたのである。

一九九〇年代なかばには、アーヴィング・カーシュは存命している者のなかではほぼ誰よりも、この分野について深い理解に達していた。そしてハーバードでプラセボ効果について研究するプログラムの代表的な人物になろうとしていた。だが同時にアーヴィングは、新しい抗うつ薬が、プラセボよりよく効くことを知っていた。実際に化学的な効果があるのだ、と。アーヴィングがそう考えた理由は単純だった。もしも何かの薬を売ろうと思うなら、厳格な手順を踏まなければならない。具体的には、二種類の異なるグループによって試験する必要がある。一つは、本当の薬を投与するグループ、もう一つは砂糖でできた錠剤（あるいはほかの種類のプラセボ）を投与するグループだ。そして二つのグループを科学者が比較する。本当の薬がプラセボより有意に効果的であることが確認されて初めて、その薬を公に販売することが許可される。

そんなわけでアーヴィングは、ガイ・サピアスタインという名のイスラエル人の大学院生が一つの提案をしてきたときに、興味をそそられはしたが、さほど乗り気にはならなかったのだ。ガイは自分が何を調査したいと考えているか、アーヴィングに説明した。薬をのむときには、必ず何らかのプラセボ効果がある。それは化学的な効果の上に乗っているトッピングのようなものだ。だが、それはどれぐらいの割合なのか。強力な薬なら、プラセボ効果の占める割合は常にほんの少ししかないはずだ。ガイは、このこと、すなわち薬の効果全体のなかで、薬自体をわれわれが信じていることに由来する効果の割合はどれぐらい小さいのか、ということを解明するのに新しい抗うつ薬がもってこいの素材だと考えた。アーヴィングとガイは二人とも、この調査を始めればすぐに、効果のほとんどが化学的なものであることが判明するはずだと考えていた。しかしプラセボ効果の割合が実際どれほど小さいのか、ということには知的関心を抱いていたのである。

そこで二人は、とてもシンプルな手順で実験を開始した。あなたが摂取した任意の薬の効果のうち、その薬が持っている化学成分に由来する効果と、その薬に対するあなたの信頼に由来する効果とを切り分けるのは、実は簡単である。そのために二人が採用した特別な科学的調査の手順はこうだ。まず、被験者を三つのグループに分ける。第一グループには、これから化学的な抗うつ薬を投与すると告げる。しかし実際にはプラセボしか投与しない。ただの砂糖の錠剤だが、ジョン・ヘイガースの魔法の杖と同じような効果を持つ。第二のグループには、やはりこれから化学的な抗うつ薬を投与すると告げて、実際その言葉通りにする。そして第三のグループには、何も投与しない。薬も、砂糖の錠剤も、なしだ。ただ時間が経つのを待たせるだけである。

本当に重要なのは第三のグループだとアーヴィングは言う。[*5] それなのに、多くの研究がそれを省いてしまう。でも、「新しい風邪薬を評価する場合を想像してほしい」、と。被験者にはプラセボか本当の薬かのどちらかを投与する。時間が経てば、全員が快復する。成功率は驚くほどだ。だがそこで思い出さなければいけないのは、風邪というものは何日か経てば誰でも治ってしまう、ということだ。このことを計算に入れないなら、この風邪薬の効果について抱く印象は、実に疑わしいものになる。単に自然に治った人も、この薬が効いたように見えるからだ。だから治療手段を一切与えられず、自分の力だけで快復した人の割合を計るためには、第三のグループが必要だというわけだ。

そこでアーヴィングとガイは、それまでに公表されたすべての研究文献に当たって、この三つのグループ分けに基づき、抗うつ薬の効果を比較することを始めた。薬の化学的効果を知るには、薬をのんで快復した人の数から、砂糖の錠剤を投与されて快復した人の数を引く。するとの残りが、薬の本当の効果によって快復した人の数ということになる。砂糖の錠剤で快復した人の数から、何もしなくても快復した人の数を引けば、プラセボ効果で快復した人の数が得られる。

だが、抗うつ薬に関して入手し得る限りの学術研究文献にすべて当たって計算してみたところ、その結果に二人は途方に暮れてしまったのだった。

　得られた数字が示していたのは、抗うつ薬の効果の二五%が自然な快復によるもの、五〇%が薬について聞いていた物語に由来するものであり、したがって実際の化学物質に由来する効果はたったの二五%であるという結論[*6]だった。「これには本当にびっくり仰天でした」。アーヴィングはマサチューセッツ州ケンブリッジの自宅の一室で、ぼくにそう語った。二人は数字の解釈を誤ったのだろうと考えたという。計算のどこかで何か間違いを犯したのだろう、と。ガイがのちにぼくに語ったところでは、「データのどこかに不備があった」ことを確信していたという。それで二人は何ヶ月もかけて、データを何度も何度も隅から隅まで検証し直した。「スプレッドシートを見つめてデータを読み取って思い付く限りの方法でそれを分析する、という作業に心底うんざりしていた」とガイは言う。それでも二人はどこかにミスがあるに違いないと考えていた。だが結局、間違いを発見することはできなかった。そこで二人は自分たちの得たデータを公表し、ほかの学者がそれをどう考えるか見てみようということになった。

　すると、アーヴィングはある日、一通の電子メールを受け取った。アーヴィングがやったことは、実はそれよりはるかに衝撃的なスキャンダルの表面を少し引っ掻いただけかもしれない、ということを示唆する内容のメールだった。これこそが、アーヴィング・カーシュが抗うつ薬のシャーロック・ホームズに変身した瞬間だったのだろうと、ぼくは思っている。

　そのメールのなかで、トマス・J・ムーアと名乗る科学者は、アーヴィングの発見には衝撃を受けたと述べ、その調査をもっと進めれば、実際には何が起きているか明るみに出す途があると思うと言ってきたのだ。

　アーヴィングがそれまでに見てきた学術研究のほとんどすべてに策略があると、メールには書かれていた。薬に効果があるか否かについて調べた研究の大部分は、大手製薬会社から資金提供を受けている。製薬会社がそうするのには、もちろん特別な理由がある。自分たちの薬を市場に出したいのだ。それによって利益を得られるからだ。だからこそ製薬会社は学者の研究を秘密裏に指導しているのであり、自社の薬が良いものであるように見える結果ないしライバル他社の薬が悪いものであるように見える結果しか公表しないのである。製薬会社がやっていることは、（言ってみれば）フライドチキンが体に良くないという情報があっても、それをKFCはけっして公にしようとはしないのとまったく同じである。

これを「公表バイアス」[*7]という。製薬会社が実施したすべての研究のうち、四〇%はけっして公表されない。都合の良いところだけ選択的に公表される割合はもっと大きい。都合の悪い結果は、すべて編集室の床に打ち棄てられたままとなる。

つまりこのメールによれば、アーヴィングがそれまで目にしてきた学術論文は、製薬会社が人びとに見てもらいたいと考える部分だけ、ということになる。しかしそれを乗り越える途はあるとトマス・ムーアは言う。製薬会社が人びとに見てもらいたくないと考えている部分も含めて、すべてのデータにアクセスする途が実際にあるのだ、とトマス・ムーアがアーヴィングに説明する方法は以下の通りだ。もしもアメリカで薬品を市場に出したいと思うなら、公の薬品規制機関である米国食品医薬品局（FDA）に出願しなくてはならない。そして出願書類のなかには、実施した試験結果をすべて記載しなければならない。自身の収益に利する結果か反する結果かを問わず、すべてである。それはちょうど自撮りするのに似ている。二〇枚撮ったとしよう。しかし二重顎に見えたり、半目になっているような一九枚は破棄して、一番映えている（ぼくの場合なら、一番悪くない）写真を一枚だけフェイスブックやインスタグラムにアップするだろう。しかし製薬会社の場合は、撮影した自撮り写真全部をFDAに提出することが法的に義務づけられているというわけだ。たとえ太って見えるような写真でも、だ。

そして情報自由法の規定に則って申請すれば、すべてを見ることが可能なのだとメールは解説していた。そうすれば、実際には何が起きているのか解明することができる、と。

アーヴィングは興味をそそられ、製薬会社が提出した情報の開示申請をするというトマスの提案に賛成した。[*8] 申請対象は、当時アメリカで最も広く使われていた六つの抗うつ薬とした。すなわち、プロザック、パキシル（ぼくがのんでいた薬）、ゾロフト、イフェクサー、デュトニン、セレクサの六種だ。数ヶ月後、二人にデータが開示された。アーヴィングはその隅々にまで目を通した。シャーロック・ホームズのルーペばりによく見える科学の眼を使って。

そしてアーヴィングはすぐさま、製薬会社が何年にもわたって研究結果を一部しか公表していないこと、それが予想をはるかに上回るほど度が過ぎていることを知ったのだった。たとえば、プロザックのある試験では、二四五人の患者にこの薬品を投与しているのに、製薬会社が結果を公表したのはたったの二七例だけだった。そしてそれは、プロザックの効果があったように見える例だったのだ。*9

アーヴィングとガイは、抗うつ薬を投与された人たちが、砂糖の錠剤を投与された人に比べてどれほど症状が改善したか、という計算を、実際の数値を使ってすることができた。ある人のうつの深さを測るために、学者はハミルトン尺度と呼ばれる尺度を用いる。これは一九六〇年に、マックス・ハミルトンという名の学者が提唱したものだ。この尺度によれば、うつの度合いは、0（楽しげにスキップして回る）から51（電車に飛びこむ）までの数字で評価される。目安としては、たとえば睡眠のパターン［入眠困難、中途覚醒、早朝覚醒という三つの局面で各三段階評価］が改善されると、合計で6ポイントが評価に加算される。

宣伝というフィルターを通していない本当のデータを用いることでアーヴィングが発見したのは、抗うつ薬がハミルトン尺度上の評価改善に確かに寄与する、つまりうつ状態にある人が、抗うつ薬によって良くなったと感じる、ということだった。改善はハミルトン尺度で1・8ポイントだった。

アーヴィングは眉間に皺を寄せた。これでは睡眠の改善による評価上昇の三分の一にも満たないではないか。これはまったくもって驚くべきことである。もしこれが本当なら、少なくとも平均的な患者にとって、抗うつ薬に有意な効果はほぼ皆無ということになってしまう。抗うつ薬をのむ患者は、ジョン・ヘイガースが診たバースの患者たちと変わらないことになってしまう。つまり一時《いっとき》は物語によって良くなったように感じるものの、それが過ぎれば根本的な問題が現実のものとして顕在化してくるから、元の状態に沈み込んでしまうことになるだろう。

しかしデータは別のことも示していた。抗うつ薬の副作用については、逆にとてもはっきりしていたのだ。多くの人が体重が増え、性的機能不全が進行し、汗を多くかくようになったのだ。つまり現実の効果を持つ現実の薬だということだ。だが、あるべきはずの効果、つまり、うつや不安に対する効果となるとどうか。ほとんどの人にとって、抗うつ薬がそうした問題を解決してくれることはほぼ望めない、ということだ。

アーヴィングは、これが本当のことであってほしくはなかった。何しろ過去に自分が出版した著作に書いた内容と矛盾するのだ。だがアーヴィングはぼくにこう言った。「わたしが誇れることが一つあるとすれば、それは、データを見つめたこと、そしてデータが自分の期待と違っていたときに、自分の考えを改めたことです」と。アーヴィングが患者に抗うつ薬を勧めたのは、製薬会社が都合良く選び出した研究しか依拠するものがなかったときの話だ。だが今はもうごまかしのない科学的な数字を手にしている。だからもはや以前と同じようにし続けるわけにはいかないと、アーヴィングは悟ったのだ。

以上のような集計結果を学術誌に発表したとき、アーヴィングは元になったデータを作成した学者たちからさぞかし反撃を食らうだろうと覚悟していた。しかし実際は、発表後の数ヶ月のあいだにそうした学者から反応があったとすれば、多くが恥じらいながらも何やらほっとしているという様子だけだった。抗うつ薬が、うつ自体に対して示す効果は本当は非常に小さいということは、その分野ではずっと前から「やましい小さな秘密」[*10]だったと書いた研究者グループもあった。アーヴィングは発表前には、前代未聞の衝撃的事実のスクープを握ったと思っていた。しかし実際は、その分野の人びとが初めから個人的には知っていたことを、大発見だと思っただけだったのだ。

アーヴィングらが暴露した事実は報道でもさかんに取り上げられた。その後のある日、ガイ――大学院生のワトソン博士――が家族の集まりに参加していたとき、親類の一人が自分のところにやって来たのだそうだ。その女性は何年も前から抗うつ薬をのんでいた。それが突然目の前で泣き始めたという。そしてガイにこう言った。あなたはわたしが抗うつ薬に関して経験してきたことのすべて、わたしの最も深いところにある感情のすべてが偽物だと言っているようなものだと。

「ぜんぜんそんなことはないですよ」とガイはその女性に言ったのだそうだ。「〔効果の〕ほとんどがプラセボだという事実は、あなたの脳がすばらしいということを意味しているだけです。それがあなたのすばらしい一部であることを。なぜならあなたの脳は、あなたの気分を良くするためにたいへんな作業をこなしているわけだから」と。あなたの感じ方が本当でないというわけではない、あなたが聞かされてきたこと以外にも原因があるということなのだ、と。

その女性は納得しなかった。その後何年も、その女性はガイに話しかけようとしなかった。

それからほどなくして、アーヴィングは新たに別の隠蔽された研究を入手した。それについて書かれたものを読んだときの衝撃は、ぼくにとっては特別に強烈だった。なぜならそこで語られていることは、ぼくの置かれた状況に直接かかわるものだったからである。

ぼくがセロザット（パキシルの別の商品名）をのみ始める少し前に、この薬の製薬会社グラクソ・スミスクラインは、秘密裏に三つの治験を実施して、セロザットをぼくのような一〇代の若者に投与すべきか否かを調べたという。治験の一つではプラセボのほうがより効果的だった。別の治験では、本当の薬とプラセボのあいだに違いは何も示されなかった。もう一つの治験ではほかの二つが混じり合った結果となった。要するに成功と言える結果は出なかったのである。それでも製薬会社は、結果を選択的に公表してこう告知した。「パロキセチン〔パキシルの一般名〕は青年層のうつの大部分に有効である」と。

このとき以降、社内でどんなことが議論されたかということも、後にリークされた。会社内部のある人物がこう警告したという。「薬の有効性が示されなかったなどという記述を含めることは、商業上認めがたいことである。パロキセチンの特性を傷つけかねないからだ」と。つまり換言すれば、それが役に立たないと言うわけにはいかない、なぜなら得られるはずの金が減少するからだ、ということである。それで実際に公表を控えたのである。

最終的にはニューヨーク州司法長官エリオット・スピッツァーがこの製薬会社を提訴し、法廷で嘘の責任を問われることになった。[*11] 具体的にはニューヨーク州に二五〇万ドル支払うよう命じられたのである。ぼくはかつて一〇代だったときにこの薬を処方され、その後も一〇年以上にわたってこれをのみ続けていたのだ。さらにその後、世界で一、二を争う医学誌『ランセット』の肝いりで、一〇代の若者に処方されている一四種類の主要な抗うつ薬が細かく調べられた。フィルターのかかっていない本当の試験結果から得られたエビデンスが示したのは、どれも効果があるとは言えないということだった。ただし一種だけ例外的に効果があったのだが、それもかなり小さな効果だった。『ランセット』誌は、今後はこれらの薬を一〇代の若者に処方すべきではないと結論づけた。[*12]

これを読んだことが、ぼくにとってはターニングポイントとなった。何しろそこにはぼくが一〇代でのみ始めた薬のことが書かれていて、それをつくった製薬会社が自らぼくのような若者には効果がないと語っていたのだ。それでも製薬会社は、この薬の販売促進をなりふり構わず継続しようとしていたのである。[*13]

製薬会社が自ら語ったその言葉を読んで、ぼくは、アーヴィング・カーシュがきわめてたやすく言ってのけたことを、もはやこのままはねつけ続けることは不可能だと知った。だがアーヴィングが暴いたのは、これだけではなかったのだ。もっと衝撃的な事実が、まだこのあと暴かれるのである。

第2章　不均衡

ぼくが初めて抗うつ薬をのみ込んだ翌年、当時の副大統領アル・ゴアの妻ティッパー・ゴアが、『USAトゥデイ』紙上でなぜ自分が最近うつ状態に陥っていたか語った。[*1]「わたしの場合は完全にうつ病でした。つまり、乗り越えるためには誰かに助けを求めなければならないような病気だったのです。そのとき勉強したんですが、人の脳は一定量のセロトニンを必要とするのだけど、それを使い果たしてしまうとガス欠みたいになってしまうんです」。これとまったく同じ話を聞いたことがある人は、数千万人に及んだだろう。そしてこの数字には、ぼくも含まれているのだ。

アーヴィング・カーシュは、セロトニンを増加させる薬が、誰もが吹き込まれていたほどの効果を持たないことを発見したときから、自分で自分の反応に驚きつつも、もっと根本的な疑問を提起するようになった。うつが主に脳内のセロトニンを始めとする化学物質の不均衡によって引き起こされるという話は、何をエビデンスとしているのだろう、[*2]どこからその話はやって来たのか、と。

アーヴィングが調べたところによれば、セロトニンの物語の始まりはまったくの偶然だったという。[*3]一九五二年のじとじとした夏、ニューヨーク市の、とある結核病棟での出来事だった。患者のなかの何人かが、抑えがたい衝動に駆られたかのように、踊りながら病院の廊下を走り回ったのである。マルシリドという新薬が登場していて、医者は結核患者に効くかもしれないと考えた。しかし結局、結核には大した効果がないことが判明する。だが医者たちは、この薬にまったく別の作用があることに気付いた。それをみすみす見逃す手はない。この薬は患者に喜びに満ちた多幸感を与える。なかには狂ったように踊り始める者もいたのだ。

それでこの薬をうつ状態の人に投与してみようと誰かが決めるのに、さほど時間はかからなかった。それは完璧に理に適《かな》った話だったからだ。その結果、短時間であれば、その人たちにも同じような効果をもたらすようだった。それから少しして、イプロニドとかイミプラミンという名前の、同じような効果を持つ（ただしやはり短時間）と思われるほかの薬が登場してきた[*4]。それで人びとが考え始めたのは、そうした新薬が共通して持っている性質はいったい何なのか、ということだった。そしてそれが何であれ、うつを解き明かす鍵になり得るか、ということだった。

どこに目を向ければよいのか誰も思い付かなかったので、その後一〇年間、この問題は宙ぶらりんの状態が続き、研究者たちをやきもきさせた。そんなところに一九六五年、アレック・コッペンという名のイギリスの医師が、ある理論を携えて登場する。この医師はこう問うたのだ。問題の新薬がすべて脳内のセロトニンの濃度を増加させるとしたらどうだろうか。もしそれが正しいなら、うつはセロトニンの濃度低下によって引き起こされるということなのだろう。この時期の歴史を書いたゲイリー・グリーンバーグ博士は、こう説明している[*5]。「当時の科学者たちがどれほど思い切ったことを主張していたか、という点についてはいくら言っても足らないぐらいである」。何しろ「セロトニンが脳内でどのような働きをしているのか見当すらついていないありさまだったのだ」。ただし、この着想を最初に世に問うた科学者たちを公平に扱うためには、それが提言されたときはあくまで仮説だったことを言っておかなければならない、と。そうした科学者のうちの一人はこう言っている。あれは「せいぜい還元主義［生命現象を物理学と化学の法則で説明しようとする試み］に基づく単純化に過ぎない[*6]」、「当時入手可能だったデータに基づく限り」、あれが真理であると示すことは不可能だった、と。

ところがそれから数年後、一九七〇年代に、この仮説の試験を開始することが可能になったのである。

セロトニンの濃度を低下させる化学的カクテルを人間に飲ませることが可とされたのだ。この仮説が正しいなら、つまりセロトニンの濃度低下がうつ状態を引き起こすなら、何が起こるだろうか。このカクテルを飲んだら、うつ状態になるはずである。そこで実験をしたのだ。セロトニンの濃度を下げる薬を人間に投与して、何が起こるか観察したのだ。結果としては――何か別の強力な薬をのんでいた場合を除いて――、うつ状態にはならなかったのである。[*7] 被験者の大部分において、セロトニンの濃度低下が気分に影響することは、まったくなかったのだ。

ぼくは新しい抗うつ薬を最初に検証した科学者たちの一人に、イギリスまで会いに行った。その人の名はデイヴィッド・ヒーリー教授。ウェールズ北部の町バンガーにあるご本人の診療所でインタビューした。ヒーリー教授は、われわれが今使っている抗うつ薬の最も詳しい歴史を書いた人だ。セロトニンの濃度低下がうつの原因だという着想に話が及んだとき、教授はぼくに言った。「その考え方には一切根拠がありません。前からずっとです。単なる宣伝文句なのです。新しいタイプの抗うつ薬が世に出てきた一九九〇年代初めに、きちんとした専門家で、演壇に上がって、『ご覧ください、うつ状態にある人の脳内のセロトニン濃度は、このように低下しているのです』などと講演できる人は一人もいませんでした。……初めからずっと、何一つエビデンスがないんです[*8]」。その種の抗うつ薬の信用が失われたというわけではない、と教授は言う。なぜなら「失うだけの『信用』を得たことなど、ある意味一度もないんですから。この分野の専門家のなかで、あの仮説を信じている人が半数を超えたことなど、どの時点をとっても一度もありません」。セロトニンの人体に対する効果に関する研究のうち最大規模のものの結論では、セロトニンとうつとは直接的関係が何もないとされた。[*9] プリンストン大学教授アンドリュー・スカルは、うつをセロトニンの濃度低下に帰するのは「大きな誤解であり、非科学的だ」と言っている。[*10]

この仮説は、ある一つの意味においてだけ、これまで役に立ってきた。製薬会社がぼくやティッパー・ゴアのような人たちに抗うつ薬を売りたいと考えたとき、それはとてもよくできたたとえ話として機能するのだ。それはまず、わかりやすい。その上、抗うつ薬の作用はあなたが失ってしまった自然な状態――

ほかの人がみんな享受しているある種の均衡状態――を取り戻してくれることにある、という印象を与えるのである。

アーヴィング・カーシュがさらに知ったのは、うつや不安の原因を説明するものとして、ひとたびセロトニンでは無理だとなると（ただし製薬会社の宣伝部では無理となっていないことは確かだ）、学術研究の世界で一つの変化が起きた、ということだった。もしもうつや不安を引き起こしているのがセロトニンの濃度低下ではないと言うなら、よろしい、何か別の化学物質が不足しているのでしょう、と研究者たちは考えた。*11 そうした問題を引き起こしているのは脳内の化学物質の不均衡であり、抗うつ薬は化学的不均衡を正すことで有効に作用する、という話はあい変わらず当然と見なされていたのだ。何か一つの化学物質が、心を殺す犯人ではなかったことが判明したなら、別の化学物質の探索を始めなければならない。*12

だがアーヴィングは、無骨に疑問点を並べていくことから始めた。うつと不安が化学的不均衡によって引き起こされ、抗うつ薬がこの不均衡を修正することで有効に作用すると言うのであれば、アーヴィングがずっと暴き続けている奇妙な事態をどう説明するというのか。奇妙な事態とはこういうことだ。治験では、脳内のセロトニン濃度を増加させる抗うつ薬が、それを減少させる薬と、大きくはないが同じ効果を示したのだ。さらにまた、セロトニンを増加させる薬は、別の化学物質すなわちノルエピネフリン［別名ノルアドレナリン］を増加させる薬と同じ効果を示した。またそれは、さらに別の化学物質すなわちドーパミンを増加させる薬と同じ効果を示したのである。つまり別の言葉で言えば、いじくりまわす対象の化学物質が何であれ、得られる結末は同じということだ。

そこでアーヴィングは自問する。異なる種類のこうした薬物をのんでいる人に共通していることは何か。アーヴィングが見つけたのはたった一つだけだ。その薬を効くと見なす信念である。アーヴィングによれば、それが効くのはジョン・ヘイガースの魔法の杖が有効だったのと、大ざっぱに言って同じ理由だということだ。すなわち、自分は治療されていると信じること、そして解決法も与えられていると信じることだ。

この件を二〇年も、しかも最高水準の質を維持しながら検証してきたアーヴィングが最終的にたどり着いた結論はこうだ。うつが化学的不均衡によって引き起こされるという着想は、当初、科学者たちが自分の見ているものを読み誤ったことで生み出され、次いで、製薬会社が金儲けのためにその誤認を売り込むことで広まってしまった考え方であり、それは単なる「歴史上の事故」だと。

だからわれわれの文化のなかに、うつの第一の解釈として入り込んでしまったこの考え方は、もう崩壊し始めている、とアーヴィングは言う。「化学的不均衡」が原因でひどい気分になるという考え方は、一連の間違いの上に構築されたものだ。科学の範囲内に限って言えば、それはすでに間違いであることが証明されたも同然となっている、と。もはや地面に落ちて粉々に砕けている、まるで神経化学界のハンプティ・ダンプティのように、寂しげな笑みを浮かべてね、とアーヴィングはぼくに語った。

ぼくはアーヴィング・カーシュの足跡をたどって、長い道のりを自分でも旅してみた。だがここまできて、ぼくはふと、ドキッとしながら立ち止まった。これは本当に真実なのだろうか。ぼくは社会科学の訓練を受けている。この本でこれから議論しようとしているのも、その分野のエビデンスだ。でもぼくはアーヴィングが専門としている科学領域の訓練は受けていない。ぼくがアーヴィングのことを誤解しているという可能性はないだろうか。あるいはアーヴィング自身が科学の門外漢である可能性はないだろうか。そこでぼくはできる限りのものを読んだ。またできる限りほかの科学者にも、この件について直接説明してくれるよう求めた。

うつ状態にある、あるいは不安を抱えた人の脳のなかで、「化学的不均衡が生じているというエビデンスは一切ありません」。この問題の第一級の専門家ジョアナ・モンクリーフ教授[*13]は、ロンドン・ユニバーシティ・カレッジの研究室で、ぼくにズバッとそう語った。教授が言うには、「化学的不均衡」という言薬自体が何の意味もないという。なぜなら「化学的均衡」状態にある脳というのがどんなものなのか、誰も知らないのだから。抗うつ薬などの薬は脳の自然の均衡を取り戻すと人は聞いている。でもそれは真実ではない、という。薬がつくりだすのは人工的な状態だ、と。詰まるところ、精神的な苦しさが単純に化学的不均衡によって引き起こされるなどという考え方の全部が「一つの神話」、製薬会社によってわれわれに吹き込まれたものとしか思えない、と。

臨床心理士のルーシー・ジョンストーン博士[*14]は、輪をかけて直截《ちょくせつ》だった。「あなたが耳にしたことのほとんどすべてがでたらめです」と、コーヒーを飲みながら博士は言った。セロトニン仮説は「嘘です。それを『ああそうですね。でももしかすると、それを裏付けるエビデンスがどこかにあるかもしれませんね』などと、おためごかしに言ったりすべきではないのです。そんなエビデンスは存在しません」。

だがぼくにはやはり、どうしても信じられなかった。あれほど大きなもの――世界で最も普及していて、ぼくの周りでものんでいる人がおおぜいいる薬の一つ――が、そんなふうに良くないものだったとは。そんなことが起こらないようにするための予防措置が存在することははっきりしている。新薬がわれわれの洗面所の戸棚に収まるまでのあいだには、いくつもの科学的な試験という大きなハードルが設けられている。ぼくはまるで、ニューヨークからロサンゼルスへのフライトの機内にいて、たった今、着陸したというときになって、全行程の操縦をしていたのは実はサルでしたと告げられた[*15]ような、そんな感じがした。そんなことが起こらないように予防するための手続きが、要所要所に設けられているはずではないのか。あの種の薬が、よくよく調べてみたら、実はそれほどまでに有効性の限られたものだったとは、いったいどうやって要所要所の手続きをくぐり抜けたのだろうか。

ぼくはこの件について、この分野を代表する科学者ジョン・ヨアニディス教授と議論した。この人物について、月刊誌『アトランティック』には、「存命している科学者のなかで最も影響力のある一人であろう」と書かれている。[*16] 製薬会社がエビデンスをないがしろにして自社の薬を何が何でも市場に投入することができるという事態について、驚くべきことではないと教授は言う。そして問題の抗うつ薬が、開発段階からぼくの口のなかに入るまでのあいだに、どのような経過をたどるか、一通りぼくに説明してくれた。それはこんな具合である。まず、「製薬会社が自社製品に関する治験を自ら主催することはよくあることだ」という。つまり、自ら治験を準備し、その治験の結果がどうあれ、結果の判定を誰にさせるか決めるのも自分たち、ということだ。そうやって「製薬会社は自分の製品を自分で審査する。製薬会社が巻き込んでいるのは、みんな自分ではほかに資金を得る術を持たない哀れな研究者だ。そういう研究者は、治験の結果をどう論文として書いて、どう発表するか、ということについて、ほとんど裁量権を持たない」。ひとたび科学的なエビデンスが収集されたら、論文を書き上げるのはほとんどの場合科学者ですらない。「〔公表された科学的〕報告書を書いたのが、製薬会社の人間だったなどということは、よくある話だ」[17]。

　収集されたエビデンスは規制機関に提出される。規制機関の仕事は、薬を市場に投入することを認可するか否か、決定することだ。しかしアメリカでは、規制機関が支払っている賃金の四〇％が、製薬会社によって賄われている（これがイギリスだと一〇〇％になる）。新しい薬について、ある一つの社会がそれを市場に投下することの安全性を判定しようとするなら、そこには二つの陣営が存在しなければならない。一方は、その新薬を認めさせようとする製薬会社、もう一方はわれわれ一般大衆である。そのあいだには審判がいて、薬が正しく作用するか否か判定する。しかしヨアニディス教授によれば、この試合では審判が製薬会社チームから金を受け取っている、だからいつも製薬会社チームが勝つことになる、という。

　製薬会社は自分たちの手で試合のルールまで決めた。新薬の承認を得ることが、きわめて簡単になるルールだ。必要なのは、その薬の有効性を少しでも示す治験データを二種——治験はいつ、世界中のどこで行なわれたものでも構わない——用意するだけである。治験が二件あり、効果が少しでもあれば、それで十分なのだ。だから一〇〇〇件の科学的治験のうち九九八件でその薬がまったく有効に作用しないとされたが、残りの二件でほんの少し効果が認められたので、その薬が地元の薬屋に並ぶというようなこともあり得るのだ。

「この分野は深刻な病に陥っているのだと思いますよ」とヨアニディス教授はぼくに言った。「ただただ病んでいて、買収されていて、腐敗している。そうとしか言いようがありません」と。この事態の全貌をつきとめたとき、どう思われましたか、とぼくは尋ねた。「憂うつでしたよ」。皮肉ですね、とぼくは言った。「でもそれほどでもなかった」と教授。「SSRIをのみたくなるほど深刻ではなかった」と。

　ぼくは笑おうとした。でも笑いは喉の奥に貼り付いたまま、出てこようとはしなかった。

　アーヴィング・カーシュに対してこんなふうに言う者がいた。だから何だというのだ？　プラセボ効果上等だよ。理由がどうあれ、患者の気分が良くなることは間違いないんだ。なのになぜ、魔法を解こうとする？　と。アーヴィングはこう説明する。治験から得られたエビデンスは、抗うつ薬の効果は大部分プラセボだ、ということだ。しかし副作用については、ほとんどが実際の化学物質に由来している。しかもとても深刻なのだ。

　アーヴィングは言う。「もちろん体重増加もそこに含まれます」と。実際ぼくは自分が風船のように巨大化し、薬をやめたとたんに体重が落ちることを経験している。アーヴィングはさらに続けて、「SSRIはとくに性的機能不全を引き起こすことが知られています。ほとんどのSSRIで、投薬を原因とした性的機能不全が起こる割合は、おおよそ七五％です」と言った。書くのは辛いけれど、この話も自分の経験から言えば真実であろうと思われた。パキシルをのんでいた数年間、ぼくは自分の性器の感度が大幅に落ちたと感じた。射精まで達するのに、本当に長い時間がかかったのだ。そのせいでセックスが苦痛になったし、セックスから得られる快感も減ってしまった。薬をやめて、前より気持ちのいいセックスが再びできるようになって初めて、日頃セックスをすることが、この世で一番の、自然な抗うつ薬だということを、ぼくは思い出したのだった。

「「この種の化学的抗うつ薬は、」若者では自殺のリスクを増加させます。[*18]スウェーデンで最近行なわれた研究では、暴力的な犯罪行動のリスクも高めることが示されています」。「高齢者では、あらゆる原因の死亡リスクを増加させます。脳卒中のリスクも増加します。誰においても、2型糖尿病のリスクが増加します。妊婦では、流産のリスク、また産まれてくる子が自閉症であったり、身体的な奇形を伴うリスクも高まります。すでにわかっているだけで、これだけあるのです」。さらに、こうした副作用が起きても、薬をやめることが困難な場合もある。二〇%が深刻な離脱症状を経験しているのだ。[*19]

つまり、「もしもプラセボ効果を期待して何かを使おうとするなら、少なくとも安全なものを使うべきなのです」。たとえばセント・ジョーンズ・ワート［セイヨウオトギリ］を投与することが可能だとアーヴィングは言う。良い方向でのプラセボ効果を期待できる上に、好ましくない副作用はない、と。もちろんセント・ジョーンズ・ワートは製薬会社に特許を取られたりしていないので、それで過剰な儲けを得る者は誰もいない。

ここまでのことが判明した以上、かつてこうした薬をひとに勧めていたことに「罪悪感」を感じるようになったと、アーヴィング・カーシュは静かにぼくに語った。

一八〇二年に、ジョン・ヘイガースは魔法の杖の真実を公に暴いてみせた。確かに少しのあいだ実際に快復した人はいたけれども、それは魔法の杖に秘められた力によるのではなく、当人の頭のなかに秘められた力によるのだと、ヘイガースは説いた。プラセボ効果だったのである。その効果が長続きしなかったのは、根本的な問題を解決したわけではなかったからだ。

このメッセージが、ほとんどすべての人を怒らせた。[*20] もちろんまず第一に、魔法の杖を高値で売り付けた者に自分は騙されていたことがわかった人たちがいた。だがそれより多かったのは、ヘイガース自身に怒りを覚えた人たちだった。そういう人はヘイガースに、つまらないことを言うもんじゃない、と言った。「知識人層までが大いに動揺を来し、脅しや嫌がらせまでしてくる始末だった」とヘイガースは書いている。「反対宣言が、数多くの、卑しからざる人びとから出された」。そのなかには、当時を代表する科学者も含まれていた。この科学者は、魔法の杖は有効であり、その力は物理的、現実的なものだと説いた。

アーヴィングもまた、初期の研究結果を公表して以来、そしてそれを長年にわたって補強、発展させていくなかで、同じような反応に晒された。ＦＤＡに提出された製薬会社自身のデータが、抗うつ薬が実は、プラセボ以上の効果を少ししか発揮できないことを示しているという点を否定する者は誰もいない。ぼく自身が投与された薬、すなわちパキシルは、ぼくのような人間に有効に作用はしないことを、製薬会社自身が非公式には認めたという点、そして製薬会社はその欺瞞の償いを支払うことを法廷で命じられたという点について、否定する者は誰もいない。

しかしそこから先、アーヴィングがさらに議論を広げた論点の多くについては、科学者のなかに非難する者がいる。しかもその数はかなり多い。そうした人たちが何を言っているのか、ぼくは慎重に調べたいと考えた。古い物語が、何とか持ちこたえてくれることを期待するところもあった。そこでぼくはある人物、存命中の人のなかではほかでもない、抗うつ薬を広く大衆に普及させることに成功し、それをただただ自身の信念のために行なった、製薬会社からは一セントも受け取っていないある人物に目を転じたのである。

一九九〇年代、ピーター・クレイマー博士はロードアイランドの自身の診療所に来た患者たちが、新型の抗うつ薬を処方すると、次から次へとどの患者も見る見るうちに変わっていく姿を目の当たりにしていた。[*21] 患者たちは単に良くなった、というだけではないように思われた。「治る以上にもっと良くなった」と博士は主張した。平均的な人間以上の快復力と活力を身に付けた、と。このことを書いた博士の著作『驚異の脳内薬品』は、抗うつ薬について書かれた本としてはかつてないほどのベストセラーとなった。ぼくも自分が薬をのむようになってすぐに、これを読んだ。そして博士が説得力のある筆致で書いている過程が、自分にも起きていると確信した。ぼくはそのことを記事やインタビューに書いて、博士の正しさを広く知らしめようとした。

だからアーヴィングが自ら発見したエビデンスを公表し始めたとき、ピーター――当時ブラウン大学医学部教授――はぞっとした。そしてアーヴィングの抗うつ薬批判に対する詳細な反論を公にしていった。[*22]それは著書の形をとることもあれば、白熱した一連の公開討論会の席上のこともあった。

ピーターの第一の論点は、アーヴィングが扱っているデータでは、抗うつ薬が十分な期間投与されていないということだった。アーヴィングが分析した治験――規制機関に提出されたデータのほとんどすべて――は、基本的に四週間から八週間の経過を見たものだった。だが、それでは十分ではない、この種の薬が本当の効果を発揮するには、もっと長い時間が必要なのだ、と。

これは重要な反論だとぼくは思った。アーヴィングも同じだった。だからアーヴィングは、もしも長期にわたる治験があるならその結果を見てみたいと考えた。結果的にその種の治験が二件あることがわかった。一つめでは、薬とプラセボが同等だった。二つめでは、プラセボのほうが良かった。[*23]

その後ピーターは、アーヴィングは別の過ちも犯していると指摘した。アーヴィングが検討している抗うつ薬の治験は、二つの集団をいっしょくたにしてしまっている、と。一つは、中程度のうつの人、もう一つは、深刻なうつの人、である。もしかするとこの種の薬は、中程度のうつの人には効果が大きくないかもしれないと、ピーターも認めている。しかし、深刻なうつの人には確かに効果があるはずだ。何しろ自分が見てきたのだから、と。だからアーヴィングのように中程度のうつと深刻なうつをいっしょくたにして、全員分の平均値を計算してしまうなら、薬の有効性は小さく見えるわけだ。[*24]だがそれは、本当の効果を希釈してしまっているからに過ぎない。コーラを何リットルもの水で薄めたら、味がしなくなってしまうのとまったく同じぐらい確かなことだ、と。

アーヴィングはこのときも、これが重要な論点である可能性があると考え、また自分自身よく理解したいと思う点でもあったので、自身がデータを引き出した研究の見直し作業にかかった。すると、一つの例外を除き、たいへん深刻なうつを抱えていると分類された人を対象にした研究しか自分は見ていなかった、ということが判明したのである。[*25]

このことに触発されて、ピーターは最も強力な主張へと向かうことになる。それこそが、ピーターのアーヴィングへの反論、そして抗うつ薬擁護論の核心である。

二〇一二年、ピーターは治験が実施されている現場の視察に赴いた。ガラスでできた立方体のような美しい外観の医療センターで、窓から高級住宅街が見下ろせた。抗うつ薬の治験を行なおうとする製薬会社は、頭痛の種を二つ抱える。一つめは、潜在的な危険がある薬を、一定の継続期間、休みなくのんでくれるボランティアを募集しなければならないこと。しかも支払える謝礼は法律で低く制限されているのだ。四〇ドルから七五ドルである。もう一つは、精神的健康状態の不調のなかでも、きわめて限られた種類のものを抱えている人を探さなければならないこと。たとえば、うつに関する治験をしようと思うなら、うつだけを抱えた人を見つけなければならない。事を複雑にするような、ほかの要素を抱えた人はだめなのだ。そういった条件をすべてクリアしなければならないので、参加してくれる人を見つけるのはかなり困難である。そこで、かなり困っている人たちを募集のターゲットにすることがよくある。そういう人たちをやる気にさせるために、製薬会社は別のものを提供する必要がある。ピーターは、貧しい人びとがバスに乗せられて町はずれから連れてこられ、日頃家では得られないような上等な心遣いの数々を受けるさまをじっと観察していた。たとえばセラピー。そこでは誰もが話をじっと聞いてくれる。あるいは一日中くつろげる温かな場所。医療。そして貧困ライン以下の者にとっては収入が二倍にもなるお金。

こうしたことを観察したピーターは、衝撃を受けた。このセンターに姿を見せた人たちは、たまたまそのときそこで検証されているどんな条件にも自分が合っているように見せかける強力な動機があるということだし、また治験を実施しているのは営利企業なのだから、その人たちの言うことを信じているように見せかける、これまた強い動機があるということになる。どちらの側も、たがいに得になるように騙し合っている。ピーターはその様子を傍から見ていた。薬の効き目を採点するよう言われた人たちは、多くの場合あからさまに、ちょうど聞き手が望んでいる通りに何でも答えているとピーターは考えた。

そこから引き出した結論は、抗うつ薬の治験――われわれが手にしているすべてのデータ――は、意味がない、ということだった。つまりアーヴィングが抗うつ薬の有効性は（あったとしても）きわめて低いと結論づけた議論の論拠としているのが、実はごみの山だったと、ピーターは言い放ったのだ。治験そのものが、ペテンだと。[*26]

これは破壊的な論点だった。そしてピーターは、きわめて強力にそれを証明して見せたのだ。だがそれを聞いたとき、アーヴィングは困惑してしまった。ぼくも困惑した。科学界を代表する抗うつ薬の擁護者であるピーター・クレイマーが、薬を擁護するために、薬が効果的だとする科学的エビデンスをくずだと言ったのだ。

ぼくがピーターと話したとき、このことがもし正しいなら（正しいとぼくは思っているが）、あなたは抗うつ薬を擁護することになっていない、むしろ反対していることになってしまう、と言ってみた。何しろ法律上、市場に投入してはならない薬ということになるのだから、と。

この点を努めて愛想良く尋ね始めたところ、クレイマーはすごくいらいらした様子を見せ、悪い治験でも良い結果を生むこともあるのだと言った。そしてすぐ話題を変えた。ぼくはまた、こういう質問をした。あなたはご自身の眼で見たことを非常に重視されていますが、そうであるとするなら、ジョン・ヘイガースの魔法の杖は有効だと主張した人たちに対して、何と仰いますか？　というのも、その人たちもその眼で見たことを信じていただけだったからなのですが。ピーターはこう答えた。そういう場合、「専門家をどれほど集めても、わたしたちが今ここで話していることに見合うほど専門的でもなければ、十分な数でもないということになってしまうのです。つまり、もしも抗うつ薬が布に包まれた骨に過ぎなかったとしたら、もっと甚大なスキャンダルになっていたはずだ、ということです」。

そのあとすぐ、ピーターは言った。「この会話をそろそろ切り上げたいんだが」。

ピーター・クレイマーですら、この種の薬を処方しまくることには慎重な態度を示していた。ピーターがぼくに向かって強調したのは、自分が見てきたエビデンスは、抗うつ薬を処方することを是とするものばかりだったということである。ただしそれは、六週間から一二週間までだ、と。それ以上となると、「エビデンスは薄まる。君がすでに長期連用しているなら、わたしが役に立てることはあまりない。つまり、一四年間[*27]もの連用がどんな利害をもたらすのか、誰か本当に知っている人はいるのかね。われわれの誰一人、本当には知らないというのが答だと思うよ」。その話を聞きながらぼくは不安になってきた。ぼくは問題の薬を、ほぼそれぐらい長期連用しているとすでに言ってあったからだ。

おそらくぼくの不安げな様子に気付いたのだろう。ピーターは最後に付け加えた。「でもわれわれはまずまず幸運だったと、わたしは言えると思うよ。君のような人がうまくやっていて、仕事もしているんだから」。

今、うつがセロトニンの濃度低下だけを原因にしているという考え方に与する科学者はほとんどいない。だが、化学的な抗うつ薬が有効か否かという議論は――われわれが完全には理解できない何か別の理由で――、いまだに進行中である。科学として合意されていることは一つもない。高名な科学者で、アーヴィング・カーシュに賛同している人は多い。でも、ピーター・クレイマーに賛同する人も多いのだ。そこから何を削ぎ落としていけば真実が見えてくるのか、ぼくにはもうわからなくなっていた。アーヴィングがぼくに、エビデンスの最後の一ピースを示してくれるまでは。ぼくはそのピースこそ、化学的抗うつ薬のことを知るために必要な、最重要の事実だと考えている。

一九九〇年代の終わり頃、ある科学者集団がＳＳＲＩという新型抗うつ薬の効果を、実験室や治験ではない環境で試してみようと考えた。もっと日常的な状況で起こることを観察したいと考えたのである。そこでこの集団はＳＴＡＲ＊Ｄと呼ばれる試験プロジェクトを立ち上げた。これはきわめて単純なものである。通常の患者が医師のところへ行って、うつ状態であることを訴える。すると医師は、どんな選択肢があるか、一通り説明する。両者が合意に達すれば、患者はある一つの抗うつ薬をのみ始める。この時点から、この試験を実施している科学者がこの患者の観察を開始する。くだんの抗うつ薬がその患者に効かなければ、別の抗うつ薬が投与される。これもまた効かなければ、さらに別の抗うつ薬が投与される。そうやって、効いたと患者が感じるまで、抗うつ薬を変えていく。これは、試験とは関係のない実世界で、われわれのほとんどが経験している抗うつ薬が効くまでの経緯と同じである。大部分の人たちは、二種類以上の抗うつ薬を試すし、また用量の増量も試すものだ。それは求める効果が得られるまで続く。

この研究によってわかったことは、この種の抗うつ薬が有効だということだった。患者の約六七％が確かに快復したのだ。ちょうどぼくが最初の数ヶ月間経験したことと同じだった。

だが、その後科学者たちは、別のことを発見する。一年以内に患者の半分が再び完全なうつ状態に戻ったのだ。薬をのみ続けた人のうち、うつ状態からすっかり快復したのは三人中一人しかいなかったのだ[*28]（しかもこの数字は効果を誇張している。というのも、そうした人たちのうちの多くが、薬をのまなくとも、自然に快復したであろうことをぼくは知っているからだ）。

それはぼくの病歴によく似ていた。一行一行がそっくり演じているようだった。ぼくも最初は良くなった。でもその効果はだんだんと薄れていった。それで用量を増やしてみた。その効果も、また消え失せた。もうこれ以上はこの抗うつ薬はぼくに効かないんじゃないか、どんなに用量を増やしても、悲しみはあいかわらず、じんわりと戻ってくるに違いないと悟ったとき、ぼくは自分のどこかがおかしいんだと考えた。

でも、ＳＴＡＲ＊Ｄ試験の結果[*29]を読んでみて、ぼくにはわかったのだ。自分がふつうだということに。自分の経験したことは、まさに教科書通りだった。特殊な例外どころか、ぼくの抗うつ薬経験は、むしろ典型的なものだったのだ。

この試験のエビデンスは、その後何度も追試された[*30]。その結果得られた、抗うつ薬をのんでもうつが続いた人の割合は、六五〜八〇％だった。

ぼくにとって、このことは、あらゆる種類の抗うつ薬に関するエビデンスのなかで、最も決定的なピースだと思われた。抗うつ薬をのんでいる人のほとんどは、最初の時期の刺激が過ぎると、うつ状態または不安状態が続く。だがぼくは強調しておきたいのだが、抗うつ薬は、現実の化学物質に由来する効果によって、ある一定少数の人びとには真に有効に作用すると、今でも信じている尊敬すべき科学者はいるのだ。そしてそれは十分にあり得る。うつまたは不安を抱えた人のうちの一定少数の人びとにとって、化学的抗うつ薬は解決策の一部になり得るかもしれない。ぼくは誰かを癒やしているものを取り上げるような真似はぜったいにしたくない。もしもあなたがそれですごく助かっている、副作用より利点のほうが勝っていると思うなら、続けるべきだ。でも、ここまで書いたようなエビデンスを現に目の前にしながら、化学的抗うつ薬が、うつや不安を抱える人びとの大多数にとって十分な解決策だと言うことはできないのだ。圧倒的大多数の人たちにとって、何が理由でぼくらはこんな気分になるのかということについてのまったく別の物語が、そしてそれに見合ったまったく別の解決策が、必要とされていることは明らかなのだ。ぼくはもはやこのことを否定することができないだろう。

だが……そうは言っても、いったいぜんたいどんな解決策があるのかと考えると、途方に暮れるばかりなのだった。

第3章　悲嘆の除外

皮肉なことに、うつや不安は化学的不均衡によって引き起こされるのではないということを学んだことによって、ぼくは均衡を失った感覚に苛《さいな》まれた。以前に誰かからこう聞いたことがある。[*1] 誰かが痛みを抱えているときに、その人にしてあげられる最も強力なことは、なぜ今その痛みを感じているのかということを、その人が納得できる物語を示すことだ、と。そして自分の痛みについての物語を奪い去られることも、それと同じぐらい強力だ。ぼくはものすごく揺れる船に乗っているのに、誰かが手すりを取り外してしまったように感じていたのだ。

ぼくは別の物語の探索を始めた。それからかなり経って、アリゾナ州のジョアン・カッチャトーリという名の女性と初めて話してみて、ようやくぼくにはこの問題について、違う考え方に至る道筋が見え始めた。それがなければ、その後ぼくがたどった旅路はまったく違ったものになっていただろう。

「ああそれはかわいそうですね」と主治医はジョアンに言った。「何か手当てが必要ですね」と。もう三週間も、ひどく痛い引き攣《つ》りがあり、医者の助けが必要だと考えたのだ。妊娠中、ジョアンはとてもまじめに過ごしていた。アスパルテーム入りのガムは噛《か》まないようにすらしていた。アスパルテームが赤ん坊に害があるのではないかと心配したのだ。ジョアンはずっと言い続けていた。「引き攣って本当に痛いんです。ちょっとふつうとは思えません」と。しかし主治医ははっきり言い返した。「いや、ふつうです」

と。

最終的に出産のために病院に行ったとき、「わたしは前に三人も産んでいるから、分娩室が通常ならどんな感じかということはよく知ってたのよ」。だからすぐに何か良くないことが起きていることがわかってしまったのだという。周りはカオス状態だった。医療チームがパニックに陥っていることが見て取れた、と。一分間引き攣りが続いたと思うと、三〇秒あいだがあいて、また新たに引き攣りが始まるというようなことをくり返していた。

体の限界まで踏ん張っていると、医療チームが赤ん坊の心拍が失われたと伝えてきたという。それでもさらに激しく息もうとした。すると自分が自分の体から離脱していくのを感じた。気付いたら、自分自身を見下ろしていた、という。「はっきり覚えているけど、……自分で自分を見ていた。両足が震えてた。ただただ震えてた。自分では、その震えを止めることができなかった。わたしは目をぎゅっと閉じていた。赤ん坊が生まれたとき。……赤ん坊に一刻も早く出てきてもらおうと、わたしがしたの」。

赤ん坊が出てくるとすぐに、医療チームは赤ん坊の蘇生を断念した。ジョアンには何も尋ねずに。そして赤ん坊を当時の夫に手渡した。夫は優しく言った。「美人のちっちゃな女の子だよ」と。

その瞬間「わたしはすぐに起き上がった」。それから数年経って、ジョアンはぼくにそう語った。「その瞬間にわたしはあの子の母親になった。わたしは腕を伸ばして言った。『その子をわたしにちょうだい』って。その子は完璧だった。体重は三六〇〇グラム。ほっぺの下に肉のくびれがあった。小さな手首にも、肉のくびれがあった。夫がその子をわたしの腕に抱かせてくれたの。あの子はただ眠っているだけみたいだった。誕生と死とが、変なふうに並行していた、というか、たった一つの瞬間のなかに混ざり合っちゃったような感じ……それ以来、わたしの人生はまったく違ったものになった」。

ジョアンはぼくにこう言った。「どんなふうになったか、と言うと、わたしはそれまでも、人生のなかでたくさん喪失感を味わってきた。まだ四〇歳にならないうちに、両親を亡くした。一番の親友も亡くした」。でも、「自分の娘を喪《うしな》うとは思いもよらなかった。そんなことを予想しておくなんてこと、できっこない。理解をはるかに超えたこと」。娘が亡くなって三ヶ月後、体重は四〇キロになっていた。「わたしはこれからやっていけるんだという確信が持てずにいた。死にかけているような感じ。毎日、眠ったと思えば目が開いて、こう言ってた。わたしはここにいたくない、わたしはここにいたくない。こんな思いはもうたくさん、こんなことするのはもうたくさん、って」。

剖検でははっきりした結論が出なかった。「あの子には先天的な問題は何もなかった。わたしが一番ありそうだなと思ってることを言うと……わたしの体は分娩に向かってがんばってたんだけど、大きく膨らんでこなかった。だから考えられることは、わたしの体があの子を殺したということ……まさに文字通り窒息死させたわけ。だからわたしは長いあいだ、自分の体に対してかなり辛辣な態度を取っていた。わかってもらえると思うけど……。わたしがこの件で責めたのはただ一人。このわたしだった。わたしの体だった。わたしは一つのことをやり遂げるはずだった。出産、……健康な赤ん坊を産むこと。そしてあの子は健康だった。だからあの子が悪いんじゃない。悪いのはわたしだった。わたしの体に何かが足らなかった。わたしは自分の体をユダと呼んでいたの。だって自分の体があの子を裏切った、ということはつまり、わたしのことを裏切ったと思ってたから」。

その後、数年にわたって、ジョアンは臨床心理士としての訓練を受け、また苦労してアリゾナ州立大学の社会福祉事業に関する教授になった。[*2] 専門は、死別によるトラウマ、つまり愛する人を最悪の状況で亡くした人たちだ。

ジョアンは、自身と同じような経験をした人たちにおおぜい接するなかで、おかしなことに気付いた。愛する人を亡くすという経験をした直後、患者の多くは精神科医からうつ病と診断され、強力な精神病薬を投与されていた。それが決まりと言えるぐらい型にはまった対応となっていた。つまり、たとえばあなたが子どもを殺されたとしたら、あなたは病気に罹っています、脳の化学的機構を修復する必要がありまっす、と言われるのだ。ジョアンの患者の例を挙げよう。その女性は最近子どもを亡くした。そして子どもが話しかけてくるような気がすることがあると主治医に話した。そのことが苦痛だったわけではない。むしろやんわり慰められているように感じていた。しかしこの患者は直ちに精神病と診断され、抗精神病薬を投与されたのだ。

　ジョアンは気付いた。そんな診断を下されると、患者たちは「自分自身の感覚に疑問を持つようになる、ということはつまり自分自身を疑うようになるの。それでますます感じていることを隠すようになる」ことを。

　ジョアンは数え切れないほどこの種のことが起こるのを見てきて、うつ病がどのように診断されているか、調べ始めた。そしてとくに一つの側面に絞って、研究論文にまとめた。医師がうつ病を特定するときに参照すべきとされている基準は、アメリカではＤＳＭ（精神疾患の診断・統計マニュアル）に示されている。このマニュアルは、精神科医の委員によって執筆され、現在、五版まで発行されている。アメリカで一般医がうつや不安の診断をするときには、ほぼ必ず使用される言わばバイブルである。そして同時に、世界中に大きな影響力を持ってもいる。うつ病と診断されるためには、九ある症状のうち少なくとも五つがほぼ毎日現われなければならない。たとえば、うつ気分、喜びへの関心の減退、無価値感などだ。

　だが、このチェックリストを最初に適用し始めた医師たちは、使いづらいところがあることに気付いた。悲嘆に暮れている人の場合、ほぼ全員がうつ病の診断基準に適合してしまうことが判明したのだ。このチェックリストだけを用いるなら、誰かを亡くした人は事実上誰でも明らかな精神疾患を抱えていると診断されるはずだ。

　このことは、多くの医者や精神科医にとって困った問題だった。そこで、ＤＳＭの著者たちは、抜け穴をつくることにした。その後これは「悲嘆の除外」[*3]［「死別反応の除外」とも］という名で知られるようになった。

　それによれば、ある一つの条件下では、そしてその条件下でのみ、あなたはうつ病の症状を示しても精神疾患と見なされないで済む。その条件とは、最近、密接な関係にあった人を亡くすという体験をしていること、だ。たとえばあなたが赤ん坊や、姉妹や、母親を亡くしたのであれば、そしてそれが一年以内のことであれば、精神疾患の症状を呈してもそう診断されることを免れる。しかしもしも深い苦痛がこの一年というデッドラインを越えて続くようであれば、あなたは精神疾患を抱えていると診断される。長年のあいだDSMが改定されるのに伴って、このデッドラインも変更されてきた。当初は一年間だったのが三ヶ月、さらには一ヶ月に短縮され、結局たったの二週間となった。

「わたしにとってそれが最大の侮辱」。ジョアンはぼくに言った。「ただ単に、悲嘆に暮れることや、〔亡くなった人との〕関係に対しての侮辱というだけじゃない。愛に対する侮辱。つまり……なぜわたしたちは悲嘆に暮れると思う？　たとえばもしも〔通りの向こうの〕近所の人が亡くなったとする。でもその人のことはよく知らない。そうしたら、『ああ、ご家族は悲しむだろうな』って言う。でも自分が悲嘆に暮れるわけじゃない。でもそれが、自分の愛する人だったら、自分が悲嘆に暮れる。わたしたちが悲嘆に暮れるのは、愛していたからなの」。悲嘆が人工的に設定した期限を越えて持続したら病気と見なす、つまり薬で治療する必要がある、というような言い草は、人間存在の核心を否定することにほかならないと、ジョアンは考えるのだ。

ジョアンの患者のなかに、大学に入りたての娘が公園で誘拐されて、生きたまま火あぶりにされた母親がいた。その母親に、あなたは精神的健康状態に問題を来していますなんてどうして言えようか。何年も経っているのにいまだに苦悩を抱えているからそうなんだ、などと言えようか。でもそれが、DSMの求めていることとなのだ。

悲嘆に暮れることは理性を失っているどころか、むしろ必要なことだとジョアンは言う。「わたしは逆に、あの子の死から立ち直りたいとも思わない」。亡くなった娘のチェイエンヌのことだ。「あの子の死の痛みにずっと繋がっているからこそ、わたしは今の仕事を、心を込めて、思いやりをもって、続けることができてる」。仕事だけではない。精一杯に生きられることも、そのおかげだという。「わたしは自分の罪悪感も、恥も、そして自分の肉体が裏切ったという感覚も、誰かほかの人の役に立つことで、何とか折り合いをつけてるの」。そう話すジョアンの背後の庭を走っているのは、ジョアンが救ったウマたちだ。「ほかの人の役に立つことは、ある意味で贖罪。そうやって、わたしはあの子に毎日ごめんねと言ってる。あなたを無事にこの世に生まれさせられなくてごめんね、って。だからこそ、あなたの愛をこの世に生まれさせたいんだよ、って」。

それがあったからジョアンは他者の痛みを理解できるようになった。それは以前にはなかったことだった。「おかげでわたしは強くなった。すごく傷つきやすい立場に置かれたのにね」。

悲嘆の除外は、DSMの著者たち——ということはつまり、精神医学の主流の精髄——が、かなり困り果てたことの現われだ。その人たちが、自分たちがつくった公のマニュアルのなかで、ある一つのタイプの条件の下ではうつ病の症状を呈することが理に適《かな》っている——そしておそらくは必要でもある——ということを、認めざるを得なかったということだ。

だが、いったんそれを認めてしまうと、当然そのあとに疑問が湧いてくる。[*4] なぜ人生で起こる出来事のうち、死だけがうつの原因として理に適っているのか。三〇年連れ添った夫が突然自分のもとを去ったら、それは違うのか。さらにその後の三〇年間、自分が嫌っている意味のない仕事から抜け出ることができずにいたら、それは違うのか。そして最終的にホームレスとなって、橋の下に暮らすようになったら、それは違うのか。ある一つのタイプの条件が理に適っているなら、ほかにも理に適う条件はあるのではないのか。

だがこうした疑問は、DSMを執筆した精神科医がもうかれこれ長いあいだ乗って航海してきた舟の舵をぶち壊してしまう。突然人生というものが、その複雑さをまったくそのままに、うつや不安の診断という領域に殺到してくるのだ。既成の症状のチェックリストが確認するような化学的不均衡の問題ではなくなってしまう。個々人の環境への反応として対処しなければならなくなるのだ。

ジョアン・カッチャトーリは、悲嘆の除外についてさらに詳しく調べていくうちに、それが露わにしているのは、われわれの文化が、悲嘆をはるかに越える苦痛というものをめぐって過ちを犯しているということだと、考えるようになった。ジョアンはぼくに言った。わたしたちは「状況を考慮に入れること」をしない[*5]、と。人間の感じる痛みというものを、あたかも人生とはまったく切り離された一つのチェックリストによって査定でき、脳の病気であるとレッテルを貼ることができるかのように振る舞っている、と。

それを聞いたぼくは、自分も一三年間抗うつ薬を処方されていて、用量も次第に増えていったのだけど、その間、ぼくがそのように苦痛を感じる理由が何かあるかと、医者から尋ねられたことが一度もないという話をした。ジョアンはぼくに言った。ぼく自身に異常があるわけではない、ある種の災害のようなものだ。医者たちのメッセージ――われわれの感じる痛みは単に脳の機能不全に由来する――こそが、わたしたちと「わたしたち自身との絆を断ち切る、ということはつまり他者との絆も断ち切るのだ」と。

わたしたちがうつや不安に対処するときに、個々の人びとの実生活まで考慮に入れるようにするには、「システム全体を一度オーバーホールする」必要があると、ジョアンは言う。でも良い精神科医、優れた精神科医がたくさん存在することは間違いない。そういう人たちは、物事を深く掘り下げて考えようとしている、そして今、自分たちのしていることには限界があり得ると認めている、と。そういう人たちは、わたしたちの抱える苦痛は理に適わない痙攣のようなもので、薬で取り除くべきだというようなことは言わない。代わりに苦痛に耳を傾けること、そしてそれがわたしたちに何を訴えているのか解き明かすことを目指している、と。

症例のほとんどが、「精神の健康《メンタルヘルス》」という言葉で考えるべきではないものだとジョアンは言う。この言葉は、脳の断面映像や欠陥のあるシナプスの映像を思い起こさせる。むしろ「感情の健康状態」という言葉を使うべきだ、と。「なぜわたしたちはメンタルヘルスという言葉を使うのか？　科学にしたいから、科学っぽく聞こえるようにしたいだけなのよ。でもそれはわたしたちの感情の問題なの」。

自分は患者と接するとき、チェックリストは使わない、とジョアンは言う。代わりにこんなふうに言うのだそうだ。「ご自分のことを話してみてください。ああそれは、本当に辛かったですね。もしわたしがあなたの立場なら、同じように感じたと思います。『いろんな症状』が同じように出たと思います。……

状況を検討してみましょう」と。時折誰かのためにできることが、その人を抱き締めることしかないときがある。娘を生きたまま火あぶりにされた母親は、ある日ジョアンのところにやって来て、苦痛のあまり、大声で叫び、わめき散らしたという。ジョアンは床に座って、その母親を抱き締めた。そうやって痛みを外に吐き出させたのだ。そうしたらしばらくは、落ち着いたようだった。自分が独りではないとわかったのだ。ときどき、わたしたちはせいぜいそれぐらいのことしかできないことがある、と。いや、それはとても大きいことだと、ぼくは思う。

また痛みに耳を傾け、その状況に目をやることは、痛みをはるかに越えたところに人を導くことがあるものだ。ぼくはそれをずっとあとに知ることになる。

ジョアンは言う。今行なわれているアプローチは、「もぎ取られた手足にバンドエイドを貼るようなもの。極度の苦痛に苛まれている人に接するときには、その症状に対処しようとするのをやめなければいけない。症状というものは、もっと根本的な問題が送った使者なの。その根本的な問題に対処しなければいけない」。

その後何十年ものあいだ、精神科医のバイブルは、その核心部分で矛盾を抱えていた。一般大衆は相対立する二つのことを聞かされた。まず第一に、うつ病の症状は脳内の化学的不均衡から直接由来するのであり、薬によって修復が必要である、ということ。ところが第二に、どういうわけかそれと同時に、ある特定の状況では、うつ病のどんな症状も、実は人生におけるたいへんな出来事への反応である、この特殊な状況下では、化学的不均衡は原因ではなく、薬でも解決できない、ということである。

この矛盾は、多くの人を困惑させた。あまりにも多くの問題が、なおざりにされていたからだ。ジョアンのような人たちは、かえってこの矛盾を取り沙汰することによって、やる気のない多くの人たちを無理にでも討論のテーブルに着かせることができた。

二〇一三年に刊行された最新のＤＳＭ第五版を執筆した精神科医たちは、この矛盾の解決法を思い付いた。悲嘆の除外を削除したのである。この新版には、悲嘆の除外が書かれていないのだ。単に症状のチェックリストがあり、そこに曖昧な注が一つ付けられているだけなのだ。[*6] だから今なら、あなたがもし赤ん坊を喪って、極端な苦痛を抱えて翌日医者のところに行けば、「すぐにうつだと診断してもらえる」とジョアンがぼくに説明した。

かくして元のモデルは温存されることになった。つまりうつは、チェックリストに基づいて見つけることができるものである、というモデルのことである。四角のなかにチェックを入れれば、あなたは精神疾患に罹っていることになる。状況を検討しようとはしない。症状を探すだけだ。人の人生のなかでどんなことが起きるか、などということは問題にもならない。

ジョアンはぼくに言った。こんなふうに考えてくると、「わたしたちがつくづく絆を断たれた文化に生きている」と思うようになった。「ひとの苦しみなんて、わたしたちは何もわかっていない」と。そう言ってぼくを見た。ぼくはジョアンが経験してきたことすべてに思いを馳せた。そしてその経験から得た見識にも。ジョアンは目を瞬《しばたた》いて言った。「わたしたちは何もわかっちゃいないの」、と。

ジョアン・カッチャトーリと話してからだいぶん時が経って、自分でも大幅に調査を進めたあとで、ぼくは再びこのときのインタビューの音声を聞き直した。そのときぼくは、悲嘆とうつが同じ症状を呈するという事実には、何か重要なところがあるのではないかと考え始めたところだった。その後のある日、うつを抱えた人たちに話を聞いたあと、ぼくはふと自問した。うつが、実は悲嘆の一形態だったらどうだろう。本来あるべき状態にない自分たちの人生を悲しんでいるのだとしたら？　あるいはぼくらが失ってしまった、でもまだ必要としている絆を惜しんでいるのだとしたら？

だが、ぼくがどうしてそんな疑問を抱くようになったのか理解するためには、時間を遡らなくてはならない。うつや不安の科学的な理解の歴史のなかで、鍵になるような進展が見られた時期に。

第4章　月に初めて立った旗

第二次世界大戦のすぐあと、出産したばかりの二〇代前半の若い女性[*1]が一人、ケンサルライズの廃墟のなかを歩いていた。ここはウェスト・ロンドンの労働者階級がひしめいて暮らす郊外の町で、その一部はナチスの攻撃によって灰燼に帰していた。その女性は大運河に行こうとしていた。そしてそこに着くと、ごみがいっぱいの水のなかに飛び込んだのである。

女性の自殺から何ヶ月経っても、何年経っても、そのうつ状態に関しては誰も何も語らなかった。それについては沈黙があるのみだった。人がそんなふうに捨て鉢になるほど悩んだ原因を問うことはタブーだったのだ。

そこからほど遠からぬ一軒の家に、ジョージ・ブラウンという名の一〇代の少年が住んでいた。死んだ女性は少年のすぐ近くの住人だった。少年が慢性虫垂炎を悪化させたとき、抗生物質がないという状況下、狭い家のなかで何ヶ月も面倒をみてくれたのが、その女性だった。「とても温かな人でした」。少年は七一年後にぼくに言った。その女性を思い出して微笑みを浮かべながら。「それがわたしの初めての体験だったのです。当時、うつには、恥ずかしさというとても強い感覚が常に結びついていました。それを初めて経験したのです」。しばらくしてまたくり返した。「うつには、圧倒的に恥の感覚が結びついていたのです」と。

そして「うつが、口に上ることはなかったのです。実際」と付け加えた。

そのことはジョージを困惑させはしたが、深く考えることはなかった。三六歳のとき、驚くべき発見をするまでは。[*2]

一九七〇年代に、ジョージはロンドン近郊の労働者階級の町に戻った。そこは自身が育った町にとてもよく似ていた。ある謎についての調査のためだった。なぜ多くの人が、あの近所の女性のように、深いうつ状態に落ち込むのか、その原因は何なのか、という謎だ。

当時もやはり、沈黙が覆っていた。それは個々の犠牲者について、だけでなく、社会全体についてもそうだった。職業的専門家が大衆の目の届かないところでうつについて議論する場合には、二つの対照的な考え方の対立があった。[*3]大ざっぱに言って、その対立はこんなふうに想像してもらえればよいだろう。一方は、ソファに横たわる患者の前に精神分析の創始者ジクムント・フロイトという図、もう一方は脳の解剖図だ。フロイト主義者はほぼ一〇〇年にわたって、この種の苦悩を説明できるのは、うつを抱えている患者本人が個人的にたどってきた人生――とりわけ幼少期の経験――以外にないと主張してきた。対処法は、一対一のセラピーを通してその苦悩を探索することしかない。セラピーを通じて断片を寄せ集め、過去に起きたことに関する物語を見出すのだ、患者にとって自分の人生を物語るのにふさわしいと思える物語を探し当てるのだ、と。

この考え方に対する反動として、多くの精神科医が、逆にうつは患者の脳ないし身体で何かがうまくいっていないだけだ、つまりは内的な機能不全だと主張し始めた。この場合、患者の生活履歴に根本的な原因を探し当てようとすることは的外《まとはず》れということになる。それは明らかに身体的な問題であり、身体的な原因に由来しているのだ、と。

ジョージは、どちらの考え方にも真実の一端はある、しかしどちらも完成された一つの物語たり得てはいないと、ずっと考えていた。この問題には、二つの考え方で捉えられる以上のものがある、と。だがそれはいったい何か。ジョージは医師や精神科医として訓練を受けたわけではない。人類学者なのだ。つまりある一つの文化を部外者の視点から観察し、それがどのように機能しているか解明することを生業としている学者だ。だからジョージは、そのときの調査対象だったサウス・ロンドンの精神科治療センターに赴いたとき、たとえばうつについて当然思い描くようなことを、「まったく知らなかった」。今思えば、「それは大いに有利なことでした。なぜなら先入観が何もないから、心を開くしか仕方がなかったからです」と、ジョージはぼくに話してくれた。

その時点までに実施されていた調査研究を、ジョージは片っ端から読み始めた。その結果、それまでに収集されたデータがきわめて少ないことがわかって衝撃を受けた。「わかっていないことがたくさんあるとわたしには思えたのです」とジョージは回想する。どの理論も、ほとんど真っ暗闇の状態で公式化されたのだ、個人的なエピソードに基づくか、抽象的な理屈に基づくか、どちらかしかしていない、と。「「それまでの」研究はかなり不十分だと思ったんです」という。

その当時まで、うつ病についての医学の公式の立場は、二つの相争う派閥のあいだで赤ん坊を真っ二つに切り分けるよう◆なものだった。[*4] うつ病には二つの種類があるとするのが、学界の主流だったのだ。一つめの種類のうつ病は、脳ないし身体が自ずと機能不全に陥ったことによるという。これは「内因性うつ病[*5]」と名付けられた。だがまた、個々人の人生における悪い出来事によって引き起こされるうつ病もあるという。これは「反応性うつ病」と名付けられた。しかしながら、「反応性」のうつ病に罹っているとされる人たちが、いったい何に対して反応しようとしているのかとか、この二つの種類の境界線はどこにあるのか……いやそれどころかそもそも多少なりとも理に適った区別ができるのか、ということについては誰にもわかっていなかった。

本当の物語を見つけるためには、誰も今まで有意な規模ではしてこなかったことをしなければならないと、ジョージは結論づけた。つまり、うつや重度の不安を抱えた人たちに対してきちんとした科学的調査を実施することだ、と。[*6] その際に用いる技術は、たとえばコレラがなぜ拡散するかとか、いかに肺炎に罹患するかとかいったことを解明するときに用いるような技術となるだろう、と。ジョージは研究計画の策定に着手した。

サウス・ロンドンのキャンバーウェル地区。通りを歩いていくジョージには、都会の隅のほつれた糸くずのようなこの町が、隔絶された世界のように見えた。ロンドンの中心から三キロあまりしか距離がないのに、そのことを納得できるものと言えば、遠くに見えるセントポール大聖堂の尖塔しかなかった。ジョージはいつも、美しく壮大なヴィクトリア朝風の家々の前を通り過ぎてぶらぶら歩いていくのだった。そこを過ぎると、古いスラム街に入っていく。そこでは住宅が、行政当局によって次々に取り壊され、見捨てられている。子どもの頃によく知っていた労働者階級の低層住宅は取り壊され、一掃されて、高くそびえるコンクリートの巨大な塊に取って代わられつつあった。そんな建物がロンドンの空の景色に突き刺さり始めた頃だった。ある女性の住居に着く。今週は三回も消防車を呼ばなくちゃならなかったと女性はジョージに言う。その通りでは、人びとがどんどん立ち退かされていて、廃虚になった家屋に子どもらが火を点けるのだ。

地域の精神医療サービスを通じて、ジョージは前例のない調査計画を遂行していた。その計画はこうだ。何年もの長期にわたって、ジョージとそのチームは二種類の女性集団を見守る。一つめの集団は、精神科医からうつ病だと診断された女性たちで一一四名を数えた。チームの仕事はその女性たちの自宅で、聴き取りをすること。深いところまで話を聞いて、鍵となる事実を収集する。とくにうつ病を発症する前の年に何があったかを入念に調べる。この時期が決定的な重要性を持つのだが、その理由は後述する。

◆**赤ん坊を真っ二つに切り分ける**　旧約聖書『列王記』上、第3章25に「王言いけるは生ける子を二つに分かちてそのなかばをこれに、なかばをあれに与えよと」とあるのによる。わが子を亡くし、同じ家に住むほかの女の子とすり替えた女と、すり替えられた女との争いを、ソロモン王が裁いた逸話。王のこの命令に対して、子を殺すなと言ったのが本当の母親で、どちらの手にも渡らないように殺せと言ったのが偽りの母親だと断じた。

それと同時に、うつ病と診断されたことのない同程度の収入の「正常な」三四四人を、第二の集団としてキャンバーウェルの住人から無作為に選び出した。この女性たちもやはり、自宅で詳しい聴き取りをくり返し受けた。特別なことのない、いつもと変わらない一年間に、各人の生活のなかで何が起きたか、良いことも悪いことも含めて調べるためである。

うつの原因を解明する鍵は、この二つの集団を比較することで得られるはずだとジョージは考えたのだ。[*7]

何か純粋にランダムなことについて調査することを想像していただきたい。たとえば隕石が降ってきて、それがぶつかった人について、その事故に至る一年間に、その人に何が起きていたか調べるとする。そしてそれを、隕石がぶつからなかった人の、典型的な一年間と比較する。それでもきっと、両者が同じだということがわかるだけだろう。この事故は、それぞれの人生のそれ以外の要素とは何の関係もない。単に、宇宙から落ちてきた岩の犠牲になった、というだけだ。多くの人が当時――そして今も――、うつや不安もそういうようなものだと考えている。それは単に、任意の一つのピースが化学的な不運に見舞われたというだけの話だ、それは頭蓋骨のなかで起こっているのであって、人生に起きているのではない、と。ジョージの研究は、そんなふうに言う人たちが正しいのか否か、検証することができるわけだ。もし正しいなら、うつ病を発症した女性も発症しなかった女性も、発症に至る鍵になる同じ一年間に起きたことについては、何も違いが発見できないだろう。

だが、何か違いがあったらどうだろうか。そして何が違っているかを探し出すことができるなら、それによって本当に重要なことがわかるに違いないと、ジョージは考えていた。つまりうつ病の原因を解明する糸口となるだろう、と。フロイト学派の言うように、うつ病を発症した女性たちは、幼少期、あるいは広く人生において何か良くないことがあったのか。あるいは何か別のことが起きていたのか。もしそうだとすれば、それは何だったのか。

そこでジョージとそのチーム――若い研究者でセラピストでもあるティリル・ハリスもその一員だった――は、女性たちのそれぞれの家に赴き、膝をつき合わせて、知り合いになった。そして非常に詳しいことまで聴き取りをして、その後各人の生活を慎重に評定していった。それに当たっては、調査の最初にチームで合意した複雑な統計学的データ収集手法を用いた。それによって、うつに関与している可能性があると考えられる非常に広範囲にわたる要素から成るデータベースが構築された。

ある日、ティリルがトレント夫人という名の、*8 その界隈で典型的な、寝室が二部屋の家の一階に住む女性に会いに行った。トレント夫人は貨物自動車の運転手と結婚していて、三人の子どもと狭い家でいっしょに暮らしていた。子どもはみんな、七歳に満たなかった。ティリルと会ったとき、ここのところぜんぜん集中することができなくなっていたと、夫人は言った。朝刊の記事一つ読むことすらできない、食べることにもセックスにも興味がない、一日のほとんどを泣き暮らしていた、と。ひどい不安といっしょに体が閉じ込められてしまったように感じたが、それがなぜだか自分ではわからない。六週間、日中もベッドにずっといて、何もやる気がせず、ただただ世界が滅んでしまえと思ってばかりいた、と。

トレント夫人のことを深く知っていくにつれて、うつ病発症に先だって、それほど遡らない期間に何があったかわかってきた。三人目の子どもが生まれた直後、夫のトレント氏が失職したのだ。妻はさほど心配しなかった。実際、数週間後に別の仕事が見つかった。ところが、突然その職を解雇されてしまうのだ。はっきりした理由は示されなかった。しかし前の仕事の雇用主から身元照会の返事が届き、それに悪いことが書かれていたのだと確信した。夫はもう新しい仕事を見つけられなくなった。当時のキャンバーウェルでは、母親が働きに出ることなどタブーだったから、それはつまり一家が慢性的な不安定状態に置かれたことを意味した。いったいどうやって家族が生きていけばよいのだろうか。結婚は「終わった」と、トレント夫人はジョージとティリルに語った。でも夫人に何ができただろうか。何度も荷物をまとめて家を出た。でも、通りの端まで行くと、そこから先にはけっして進めないのだった。どこに行き場があるというのか。

「聴き取りにどれだけ心を動かされたか、よく覚えています」。ぼくが会いに行ったとき、ジョージが話してくれた。「調査対象の女性たちは、概して自分のことを話すのには慣れていませんでした。チームの者に対して関心を持った人もいましたし、チームの者から話を聞きたがる人もいました」。ジョージにはわかったのだ。「自分のことを話すことが、あの人たちには何かの意味を持ったのでしょう。一般論ですが。それに、女性たちが話す物語は筋が通っていました。自分で自分が苦しんでいること、問題を抱えていることを、よくわかっていました」。

チームが会った女性たちの多くが、トレント夫人に似ていた。そしてその当時すでに言われていたうつ病の二つの型は、どちらも女性たちを記述するには十分と思えなかった。もしかすると、女性たちの脳や身体には何か問題が生じていたのかもしれない。だが、女性たちの個々の人生に問題が実際に生じていたことは確かだった。だがジョージには、女性たちのうつ病はもっと大きな何かがきっかけとなって発動したものであるように見えた。だがそれをどのように記述すればよいか、最終的な結論に至るまではなかなか確信を持てなかったという。

調査チームが女性たちについてまず第一に知りたいと考えたことは、うつ病になる前の一年間に何か苛酷な喪失体験や、心底忌まわしい出来事を体験していなかったか、ということだった。女性たちが語ってくれた悲惨な出来事の体験は、多岐にわたった。たとえば息子が刑務所に入ったに始まり、夫が精神分裂病［二〇〇二年に統合失調症に病名変更］と診断されたとか、生まれた赤ん坊に重度の身体障害があったとかまで、本当にさまざまであった。ジョージとティリルはそうしたデータを「苛酷」と分類するに当たっては、厳格な基準を設けていた。たとえばある女性が、自分にとっては飼い犬が息子のような存在で、それを中心に人生を組み立ててきたが、その犬が死んでしまったという話をしたが、チームでは、ペットの死を苛酷な出来事とは分類していなかったので、そのケースでも除外した。

同時にチームが観察したいと考えていたのは、一回性の出来事としてはカウントできないが、長期にわたって女性たちのメンタルヘルスに影響を与える可能性がある事柄だった。それをチームは二つのカテゴリーに分けた。

一つめのカテゴリーは「困難」と呼ばれ、慢性的に継続する問題と定義された。[*9] たとえばそれは、良くない結婚から始まって劣悪な住宅環境に暮らすことや、もともと所属していたコミュニティや近所づきあいから離れることを余儀なくされたことなどまで、広範囲にわたる。

二つめのカテゴリーは一つめの正反対で、「安定化要因」とされた。気分を押し上げ、絶望から守ってくれる可能性がある事柄だ。このカテゴリーを検証するために、チームは女性たちに親友は何人いるか、パートナーとの関係がどれぐらい良好か、といったことを慎重に記録していった。

数年にわたって女性たちに次から次へと会って話し、忍耐強くエビデンスを収集したチームは、久しぶりに自宅に戻って、今度は腰を据えて収集した数字の処理に取りかかった。データが表わしていることを解明するのに、数ヶ月が費やされた。その作業を進めながら、チームは責任の重さをだんだんと感じるようになった。何しろこのようなやり方で科学的エビデンスが収集されるのは、史上初めてのことなのだ。

ぼくが一〇代のときに主治医から聞いた物語、つまりうつは単に、脳内のセロトニンの濃度の低下によって引き起こされるのであって、個々の人生で何かが起きたせいではないというのが正しいなら、チームが対象とした二つのグループのあいだに違いはないはずだ。

ティリルは結果をじっと見つめた。

うつ病を発症しなかったグループのなかで、かなり忌まわしい出来事を体験している人は約二〇％いた。うつ病を発症したグループでは、発症の前年にかなり忌まわしい体験があった人は約六八％だった。その差四八％という数字は、[*10] 偶然による値をはるかに超えている。つまりこのことによって示されたのは、真にストレスが多い出来事を体験することは、うつ病を引き起こし得るということだ。

だがこれは、チームの発見したことの序の口に過ぎなかった。うつ病を発症した女性のうち、発症の前年に、個々の人生における長期にわたる深刻なストレス因子に晒されていた人は、発症しなかった女性に比べて、三倍に上ることも明らかになった。つまり一回性の良くない出来事だけがうつ病の原因になるのではなく、長期にわたるストレス因子もうつ病の原因になり得るということだ。また、もしも個々の人生のなかで、好ましい安定化要因があるなら、うつ病発症の機会は大きく減ることもわかった。親友がいればいるほど、またパートナーからの援助や気遣いが大きくなればなるほど、うつ病発症は大幅に減るということだ。

このようにしてジョージとティリルは、二つのことがうつ病を発症しやすくすることを突き止めた。一つは、苛酷な忌まわしい出来事の経験。もう一つは、長期にわたってストレス因子や不安定状態に晒されることだ。だが最も驚くべき結果だったのは、この二つが組み合わさったときに起きたことだった。その場合、うつ病発症の可能性は単なる足し算とはならない、爆発的に増えるのだ。たとえばもしも友だちもなく、助けてくれるパートナーもいないとしたら、苛酷な忌まわしい出来事が人生に起きたときにうつ病を発症する割合は七五％に上る。[*11] 友だちがいたりパートナーの助けがある場合に比べて、はるかに大きな数字になるのだ。

つまり悪い出来事、ストレス因子、援助を得られないことなど、すべてその一つ一つが、うつ病発症のリスクを高めていくということがわかったのだ。それはたとえば、菌を暗くて湿ったところに置くことに似ている。ただ暗いだけの場所や、ただ湿っただけの場所に置くよりも、菌がよく成長するというにとどまらない。両方の場合を足したよりも、成長の度がはるかに大きくなるのだ。

ジョージは、そのように大きな効果が発見されるとは思ってもいなかった。こうした結果をよく理解するために、チームは数年のあいだに知り合いになった女性たちすべてについて、再考してみた。その結果、有意なレベルで証明されたのは、うつは実は脳の問題に由来するのではなく、人生の問題に由来するということだった。この成果を発表すると、ある教授は、この研究から得られる知見のすべてをまとめてこう評した。われわれの理解を「飛躍的に前進させるものだ」[*12]と。

われわれの文化では、うつは不合理の最たるものであると言われる。当事者の内側からの感覚でも、部外者の外側からの感覚でも、どちらもそうなのだ。しかしジョージとティリルは、それとは正反対の結論に達した。「うつ病は不幸に対する十分に理解できる反応の一つだ」と二人は書いている。[*13] トレント夫人のことを考えてみよう。仕事が見つからない夫との終わってしまった結婚に閉じ込められ、生きていくために必死で、暮らしが良くなる見込みは何もない。つまり夫人はこの先の自分の人生が、ストレスに満ち溢れ、一方喜びなど皆無で、永遠に必死になって生きていかなければならないことが決定されたようなものだった。そんな人に向かって、あなたのうつ病の「原因」は、「あなた自身にあるというより、環境にある」と言う方が、もっと理に適っているのではないだろうか、と二人は考えたのだ。[*14]

これを読んだとき、ぼくは二人の論理が強力であると思った。しかし賛成できないところが明らかにあったのだ。ぼくは荒れ果てた公営住宅に住んだことはない。今も、うつ状態だったあいだも、だ。ぼくの人生はトレント夫人の人生には似ていない。ぼくの知っている人でうつ病になった人のほとんどは、貧しくもない。二人の発見したことは、ぼくらのようなタイプの人間にとって、どんな意味を持つのだろうか。

数字を処理していく過程でジョージとティリルは、貧困状態の人びとはうつ病を発症する割合が高いことを発見した。しかしデータは、貧困がうつ病の原因であると言ってしまうのはあまりにも粗雑すぎる、ということを示していた。もっと微妙なことが起きていたのである。貧困状態にある人びとがうつ病を発症しやすいのは、その人たちが概して、長期にわたって抱えるストレスも多く、人生に降りかかる忌まわしい出来事もより多く、安定化要因はより少ないからなのだ。しかし根底にある教訓は、富裕層であろうと、中流であろうと、貧困層であろうと、誰にとっても真実なのだ。われわれは誰しも、苛酷なストレスに見舞われたり、何か忌まわしいことが起これば、希望をいくらか失ってしまうものだ。だが、ストレスや忌まわしい出来事が長期化するなら、「希望のないのがふつうという状態」に陥ることになると、ティリルがぼくに言った。つまり希望のなさが、人生の全体に油膜のように広がってしまい、諦めてしまいたくなるのだ、と。[*15]

数年後、別の社会科学者のチームがジョージとティリルとまったく同じ手法を用いてうつ病の原因調査を実施した。場所はロンドンとはぜんぜん違うところ、バスクとジンバブウェの田舎だった。[*16] そこで発見されたことは、ジョージとティリルが解明した要因は、どこでもやはりうつを進行させたり、あるいは逆にうつ病から人を守ったりしていた。スペインの田舎では、うつ病がきわめて少なかった。その理由は、強力なコミュニティが人びとを守っていること、トラウマになるような経験がほとんどないこと、だった。ジンバブウェでは、逆に、うつ病がきわめて多かった。理由は、トラウマになるような経験が頻繁であることだった。たとえば、もしもあなたが女性で、子どもができなかったら、実家からも故郷のコミュニティからも追い出されてしまう可能性がある（この本の調査のために、ジンバブウェの田舎に行って、ぼく自身がこの目で見た）。

世界中のどこにいても、先ほど書いた要因が、うつ病を発症するか否かという分岐点で決定的に重要な役割を演じていることが、研究者の調査でわかった。これによって、うつ病が本当は何からできているのか、その秘められたレシピの一端が明らかになったと言える。

しかしながら、こうした研究が積み重ねられた上で、それでもなおジョージとティリルは、その絵のなかには自分たちに見えていない何かがあると考えていた。それはいったい何だったのか。

ジョージとティリルが研究成果を発表すると、精神科医からすぐにいくつか反応があった。その主張はこうだった。われわれ精神科医は、人生上の出来事が理由でうつ病になる人もいると、ずっと言ってきた。それが「反応性うつ病」というものだ。いいでしょう。あなたがたはわれわれがすでに知っていたことをさらに細かく調査してくださったわけだ。あなたがたに栄光あれ。だが、もう一つ大きなカテゴリーがある。身体の内部的理由でうつ病を発症する人たちだ。それが「内因性うつ病」だ。その人たちに起きているることは、何かが身体内部で機能不全を起こしている、ということだけなのだ、と。

しかしジョージとティリルはこのように説明した。われわれはずっと、精神科医から「反応性うつ病」

に罹っていると分類された女性たちと、「内因性うつ病」だと分類された女性たちの、両者を研究対象としてきたのだ、と。そしてわれわれが見出したのは、エビデンスを比較してみると、両者のあいだに違いがないということだったのだ、どちらのグループも、個々の人生において、同程度に悪い出来事を抱えていたのだ、と。したがってこの区別は意味がないと、二人は結論したのである。[17]

「人生の出来事が〔うつや不安に〕関係することを、人に対して説得しなければならなかったなんて、今となっては信じられないですけどね、本当に」。ティリル・ハリスは今でもセラピーをしているノース・ロンドンの仕事場でぼくに言った。うつというものはほとんどの場合、身体内部の、脳だけが原因となって引き起こされるという、ぼくの世代が医者たちから聞かされていた考えを持つ人びとに対して、何と言いたいか尋ねてみた。ティリルは眉間に皺を寄せて、「どんな有機体も環境なしには存在しません。だから単にあり得ない、と言うでしょう」。「そういう人たちは少しばかり無知だということ、それだけよ」。そして忍耐強くぼくに向かって微笑んでみせた。「まあ要するに、この世にはまったく根拠のない意見にしがみついている人が死ぬほどおおぜいいるし、人はそれに慣れてしまうのよ」。

数年後、ティリルは同じ手法で不安に関する調査を実施した。[18] 結果は似たようなものだった。不安もまた、脳が悪化することだけで生じる問題ではなかった。それは人生が悪化することによって生じていたのだ。

ジョージとティリルは、自分たちがサウス・ロンドンの街で実施した調査は、表面を少し引っ掻いただけだと思っていた。まだまだ問うべきことはたくさんある、と。うつや不安を抱えた人びとの人生には、自分たちには見えていない要素がたくさんあると、痛烈に自覚していた。では次に何を調査すべきなのか。二人はうつと不安の社会的原因の調査という月面に、最初の旗を立てた。その後すぐに、ほかの宇宙船が続けて打ち上げられ、ほかの調査が実施されるであろう、と二人は思っていた。しかしその後、こうした二人の考えが公に伝えられた範囲に限って言えば、あったのは沈黙だけだった。ほかの宇宙船はやってこなかった。二人の立てた旗は、無風の宇宙にただ取り残された。

うつに関する公の議論は、数年のうちに、新しいタイプの抗うつ薬の発見の話題へと移っていった。つまり脳の外の社会で、ではなく、脳のなかで、どうやってうつを抑えるか、という議論だ。人生のなかで何がわれわれをそれほど不幸にするのか解明することから、そのようにわれわれに感じさせる神経伝達物質をブロックすることへと、話題が移ったのだ。

しかしながら、ある限定的な意味においては、ジョージとティリルは勝利を収めた。二人の発表から数年のうちには、環境因子がうつや不安の原因の重要な部分を占めるということのエビデンスが、学術関係者のあいだでは確立していき、ほとんどの領域の学者のあいだで否定できないものと見なされるようになったのだ。二人の発見はすぐに、西洋世界の多くの場所で、精神医療の基礎訓練のなかに重要な位置を占めるようになった。最も主流の訓練コースでは、うつや不安などといったタイプの精神疾患には、三種類の原因があるということを教えることから始まる。三種類とは、生物学的、心理的、社会的原因である。[*19] そのどれもが本当だ。これは「生物心理社会モデル」[*20] という呼称で知られている。この三種類の要因のすべてが関与しているので、ある人物のうつや不安を理解しようと思うなら、三種類すべてを見る必要がある。

だが、真実に最も近いこの見解は、内密にされたままで、それによって助かる可能性のある一般大衆に対しては封印されている。増える一方のうつや不安を抱える人たちには説明されないし、また、その人たちに対する治療という形になって現われてもいないのだ。

ジョージとティリルの研究の最大の意味を、一般大衆は一度も知らされたことはない。二人はこう結論したのだ。うつや不安に関しては、「その人物の環境に注意を払うことで、身体的な治療と少なくとも同じぐらいの効果を得られる可能性がある」と。[*21] だが、誰も二人に尋ねなかった。どうやってそうするのか、と。どのような環境変化が、うつや不安を減らすのか、と。

こうした問題は、対処するにはあまりに大きく、あまりに革命的なのだ。この問題は、今日でもなお無視されている。もっとあとになってからのことだが、ぼくはそのことが何を意味し得るのか、探求し始めた。

キャンバーウェルでの調査は、うつ病の理解の歴史全体を根底から異なる方向へ歩み出させていたかもしれない瞬間だったのだと、今になってぼくは気が付く。その研究成果が公表されるのは一九七八年で、ぼくが生まれるより前のことだ。もしも世界がジョージとティリルの言葉に耳を傾けていたなら、その研究発表より一八年あとに、ぼくが医者のところに行ったとき、なぜぼくがこのような苦痛を覚えるのかということについて、またどうやったらそこから立ち直れるのかということについて、まったく異なる物語を聞かされていたであろう。

ジョージ・ブラウンとは長い対話を何度も交わした。そのうちのあるとき、別れを告げた後にジョージはぼくに言った。人生の残りの日々を、最新の科学論文の執筆に費やすつもりだ、と。それは、うつ病の原因をさらに深く掘り下げるものになる、と。ぼくが会ったときにすでにジョージは八五歳だった。だからおそらくそれが最後の研究計画になるだろうと、ジョージは言うのだった。だがジョージは立ち止まりはしない。ジョージを見送りながら、その隣人が入水自殺をしてから沈黙のまま過ぎていった年月に思いを馳せた。[*22] ジョージはぼくに言った。まだまだ知る必要のあることがたくさん残っている、と。だとすれば、ジョージは立ち止まるわけにはいかないのだ。

第Ⅱ部

絆の断絶

うつと不安の九の原因

第5章　旗を拾い上げる（第Ⅱ部の序）

第Ⅰ部で書いたことを全部学んだぼくは、ジョージ・ブラウンとティリル・ハリスから伸びていく道筋に沿って、世界中を調査して回り始めた。ぼくが知りたかったのは、誰かほかに、うつと不安の見たところ隠されている次元を研究している人はいないか、またその隠された次元から、うつや不安のいかなる緩和法が導き出されるか、ということだった。それから数年間にわたって、ぼくは世界のあちこちに、もうぼろぼろになってしまったジョージとティリルの旗を拾い上げた社会科学者や心理学者がいることを知ったのだった。[*1] サンフランシスコからシドニーまで、ベルリンからブエノスアイレスまで飛び回って、ぼくはそういう人たちと膝をつき合わせ語り合った。それでぼくが思ったのは、そういう人たちは、言ってみればうつや不安をめぐる地下活動の一派で、それぞれが複雑で、真実に満ち溢れた物語の断片を拾い集めている、ということだった。

ぼくはそうした社会科学者たちと語り合うようになってから、かなり長い時を経て、やっとその人たちが発見したうつや不安の社会的および心理的原因の一つ一つすべてに、共通する何かがあることに気付いたのだった。

それは、すべて絆の断絶の一形態であったのだ。生まれつき必要としているのに、いつの間にか失ってしまった何かから、われわれが今、切り離されているあり方のすべての様態がそろっていた。

うつや不安について調べ始めて数年間経過した今の時点で、ぼくがその原因として特定しているのは九つである。だが、この九つだけがうつや不安の原因であると言いたいわけではない、ということは強調しておきたい。まだ発見されていない（あるいはぼくが調査の過程で出会えていない）ことがほかにももっとあるだろう。また、うつや不安を抱える人たちは誰でも、九つのすべてをその人生で体験していると言いたいわけでもない。たとえばぼくはいくつかは体験しているが、全部ではない。

それでもこの道筋をたどっていくことで、ぼくは自分の考え方……自分自身の奥底で感じる感覚に関する考え方が、変化することになったのだった。

第6章　原因その1——意味ある仕事との絆の断絶

ジョー・フィリップス[*1]はその日が終わるのを待っていた。ジョーが働いているフィラデルフィアの塗料店に行って、特定の色調の塗料を三、四リットル注文するなら、ジョーは色見本から選ぶように言い、お望み通りの塗料を調合してくれるだろう。いつも同じことだ。缶のなかに顔料を少し入れ、その缶を機械のなかに入れる。電子レンジにちょっと似ている機械だ。するとその機械が、缶を激しくシェイクする。それによって塗料の色が均一になるのだ。終わればジョーは支払いを求め、「ありがとうございました」と言う。そして次の客が来るのを待つ。来れば同じことをする。そしてまた、次の客が来るのを待つ。来ればやはり同じことをする。一日中。毎日。

注文を聞く。

塗料の缶をシェイクする。

「ありがとうございました」と言う。

待つ。

注文を聞く。

塗料の缶をシェイクする。

「ありがとうございました」と言う。

待つ。

次も、またその次も。

ジョーが仕事を上手にこなしているか、それともへまをしているか、誰も気にしない。雇用主があれこれ言うのは、遅刻したときだけだ。遅刻をして、こっぴどく叱られたことはある。仕事を終えて店をあとにするとき、ジョーはいつも考える。「自分が誰かほかの人の人生に、何か少しでも影響を及ぼしてるって感じがまるっきりない」と。雇用主の姿勢は「これをこういうふうにやれ、この時刻に店に来い、それだけやっていればいいんだ」というふうだ、とジョーはぼくに言った。それでもふと考えてしまう。「変わる力が自分のどこかにあるのか。成長する力が自分のどこかにあるのか。自分が働いている会社に本当の影響を与える力が自分のどこかにあるのか。時間通りに店に来て、言われた通りのことをするなら、誰だってできる」と。そして同じことをぼくにも問いかけるのだった。

ジョーは自分の考え方や洞察力や感情には、人間として欠陥があるのではないかと感じていた。でも仕事のせいで自分がどんな気持ちになるか、ということについて、中華料理店で晩飯を食べながらぼくに話をしたあとは、決まってすぐに自分を責める。「この店の外には、あの仕事を得られるなら死んでもいいという人がいる。それはわかってるんだ。ぼくは感謝してる」。相応の賃金も支払われている。ガールフレンドといっしょに悪くない住居で暮らすこともできている。そのどれ一つ実現できない人がおおぜいいることはわかっている。だからそんなふうに思うことに罪悪感を感じるのだ。でもそのあと、いつもの考えが戻ってくる。

そしてジョーは、また別の塗料をシェイクする。

そしてジョーは、また別の塗料をシェイクする。

そしてジョーは、また別の塗料をシェイクする。

「もしも、やりたくないことをしていると四六時中思ってたら、それこそが単調ってやつでしょう」とジョーはぼくに言った。「どこに喜びがある？　ぼくは頭が良くないからうまく説明できないけど、その隙間を埋めるためのものが必要だっていう、漠然とした感じだけがあって……。その隙間っていうのが本当は何なんだって言われても、誰にもこれだって指さしたりできないんだけどね」。

ジョーは朝七時に家を出て、一日中働き、夜七時に家に戻る。そうしているうちにこんな疑問が芽生えてくる。「おまえは週労働時間四、五〇時間をこなしている。それなのに本当は、その仕事が好きじゃないとしたら、ただただうつや不安になるためにやっているようなもんだろ。それで自分に問いかけるんだ。なんでそんなことをしてるんだ、今よりいいものがあるに違いないのに、って」。でもジョーは、どこにも「希望なんてないんだ、仕方がないんだ」と感じるようになったという。

「人は健全なやり方であれば、煽られるぐらいがいいと思う」。ジョーは少し肩をすくめてぼくに言った。そういう話をするのが照れ臭いのかなと、ぼくは思った。」「自分の言葉には値打ちがあると知るべきだし、もしも良いアイディアを思い付いたら声に出して言っていいんだ、物事を変えていいんだって知るべきだと思う」と。だが、ジョーはそんな職にそれまで就いたことはなかったし、この先もないのではないかと思っている。

もしも一日を切り抜けるために、起きているあいだのそんなにたくさんの時間を自分を殺しながら過ごさなければならないとしたら、スイッチを切るようにその時間を終わらせて、家に帰ったら愛する人のことだけを考える、なんてことは難しいのだとジョーは説明した。次の日また塗料をシェイクしに行くために寝なければならない時間が来るまで、ジョーには自分の時間が五時間持てた。そのあいだは、ただテレビの前に座ってぼーっとするか、あるいは独りになりたいと思っていた。週末にしたいことは、たくさん飲んで、何かのスポーツ番組でも見て過ごすことぐらいだった。

ジョーはある日ぼくに連絡をしてきたのだ。オンラインでぼくのしゃべっているところを聞いたのだそうだ。それで、ぼくの最近の本のテーマについて話したいと言ってきたのだ。そのテーマとは依存症である（それだけではないが）。ぼくたちは待ち合わせをして、フィラデルフィアの通りをいっしょに歩いて夕飯を食べに行った。そのときジョーが次のようなことをぼくに話した。ある晩、友だちの一人とカジノに行った。その友だちから、青い小さな錠剤を勧められた。それはオピオイド系の麻薬性鎮痛剤〝オキシコンチン〟三〇ミリグラムだった。ジョーはそれをのんだ。すると気持ちよく麻痺する感じを味わえたのだった。数日後、もしかするとこの薬は仕事のときに支えになってくれるかもしれないと、考えた。それをのむと、頭のなかに溢れていた感情が次第に引いていくのを感じたからだ。ほどなくして、「ぼくは仕事に行く前に必ずそれをのむようになったし、仕事場にも十分な量のそれを必ず持って行って、それがあることを確かめながら勤務時間をやり過ごすようになったんだ」という。そして家に帰ったら、ビールといっしょにそれをのむのが常だった。「家に帰ったらこれをのめると思えば、仕事場の嫌なことにも対処できるというものだ」と考えていたのである。

そしてジョーは、また別の塗料をシェイクする。

そしてジョーは、また別の塗料をシェイクする。

そしてジョーは、また別の塗料をシェイクする。

ぼくはオキシコンチンのせいで、ジョーがその仕事と同じように無意味で空しい存在になってしまったのではないかと考えた。何か影響を与えたいという欲求と、現実の人生のあいだにあった齟齬が、その薬のおかげで融けてしまったように思えたのだろう。ぼくと話をし始めたときには、ジョー自身は依存症に関する話をするつもりだったらしい。それで自分がオキシコンチンをやめるために、助けを求めて会った人がジョーのことを「生まれつきの中毒」だと言ったという話から語り始めた。でもぼくたちが依存症について話を進めていくうちに、ジョーは、確かに大学生のとき、かなり大量に飲酒したり、マリファナを吸ったり、ときにはコカインを使ったりした時期があったのだが、それはときどきパーティの席でそうなるだけで、ふだんは衝動に駆られるようなことはぜんぜんなかったのだという話をし始めた。自分を殺さなければならない仕事に就いて、その仕事が袋小路だと思えてきて初めて、自分を麻痺させるために薬を使うようになったのだ、と。

数ヶ月苦しんでやっとオキシコンチンを完全にやめてみると、人生が耐えがたいという感覚が戻ってきた。塗料をくり返しくり返しシェイクしていると、以前に何とか抜け出そうとしていた思考が、またぶり返した。

塗料を必要としている人がいる、ということはわかってると、ジョーはぼくに言った。そして、感謝しなければいけないと思っていると、改めて付け加えた。でも、この先定年まで三五年のあいだ、自分の人生がやっぱりこんなふうで変わらないと思うと耐えられないのだと。「君は自分のしていることが好きなんだよね？」ジョーはぼくに聞いた。ぼくはノートをとる手を少し止めた。「君は朝起きると、その日一日が楽しみでしょう。ぼくは起きたとき、仕事に行くのが少しも楽しみじゃない。……仕事は単に、しなければいけないことなんだ」。

二〇一一年から翌年にかけて、世論調査会社のギャラップが、自分の仕事についてどう感じているか、世界中の人びとを対象に、かつてないほど詳細にわたる調査を実施した。[*2] 対象は一四二ヶ国の労働者数百万という数に及んだ。その結果、われわれの一三％は、仕事に「没頭している」ことがわかった。「没頭している」の意味は、「働くことに熱中し、専心し、組織に前向きな姿勢で貢献している」ということだそうだ。

これに対し、六三％は「没頭していない」。「仕事のある日は夢遊病者のようで、仕事に時間は注ぐが、エネルギーや情熱は注がない」と定義されている。

さらに二三％は、「積極的に怠けている」[*3]。ギャラップによればこの人たちは「単に仕事場で不幸せを感じているだけでなく、その不幸を行動化することにいそしむ。毎日、この人たちは、仕事に没頭している同僚の成果を台無しにしている。……積極的に怠ける従業員は、大なり小なり会社に損害を与えることを目指している」。

つまりギャラップのこの調査によれば、八七％の人は、もしもジョーの物語を読んだなら、少なくとも部分的には共感できるということになる。また、自分の仕事を憎んでいる人は、好んでいる人の二倍近くに上る、ということだ。

そして、われわれのほとんどが好きでもないのにしていること——夢遊病者のように対処しているか、それ以下の態度で応じているもの——が、今や、われわれの人生のうち、目覚めている時間のほとんどを奪っているのだ。このことを詳細に調査したある教授が書いている。[4]「最近の調査で、九時から五時までというのが今では過去の遺物になっていることがはっきりした。今日では、平均的労働者は仕事の電子メールを朝七時四二分にチェックし、午前八時一八分には出社、退社は午後七時一九分である。……また最近の調査の結果、イギリス人労働者の三人に一人が、朝六時半より前にメールチェックをしていることがわかった。またイギリスの雇用主の八〇%が、時間外に従業員に電話をかけることは許容し得ることだと考えている」。「勤務時間」の概念はほとんどの人にとって無きに等しいものになりつつあるのだ。だからわれわれの八七%が楽しめていないことなのに、それがわれわれの人生のなかに占める割合は、どんどん大きくなってきているのである。

ジョーとの食事のあと、ぼくはそういったことが全部、うつや不安の発症に何らかの役割を演じているのではないかと考え始めた。うつの共通の症状は、「現実感消失」[5]と呼ばれるものだ。これは、自分のしていることが何もかも、本物でもなければ現実のものでもない、というように感じる状態である。それを読んだとき、ぼくはそれがジョーのことを言っているように思ったのだ。そしてその状態が、理性を失った状態だとも思えなかった。むしろそれは、ジョーのような仕事を死ぬまでずっとしなければならなかった場合の、正常な人間らしい反応だと思われた。そこでぼくは、そうした仕事が人間にどんな感情を抱かせるか、そしてうつや不安と関連性があるのか否か、ということについて科学的エビデンスを探し始めたのだ。やっとのことでその答が見つかったのは、あるすばらしい学者に会いに行ったときだった。

一九六〇年代のある日、オーストラリアのシドニー郊外の小さな外来診療所に、背の低いギリシャ人の女性が足をひきずってやって来た。[6]そこは町のなかでも最貧困層の住む地区の病院に附属する施設で、面倒をみている患者のほとんどがギリシャからの移民だった。その女性は、その日勤務していた医師に、四六時中泣いて暮らしていると訴えた。「人生が生きる価値がないように思える」という。その目の前には二人の男性が座っていた。一人はヨーロッパ人の精神科医で、訛りがひどい。もう一人は、背の高い若いオーストラリア人で、研修中の身分、あとでマイケル・マーモットという名前だとわかった。「最後に、気分が完全に良かったのはいつでしたか」と年輩のほうの医師が尋ねる。女性はこう答えた。「ああ先生、わたしの夫はいつも飲んでます。それでわたしをぶつんです。息子はまた刑務所に逆戻りです。一〇代の娘が今妊娠しています。わたしはほとんど泣いて暮らしています。何をする気力もありません。眠るのも難しいんです」。

マイケルは、その女性のような患者がおおぜい病院に助けを求めてやって来るのを見ていた。オーストラリアへの移民は、烈しい人種差別に晒された。とくに最初の世代は、苛酷で屈辱的な人生を強いられた。その人たちは、今目の前にいるこの女性のように打ちひしがれ、自分は病気だと言うのが常だった。それに対して、無害の穏やかな混合薬を一種のプラセボとして処方するだけで済ます場合もあれば、もっと本格的な薬を出すこともあった。

若い研修医であるマイケルから見ると、対処の方法としてそれは異常に思えるのだった。マイケルは何年も後に書いている。[*7]「この女性のうつが、その生活環境に関係していることは恐ろしいぐらい明らかだった」。「人生に問題を抱えてやって来る人たちに、われわれは無害の混合薬で治療しようとするのだ」。自分たちが見ていた問題のなかでも、もっとたくさんのこと――たとえばある男性が訴えている、見たところ原因のわからない不思議な腹痛――が、この女性と同じように、強いられている人生のストレスに由来しているのではないか、とマイケルは考えていた。

マイケルはよく病院のまわりを散歩しながら考えたものだった。ああいう病気や悩みは、われわれの社会について何かを知らせているのではないだろうか、われわれがやり損なっていることを教えているのではないだろうか、と。マイケルはこのことをほかの医者たちと議論したいと考えた。そこであの女性のような患者に対してわれわれは「うつの原因に注意を払うべき」だと考えている、ということを説明してみた。だが、医者たちは信じなかった。マイケルの言うことは愚にもつかない、と言った。心理的な苦悩が身体的な病気を引き起こすことはあり得ないと、医者たちは説明した。それが当時、世界中の職業医師のほとんどが信じていたことだった。マイケルはその人たちは間違っていると考えた。しかし自分はいったい何を知っているだろう。エビデンスは何もないのだ。それにそのことを研究している人は誰もいないようだった。マイケルには予感があった。でもそれだけだったのだ。

医者のなかには、マイケルに対してもしもそういうことが気になるなら、臨床の精神医学よりも研究の方向に進むことを考えたほうがよいと、やんわりと勧めてくる者もいた。

そんなわけでそれから数年後、マイケル・マーモットは一九七〇年代の混沌としたロンドンにいたのである。イングランド人が仕事に行くのに山高帽を被っていた最後の時代であり、その一方で、通りではミニスカートの若い女たちとすれ違う、そんな二つの世代がたがいの視線をぎこちなく避けあっている、という時代だった。マイケルがこの今にも真っ二つに分裂しそうな国にやって来たのは、凍てつく冬のなかば頃だった。最近ストライキが長引いていて、電気が週に四日も止まっていた。

壊れつつあるイギリス社会の中心にあって、休まずに動き続ける性能抜群の機械があった。公務員だ。トラファルガー広場から国会議事堂に至るホワイトホール通りに勤務先を持つイギリスの公務員たちは、自分たちは行政官僚機構のなかのロールスロイスだ、つまり最高峰だと思いたがっている。イギリス国家のあらゆる面を統治している官僚たちが、巨大な一つの流れとなって歩いてくる。まるで軍隊のようにきっちり、整然と。そうやって毎日数千という男たち——マイケルが初めてそこへ行ったときは、ほとんど全員が男だった——が、地下鉄を降りて職場へ向かう。きれいに整頓された机に囲まれて、そこからブリテン諸島の隅々まで治めているのだ。

マイケルにとって、それは自分が強く知りたいと思っていることを調べるのに、この上ない実験室となってくれそうだった。知りたいのは、仕事が健康にどのような影響を与えるか、だ。これは、まったく異なる職業に就いている人たちを比較しても、きちんと調査することはできない問題だ。たとえば建設労働者、看護師、会計士を比較するなら、変数が多すぎて実際に起きていることを理解することが難しくなる。建設労働者は事故がほかより多いだろうし、看護師は病気感染の危険により多く晒されているし、会計士は座っている時間がより多いだろう（それは健康に悪い）。これでは実際は何が何を引き起こしているのか、解きほぐすことは無理だ。

だがイギリスの公務員を対象にすれば、誰も貧しい者はいないし、湿っぽい家に住んでいる者はいないし、身体的な危険に晒されている者もいない。それに全員がデスクワークだ。だが地位と、職務上どれほどの自由があるか、という点についてははっきりとした違いがある。イギリスの公務員は、いくつかの等級に分かれている。この区別は厳格で、これに基づいて給与がいくら支払われるか、仕事上どれだけの責任を負うか、などが決まってくる。マイケルは、この違いが健康に影響するかどうか調べたいと考えていた。それによって、なぜわれわれの社会のこれほど多くの人たちが、うつや不安を抱えるのか、というシドニー時代以来ずっと悩まされてきた謎に、何らかのヒントが得られるのではないかと思ったのだ。

この時点では、ほとんどの人が答はすでにわかりきっていると考え、そんな調査は無駄だと断じた。大きな官庁を動かしている男と、それよりも給与等級が一段階下に位置し、自分のメモをタイプして、書類をファイルするのが仕事の男を思い描いてみてほしい。心臓発作を起こしそうなのはどちらだろうか。悩みに打ちひしがれそうなのは？　うつ病になりそうなのはどちらだろう。ほとんどすべての人が答は明らかだと考える。答は、ボスのほうだ、と。ボスのほうがストレスに満ちた仕事をこなすし、大きな結果を伴うような、心底難しい決断を迫られる。ファイリングが仕事の男は、はるかに責任が小さいし、仕事の重圧もずっと小さい、だから生きていくのも楽だろう、と。

マイケルが当時所属していたチームは、公務員への聴き取り作業を開始した。身体的および精神的健康に関するデータを集めるためだ。それには数年が費やされた。結果的に、調査は大きく分けて、二度実施された。最初の調査では、次々やって来る公務員に対して、マイケルらは一対一で、一人一時間ずつ、どんな仕事をしているか聴き取りをした。チームはこんなふうに、一万八〇〇〇人の公務員を調査した。マイケルはすぐに、社会的な階梯のどの段階に位置しているかによって、違いが現われることに気付いた。最上級の公務員は、話すときに反《そ》り返り、会話の主導権を握って、マイケルが何を望んでいるか知りたがった。等級の低い公務員は、話すときに前屈みになって、何をすれば良いかマイケルが伝えてくれるのを待ち構えた。

数年かけて集中的に実施した聴き取り調査が済むと、チームはその結果を集計した。それで明らかになったのは、最上級の公務員は、ホワイトホール階梯の最下級の人に比べ、心臓発作の割合が四分の一だった。*8 真実はみんなの予想の正反対だったのだ。だが、それよりさらに不気味な発見もあった。結果をグラフに落としていくと、公務員としての地位が上がるにつれて、うつ病を発症する割合がだんだんと減るのだ。うつ病の発症と、階層秩序《ハイアラーキー》のどこに位置するか、すなわち社会科学者が「勾配」〔マーモットの邦訳書では「格差」と翻訳されている〕と呼ぶものとが、きわめて密接な相関関係を示したのである。マイケルは書いている。「本当に驚くべきことだった。教育の程度も高く、安定した職に就いている人たちが、それよりちょっとだけ教育程度が高くて地位もわずかに高い人に比べて、突然死〔やうつ病発症〕リスクがより高いというのはいったいなぜなのか」。

仕事に関する何かが、人をうつ病に追い込んでいるのだ。だがそれは何か。マイケルはチームとともに、さらなる調査をすべく、ホワイトホール通りに戻った。知りたいのは、こうだ。公務員としての等級が上がったとき、実際の仕事の中身で何が変わりましたか？　等級の上昇に伴う変化だと思えることを教えてください。

チームはそれまでに見てきたことに基づいて、あらかじめ一つの仮説を立てていた。上級の公務員は、下級の人に比べて自分の仕事に対する裁量範囲が広いとすれば、それがうつ病発症が少ない理由となっているのではないかと考えていたのである。「自分の人生のことを考えると」この仮説は理に適っているように思われたと、マイケルはぼくに言った。ロンドン中心部にあるマイケルのオフィスに会いに行ったときのことだ。「自分だったらどう感じるか、ちょっと考えてみてください。仕事のことで、……それから人生のことでも……、どんなことを最悪だと感じるか。自分で思い通りにできないときじゃないでしょうか」。

このことを解明する方法が一つあった。今回は、前回のように上級、中級、下級といった異なる等級間の比較をするのではなく、公務員としては同じ等級に属していながら、やっている仕事が違うためにそれに対する裁量範囲も異なっている人同士を比較したのである。知ろうとしたのは、同じ中級に属する人でも、仕事に対する裁量範囲が小さい人は、大きい人よりもうつ病を発症したり、心臓発作を起こしたりしやすいかどうか、ということだ。チームは改めて聴き取りを実施し、より詳しいデータを収集した。

この調査によって得られた発見は、最初の結果よりさらに衝撃的なものだった。ここで詳しく読み解く価値があるものだったのだ。

結果はこうだった。公務員として働いている場合、仕事に対する裁量の範囲が広い方が、同じ給与、同じ等級、同じ部署でありながら、仕事に対する裁量の範囲が比較的小さい人よりも、うつ病を発症したり、深刻な精神的苦痛が進行したりしにくいのだ。[*9]

マイケルはマージョリーという名の女性のことを思い出している。マージョリーはタイプ課の秘書だった。一日中、来る日も来る日も、文書をタイプするのが仕事だった。マイケルが聞いたところによると、デスクで煙草を吸ったり、お菓子を食べることが認められているのは「天国」だという。でもそこに座って、シャベルですくってよこされる、自分では理解のできない仕事を片付けるのは「死ぬほど退屈」だと。「わたしたちはおしゃべりを禁じられている」、だから書類をタイプ仕上げしているときは、黙って座っていなければならないのだ、という。[*10] どうせ大したことは教えてもらえないんだし、提出先だってわたしたちの知らない人だし、まわりの人にだって話しかけられないんだから、いっそのことスウェーデン語で書かれた書類だったらいいのに、と。マイケルは書いている。「マージョリーの仕事の特徴は、どれだけたくさんのことを求められるか、ではなくて、裁量の余地がまったくないので、何一つ決定することができない、ということだ」と。

これとは対照的に、上級公務員であったなら、何かアイディアが浮かんだときそれを実現させる機会はいくらでもある。自分の存在のすべてをかけて、それを最後まで遂行させようとするだろう。そのときの態度に世界観が現われているのだ。下級公務員であったら、消極的になることを学ばざるを得ない。「大きな官庁のふつうの火曜日の朝を想像してみてほしい」と、マイケルは数年後に書いている。[*11]「マージョリーがタイプ課の部屋からナイジェルのところにやって来る。ナイジェルは階層秩序《ハイアラーキー》の上では一段階上だ。マージョリーは言う。『ナイジェル、わたし考えてみたんですが。もしも消耗品をインターネットで注文したら、すごくお金の節約になるんじゃないか、って。どう思われますか?』。そんな会話を想像してみようとするのだが、わたしの想像力では無理なのだ」。

そういう仕事を何とか切り抜けるためには、自分自身の内部で自分を閉ざすしかない。マイケルはそれが人生全体に影響を与えることを示すエビデンスを見つけた。[*12]公務員の等級が上がれば上がるほど、友人も増え、仕事のあとの社会的活動も活発になることを明らかにしたのだ。逆に等級が下がれば下がるほど、先細りになる。退屈で価値の低い仕事に就いている人は、家に帰ったらテレビの前でただぼーっとすることを望むようになる。だがなぜそうなるのだろうか。「仕事が自分を豊かにしてくれるものであれば、人生も充実したものになり、それが仕事以外でしていることにも溢れ出てくるんですよ」とマイケルはぼくに言った。逆に「自分を殺すような仕事の場合は、一日が終わると疲れ果ててしまう、ただただ疲れ果ててしまうんです」と。

この調査で得られた結論として、またそれによって開かれた知見から、「仕事上のストレスという言葉に含まれる概念が、革命的にさま変わりすることになった」とマイケルは説明している。人にとって最悪のストレスは、多大な責任を担うことではない。「単調で、退屈で、気の滅入る仕事」に耐えることだとマイケルは言う。「毎日職場に来るたびに、人はちょっとずつ死んでいる。なぜならそういう仕事は、その人がその人であるどの部分にも、何のかかわりもないからです」と。この本当の基準に照らせば、あのジョーは、塗料店でこの世で一番ストレスに満ちた仕事に就いていたことになる。「影響力を奪うこと、これこそが不健康の中心なのです」とマイケルはぼくに説明してくれた。[*13] 身体の健康についてもそうだし、精神の健康、感情の健康についてもそうなのだ。

今から数年前、あのホワイトホール通りの調査からはずいぶん経ってから、税務署で問題が発生し、イギリス政府はマイケル・マーモットに対して、戻ってきて問題の解決に――緊急に――手を貸してほしいと要請した。所得税申告の審査担当職員が次から次に自殺するというのだ。そこでマイケルは、なぜそんなことが起きているのか明らかにするために、時間をかけて税務署での調査に取り組んだ。

職員はマイケルにこう説明した。仕事に取りかかろうとした途端、〝未決〟の箱が迫ってくるように感じるのだ、と。「呑み込まれそうになるんです。未決箱の中身がうずたかく積み上げられればられるほど、水から顔を上げてはならないぞ、と脅されているような感覚が大きくなっていくんです」と。一日中、超人的に忙しく働いても、一日の終わりには、未決箱の高さが朝、始めたときより高くなっているのだという。マイケルは注記する。[*14]「休日はむしろその人たちには不幸だった。なぜならそのあいだに書類の波が押し寄せてきて、休みが終わって職場に戻ったときに、その人たちを呑み込んでしまうからだ。その人たちを殺すのは、仕事が信じられないほど流れてくることだけでなく、裁量の余地がないことなのだ。どんなにまじめに、どんなに一生懸命仕事をしても、どんどん、どんどん遅れていくのだ」。その上、誰もその人たちに感謝しない、人は自分の脱税をうまく見抜いてくるかどうか、わくわくして待っているわけではないのだ、と。

ホワイトホール通りでの調査のときに、仕事がうつ病を発症させる要因として、マイケルはもう一つ別のものを発見していた。それと同じ要因が今回も見て取れた。それはこういうことだ。たとえ国税査察官たちが本当に一生懸命仕事をして、最善を尽くしたとしても、誰もそれに気付かない。逆に手抜き仕事をしたとしても、やっぱり誰もそれに気付かない。つまり、「努力と報酬の釣り合いが取れていない」[15]場合に、しばしば失望を招くということをマイケルはかつての調査で知ったのだ。それは塗料店のジョーにとっても同じだ。どれほどの努力を仕事に注いでも、誰もそれに気付かないのだ。そういう立場に置かれたとき、世界から受け取る信号は何もかも自分とは無関係になる。自分がすることを誰も気にかけない、という状態である。

マイケルは税務署の上司たちに、職員に裁量の余地がないことと、努力と報酬の釣り合いが取れていないことが、職員を自殺にまで追い込むほど深刻なうつ状態を招くのだということを説明した。

マイケルが最初に——四〇年前、シドニー郊外の病院で——われわれの生き方がわれわれをうつ病にするのではないかと言ったとき、周囲の医者たちは嘲った。しかし今では、マイケルが明らかにしたエビデンスの中核の部分について本気で非難する者は誰もいない。だが、それについて語られることは今も稀だ。マイケルは世界を代表する公衆衛生学者になった。でもわれわれはいまだに——ぼくに起きたように——当時の医者たちが犯した過ちと同じ過ちを犯し続けている。マーモットのところにやって来たギリシャ人の女性は、一日中泣いて暮らしているけれど、どうやってそれを止められるかがわからないと訴えていた。あの女性は、脳に問題があったわけではない。人生に問題があったのだ。だが病院は、プラセボに過ぎないとわかっている錠剤をいくつか処方するだけで、追い返してしまった。

フィラデルフィアに戻って、ぼくはジョーに、ホワイトホール通りでの調査研究のことや、そのほかの、ぼくが調べた科学的エビデンスについて話した。最初のうちジョーは興味を持ったが、しばらくすると、いくらかイラついた感じで言った。「あんなクソみたいな仕事でも、君なら頭を使って、本気でとことんやれるんだろう。でも結局のところ、何かをすること、とくに何の目的もなくそれをすること、その上それを続ける以外に選択肢がないような気分でいることは、ぞっとする。少なくともぼくにとってはね。どうなろうと、いったい何の意味があるって言うんだ?」

ジョーについてはまだよくわからないところが一つ残っていた。ジョーは塗料店での仕事を憎んでいた。でもほかの多くの人と違うのは、ジョーはその仕事から抜け出せなくなっているわけではない、ということだ。ジョーには子どももいないし、とくに責任もない。まだ若いし、ほかの選択肢もある。「釣りが好きなんだ」と、ぼくに語ったことがある。「死ぬ前に、五〇州全部で釣りをするのが目標。今、三二歳の時点で二七州達成したんだよ」。そしてフロリダに行って釣りガイドになることも考えている、という。今の稼ぎに比べれば、収入は大幅に減る。それでもきっと仕事を気に入るだろう。毎日仕事に行くのが楽しみになるだろう。そうなったらどんなにいいだろうか、ジョーは気持ちを率直に話してくれた。だが、こう聞いてくるのだ。「君だったら心の底から楽しめることのためだからと言って、経済的な安定を犠牲にするかい? だってやっぱり生活費のことを考えると……」

ジョーはもう何年も、仕事を辞めてフロリダに行くことを考え続けていると言った。「でも自分に向かってそれを言うことしかできない。毎日仕事が終わると、打ちひしがれた気分になって、でも自分の地平線上にはこれがすべてでほかに道はないと思えてきて……。何度も自分に言ったよ。おい、仕事を辞めちまえ、それでフロリダに引っ越して、船で釣りガイドをするんだ、そしたら幸せになれるぞ、ってね」。

それでぼくは尋ねた。どうしてそうしないんだい、ジョー? と。なぜ辞めてしまわないんだ? 「そうだよね」とジョーは言い、ちょっと希望が湧いてきたような顔をした。だがそのあと、怖がっているような顔になる。会話の最後のほうで、ぼくはまたこの問題に戻って、「明日にだってできるはずだ」と言った。「いったい何が障害になっているんだい?」と。ジョーは言う。われわれは誰でも、心のどこかで「もっといろんな物を買いたいとか、メルセデスが欲しいとか、四つガレージがある家を買いたいとか考えて、きりがないものだよね。外にいる人たちは、こんなぼくでもうまいことやっている部類だと思うでしょう。だからぼくは自分は幸せなほうだと、意志の力で思うことはできるんだよ」。ジョーはフロリダに行きたがっていた。でもジョー自身にもぼくにもよくわからない何かがそれを阻《はば》んでいたのだ。そのときからずっと、ぼくはなぜジョーがフロリダに行かないのか理解しようとしてきた。われわれの多くが、そんな状況に囚われてしまう。そこには金が必要とかいうこと以上の理由があるのだ。それについてぼくは、すぐに調べ始めた。

ぼくはジョーにさよならを言った。ジョーは歩いて去って行く。ぼくはその後ろ姿に、「フロリダに行けよ！」と声をかけた。ぼくはそう言った瞬間、自分が馬鹿になったような気がした。ジョーは振り返らなかった。

第7章　原因その2——ほかの人との絆の断絶

ぼくが子どものとき、思いがけないことが両親に起こった。ぼくの父は、スイスの山地にあるカンデルシュテークという名の小さな村で育った。父は、その村に住んでいた人の名前を全部諳《そら》んじることができた。母は、スコットランドの労働者階級の安アパートで育った。大きな声を出すと、一言一句ほかの部屋の住人に聞かれてしまうようなアパートだった。その後、ぼくが赤ん坊のとき、一家はエッジウェアという名の町に引っ越した。地下鉄ノーザン線の終点で、かつてのロンドンの外縁部に一戸建てや棟割り住宅がどんどん建てられて造成された郊外の町だ。もしも地下鉄で寝過ごしてそこまで行ってしまったら、たくさんの家、ファストフードの店、公園が一つ、そんななかを急いでいる品の良い、人好きのする、疎外された人びとを目にすることになる。

両親はそこに越したとき、近所の人たちと仲良くなろうと努めた。それぞれの出身地でしていたようなやり方で。それは二人にとって、息をするように自然なことだった。しかし実際やってみると、二人は困ってしまった。エッジウェアの人びとが敵対的であったというわけではない。ぼくたちは近所の人が微笑んでいたことを知っている。でもそれでおしまいだった。簡単な世間話を越えた付き合いに踏み込もうとすると、はねつけられた。そこでは人生が、それぞれの家のなかで進んでいくことになっているのだということを、両親は徐々に学んでいった。ぼくはそれを異常なこととは思わなかった。ぼくはそれしか知らなかったから。でも母はついにそれに慣れることがなかった。「みんなどこにいるの？」と、母がまだとても小さかったぼくに尋ねたことがある。誰も歩いていない通りを見下ろしながら、母はうろたえていた。

孤独は今日のわれわれの文化に、厚いスモッグのように重くのしかかっている。以前に比べて、孤独を感じると言う人の数はどんどん増えてきている。だからぼくは、われわれのあいだでうつや不安が明らかに増えているのは、この孤独と関係があるのではないかと考えたのだ。そこでこれについて調査をしていくと、何十年にもわたって孤独に関して研究している科学者が二人いることがわかった。そしてどちらも、孤独の理解を飛躍的に前進させる論文を次々に発表していたことを知ったのだ。

一九七〇年代なかば、ジョン・カシオポという名の若い神経科学研究者は、教授たち――世界で最も優れた学者たち――の話を聞いていて、何か自分には理解できないところがあると感じていた。

教授たちは、人間の感情が変化する理由を説明するに当たって、一つのことにしか焦点を当ててないように思われた。それは脳の内部で何が起きているか、ということだ。人生で起きていることには目を向けず、自分たちの観察している脳が変化するにしても、それを引き起こしているのは人生で起きていることかもしれないという可能性を問うこともなかった。まるで教授たちは、脳が絶海の孤島のようなもので、残りの世界とは隔絶されて、何の相互作用もないものと考えているかのようだった。

そこでジョンは考えた。脳をあたかも孤島のようなものとして研究するのではなく、違うものとして扱ったらどうなるだろうか、たとえば脳が、外界と一〇〇本の橋で繋がっている島のようなものだったらどうだろうか、人が世界から信号を受け取るたびに、その橋を通って何かが脳に出入りしているとしたらどうであろうか、と。

こうした疑問をジョンが提起してみたところ、指導教官たちは困った顔をして、こう言った。「まあ、仮に関係があったとしても、〔脳の外の因子は〕根本的なもんじゃないからねぇ」。うつや不安といった変化にとって、本質的なものではない、と。その上、そういった因子は理解しようとしても複雑すぎて無理だ、とも言った。そんな問題は、「百年経っても二百年経っても」誰も解明することはできないだろう、「だからそこには焦点を当てないんだよ」と。

しかしジョンはこの問題を忘れはしなかった。何年も頭を悩ませて、ついに一九九〇年代のある日、ある方法を思い付き、これならこの問題の詳しい調査を始めることができるかもしれないと考えた。もしも外界と相互作用をしたときに脳や感情がどのように変化するかを知りたいのなら、正反対の状況で何が起こるか観察することから始められるのではないか、つまり、周りの世界から切り離されて、孤独を感じている状況を観察すればよいのではないか、と思い付いたのである。それを実験してみて、脳に変化が起こるかどうか、また身体に変化は起こるかどうか、観察すればよいのではないか、と。

思い付く限り最も単純な調査方法で始めることにした。ジョンと、そのとき拠点にしていたシカゴ大学の同僚たちは、外国人を一〇〇人集めて、いまだかつて誰もやってみようとしなかった単純明快な実験に参加してもらった。[*1]

集められた実験参加者は、これから研究室を出たら、ふだんの日常生活と変わりなく数日過ごすように、と言われた。ただしいくつかちょっとした約束事はあった。まず、心拍数を測るための循環器系の測定装置を身に着けなければならない。それから、小さなポケットベル［携帯電話以前に普及していた無線信号受信器］と円筒形の容器もいくつか渡される。研究室を出たら、まず初日は、ポケットベルが鳴るたびに――あとでわかることだが、一日に九回鳴ることになっていた――、そのときしていることをやめて、二つのことを書き留める。一つは、自分がそのときどれぐらい孤独だと感じているか、あるいはほかの人との絆をどれぐらい感じているか、そしてもう一つは、測定装置で読み取った心拍数である。

実験の二日目は、一日目と同じような経過をたどるが、違うのは、ポケベルが鳴ったときに円筒形容器に唾を入れて封印し、あとでそのまま研究室に提出することだった。

ジョンは、孤独であることがどれほどストレスに満ちているか、正確に測ろうとしたのだった。その答は、当時は誰も知らなかった。ただ、ストレスが高まると心拍数が増え、コルチゾールと呼ばれるホルモンが唾液中に溢れてくることは知られていた。だからこの実験で、孤独の影響がどれほど大きいか測定できるというわけだ。

ジョンと同僚たちは、得られたデータを集計した。そしてその結果に驚いてしまったのである。孤独を感じるということが、コルチゾールの濃度をほかのストレスとは比べものにならないほど上昇させることがわかったのだ。それは人が経験し得る最悪の事態に匹敵するほどだった。ひどい孤独感に苛《さいな》まれることは、肉体的な攻撃を受けるのと同じぐらいのストレスをもたらすことが、実験で明らかになったのだ。[*2]

このことは何度でもくり返し言っておくべきだと思うが、深い孤独に陥ると、見知らぬ人から殴られたのと同じぐらいのストレスが引き起こされるらしいのだった。

ジョンは、誰かほかに孤独の影響を研究した科学者はいないか、掘り下げて調べ始めた。すると、シェルドン・コーエンという教授が、一群の人たちを対象に、友人や健全な社会的関係がどれだけあるか調査していることがわかった。[*3] コーエンはさらに、その人たちを一つの実験室に入れて、わざと――本人たちは承知の上で――風邪のウイルスに晒した。知ろうとしたのは、他人から孤立した人が、他人との絆がある人よりも病気になりやすいかどうか、ということだった。結果は、孤立した人たちは、他人との密接な絆をたくさん持っている人たちより、三倍も風邪をひきやすかったのである。

また別の、リサ・バークマンという科学者は、他者から孤立した人たちと、他者との強い絆がある人たちを、九年間にわたって追跡調査していた。[*4] どちらの集団が、より死亡しやすいか、を調べるためだった。調査の結果明らかになったのは、その期間中に死亡した人は、孤立した人たちの集団のほうが二倍から三倍多かったのである。孤独である場合、ほぼあらゆることがより致命的だった。癌でも、心臓疾患でも、呼吸器の問題でも、だ。

ジョンはそうやってさまざまなエビデンスの断片を寄せ集めていって、孤独自体が命取りであるということを、徐々に見出していくのだった。そしてジョンや、ほかの学者たちがデータを集計してみると、周囲の人との絆を断たれた状態にあるのは、肥満と同じぐらい健康に影響を与えることが明らかになったのである。[*5] 肥満は、その当時までは、先進諸国が直面している健康への最大の危機だと見なされていたのだ。

ジョン・カシオポはかくして孤独が顕著な身体的影響をもたらすことを知った。次に調べたいと考えたのは、流行の兆しが見えるうつや不安の蔓延も、孤独が拍車をかけているのか、ということだった。

しかしこの問題はまず第一に、調査するのがとても難しいと思われた。調査対象者を選んで、三つのことを尋ねることはできる。孤独ですか？　うつを感じますか？　不安を感じますか？　と。そして回答を集計することもできる。すると、孤独な人は、うつや不安を抱えている場合がはるかに多いという結果が常に出る。しかしそのことだけでは、少しも前進したことにならないのだ。なぜなら、うつや不安を抱えた人は、世間を恐れるようになったり、社会的相互作用を恐れるようになったりすることが多い。そうすると、その人たちは怖いものから退却しがちになる。つまり、まず始めにうつ状態になったことが原因で、孤独になったということもあり得るわけだ。だが、ジョンはそれとは反対の方向があり得るのではないかと考えたのである。つまり、孤独になったとき、それが原因でうつ状態になることがあるのではないか、と。

そこでジョンは、この問いに対する回答を求めて、二つのまったく異なる調査に乗り出した。

始めるに当たってまず、きわめて孤独だということがあらかじめわかっていた人を調査対象者として一三五人選び出し、シカゴ大学の実験室に招き入れて一昼夜の実験に参加してもらうことにした。最初に実施したのはパーソナリティ検査だった。それはあまりにも多岐にわたっていたので、火星に派遣されることにでもなったかと思ったかもしれないと、ジョンが冗談で言うほどだった。検査結果は、予想していたことにほぼ一致した。孤独な人たちは、同時に不安を抱えていて、自己評価が低く、悲観的で、他人が自分を嫌うことを恐れている、という結果だったのだ。そうなると、ジョンにとって鍵となるのは、被験者の一部をほかよりも孤独にさせる方法を見つけることだった。しかも、その人たちの人生のほかの要素には影響を与えない、たとえばそのためにその人たちがパニックに陥るようなことはあってはならないし、非難されているような感覚を持たないようにしなければならない。はたしてジョンは、どうやってそれを成し遂げただろうか。

まず次の実験のために、被験者を二つのグループに分けた。AグループとBグループだ。そこでディヴィッド・シュピーゲルという名の精神科医に加わってもらい、それぞれのグループに催眠術をかけてもらった。[*6] Aグループには、催眠によって、自分の人生のなかで本当に孤独を感じていた時期のことを思い出すよう導いた。Bグループは逆に、ほかの誰かとの、あるいは集団とのあいだに本当の絆があると感じていた時期のことを思い出すよう導いた。被験者が、過分に孤独あるいは人との絆を感じている状態になったところで、パーソナリティ検査を一から改めて実施した。

ジョンは、うつ状態が孤独を引き起こすのだとしたら、人がより大きな孤独感を抱いたとしても、何の変化も生じないはずだと推測した。でももし孤独がうつを引き起こすのだとしたら、孤独感が増せば、うつも深まるのではないか、と。

ジョン・カシオポの実験は、後にこの分野における重要なターニングポイントと見なされるようになる。孤独を感じるように誘導された人たちはうつの度合いを顕著に深め、人との絆を感じるように誘導された人たちは、うつが顕著に軽減されたのだ。「孤独がうつの結果だけではないということがわかったのはすごいことだった」と、ジョンはぼくに言った。「実は、孤独がうつを引き起こしているんだ」と。まるでドラマの『CSI科学捜査班』でぴったり一致する指紋をついに見つけたときのような感じだった、「孤独がむしろ主演の役割を担っていたことがはっきりしたんだ[*7]」と。

だが、この実験によって問題が完全に解明できたというわけではなかった。実験室内でつくられた条件は、あくまでも人工的なものでしかないことを、ジョン自身がよく承知していた。そこでこの問題を、別のやり方で調査し始めた。

シカゴからほんの少しのところ、クック郡に属し、コンクリートの建物と舗装道路がどんどん増殖している郊外のある町で、ジョンは五〇歳から七〇歳までの比較的高齢のアメリカ人二二九人を対象に、追跡調査を開始したのである。被験者は、社会のできるだけ広範囲を代表するように選ばれた。すなわち、半分は男性、半分は女性、また三分の一はラテンアメリカ系、三分の一はアフリカ系、三分の一は白人という構成である。決定的に重要だったのは、調査開始時点では、被験者はうつ状態にもなければ、ふつうと言えないほど孤独でもないということだった。一年に一度、被験者は実験室にやって来て、一通り検査を受ける。ジョンはその人たちの健康状態を、身体的な面も精神的な面も、ともに調べた。その後チームで、被験者がどれほど孤独感や孤立感を感じたかということをめぐって、多くの質問に答えさせる。たとえば、毎日連絡を取っていた人は何人いますか？　とか、親しくしていた人は何人いますか？　人生の喜びを誰と分かち合っていますか？　などだ。

ジョンが知りたかったのは、いつか時間の経過のなかで、被験者の誰かがうつ病を発症したとき（いつか誰かが必ず発症するはずだ）、何が最初に起きるか、ということだった。孤立や孤独が先に来るのか？　あるいはうつ状態が先に来るのか？

集計が済んでいる最初の五年間のデータからわかったことは、ほとんどの場合において、孤独がうつの症状に先行しているということだった。[*8] まず孤独になって、そのあとに続いて、絶望や深い悲しみ、うつの感情が生じるのである。孤独の効果は本当に大きなものだった。われわれの文化における孤独の程度を直線上に表わすことを想像してみていただきたい。一方の端は、孤独度〇％、反対の端が孤独度一〇〇％だ。もしも今、ちょうど真ん中の孤独度五〇％だったのが、六五％になったとする。すると、うつ症状が現われる割合は八倍にも増えるのだ。

このように二種類のまったく異なる調査――およびそのほかにもジョンが実施した大量の研究――で同

じ結果が見出されたという事実から、ジョンは一つの鍵となる結論に導かれた。そしてこの結論は、科学の世界で支持を集めてきた。すなわち、われわれの社会において孤独は、有意な度合いでうつや不安を引き起こす、ということである。

ジョンはこのことを発見した上で、今度はなぜ？　と問い始めた。なぜ孤独は、それほどまでに、うつや不安の原因となるのだろうか、と。

何かもっともな理由があるのではないかと、ジョンは考えるようになった。人類は最初、アフリカのサバンナで進化した。そこでは、数百人以下の小さな狩猟採集集団をつくって人類は生きていた。あなたやぼくが今存在しているのは、このときの人類が協力する術を見つけ出したからだ。食糧を分かち合い、病人の世話をする。「とても大きな獣を倒すことも可能だった。それはひとえに協働の賜物だった」とジョンはぼくに説明してくれた。集団でいることだけが理に適ったあり方だった。また「今知られている、農耕以前の社会はどれも、同じこの基本構造を備えている」と、同僚との共著では書いている。「苛酷な困難に打ち勝って人類は生き残ったのだ。だが、人類がとにかく生き残ったという事実は、人類が維持していた社会的接触の網の目の細かさ、相互介入の機会の多さに負っている。このような自然状態においては、絆や社会的協働は課せられるものではない。……自然というものはそもそも絆なのだ[*9]」。

では、あなた自身がそのサバンナで、集団からはぐれて、独りでいる時間がどんどん長くなっていくところを想像していただきたい。それはつまり、恐ろしいほど危険な状態に陥ったということだ。捕食者から身を守る術がない。病気になっても、誰も看病してくれない。また同時に、集団のほうも、あなたがいない分だけ弱くなったということでもある。あなたが恐ろしいと感じるのはもっともなことだ[*10]。それはあなたの身体や脳が、できる限りの手を尽くして集団に戻れと警告信号を発しているのだ[*11]。

つまり人間の本能はどれも、独りで人生を生きていくように鍛えられてはいなくて、集団で生きるように磨かれてきたのだ。ミツバチが群れを必要とするのと同じように、人間は集団を必要とするのだ[*12]。

独りでいることによって発動する恐怖心と警戒心は、長い時間をかけて進化した結果だが、至極もっともな理由があったわけだ、とジョンは言う。それによって人は集団に戻ることを促されるし、集団内にいるときには、そこから追い出されないように、他人に良くするインセンティブが働く。「他人との絆を好む強い衝動が、生存の確率を高めているのだ」とジョンは解説する。またのちにぼくに言うには、孤独は「嫌悪感を催させる状態で、だからわたしたちに、絆を再建するよう動機づけるのだ」という。

このことから、孤独がしばしば不安を伴うのはなぜか理解することができる。「ひととの絆があるときに良い気分になるだけでなく、安全であるとも感じるように、われわれは進化してきたのだ。そこから直接導き出せる結論は、孤立状態でわれわれは気分が悪くなるだけでなく、危険だと感じるように進化してきたということだ」とカシオポは書いている。*13

これは理論としては美しい。でも、どうやったらこれを実証できるだろうかと、ジョンは考え始めた。われわれ人類の進化の初期段階にしていたような暮らしを、現在でもまだしている人びとがいることがわかっている。たとえば南北両ダコタ州には、フッター派〔フッタライトとも〕と呼ばれる、たいへん緊密で、信仰心に篤い農業コミュニティがあることを、ジョンは知った。*14 それはアーミッシュの最も原理主義的な一派にちょっと似ている。その人たちは自給自足の生活をしている。働くのも食べるのも、祈りも、くつろぐときも、いつもみんながいっしょだ。そこでは四六時中、誰もが協力し合わねばならない（ぼくも探索の旅の後半で、同じような集団を訪ねた。それについては後述する）。

そこでジョンは、フッター派を何年も研究している人類学者とチームを組んで、フッター派の人びとがどのくらい孤独か調べに行った。調べる方法としては、簡単なやり方が一つあった。世界のどこであろうと、人が自分は孤独だと言うとき、睡眠中に起こる「微小覚醒」と呼ばれる現象の回数が増加する。これは、起きた後では覚えていないが、ほんの短いあいだ、眠りから覚める現象だ。ほかの社会性のあるどんな動物でも、孤立しているときは同じ現象が見られる。これを説明するのに最も理に適っていると思われる理論はこうだ。独りで寝るときは安心感を持てない、なぜなら初期の人類は、集団から離れて眠ることが文字通り危険だったから、誰も守ってくれる人がいないので、脳が、完全な熟睡に落ちないようにしているわけだ。だからこの「微小覚醒」の回数を測るのは、孤独の度合いを調べる良い方法なのである。そこでカシオポとチームの面々は、フッター派の人びとに電極を付けて、どれぐらい「微小覚醒」があるか調べたのである。

結果は、この人たちにはほとんど「微小覚醒」が起きていなかった。[*15]「このコミュニティは、わたしが見てきた世界中のどこと比べても、孤独の度合いが一番低いということがわかったのです。これは本当にびっくり仰天でした」とジョンはぼくに言った。

これによって、孤独はたとえば死のように、人間の感じる避けがたい悲しみの一つであるだけでなく、現代のわれわれの生き方が生み出しているものでもある、ということが明らかになったのである。

ぼくの母がエッジウェアに越してきて、そこにはコミュニティがないこと——慇懃な会釈と閉ざされたドアだけしかないこと——に気付いたとき、母はエッジウェアはどこかおかしいんだと考えた。でも、あの小さな郊外の町がおかしかったわけではなかったということが、今になってわかった。

ロバート・パットナムという名のハーバード大学教授は、われわれの時代の最も重要な傾向について調査記録を付け始めて今ではもう何十年にもなる。[*16]人間が集まって、集団としてすることなら何でもロバートの対象となる。チームスポーツに始まって、合唱や、ボランティア・グループ、また定期的なディナーの集まりまで、何でもだ。ロバートは数十年にわたって、われわれがどれぐらいそういうことをしているか、数字をずっと収集してきたのだ。その結果わかったのは、その数値が急落してきている、ということである。ロバートが挙げているボウリングの例は、今日ではよく知られている。ボウリングは、アメリカでは最も人気のある余暇活動の一つだと言える。かつて人びとは、どこかのチームの一員として、リーグに所属してボウリングをしていたものだ。リーグ内のチーム同士が競い合うので、チームは一つにまとまり、メンバーはたがいのことをよく知っていた。今日でも、人びとはボウリングをしている。だが、たった独りでやっているのだ。レーンは自分だけの貸切りだから、やりたいようにやるだけだ。集団として楽しむ体制は崩壊してしまっている。

集まってすることを、ほかにも一つ一つ考えてみてほしい。たとえば自分の子どもの通う学校に対する支援活動はどうだろうか。「一九八五年から九四年までのたったの一〇年間で、地域住民組織への参加は四五％も減少している」と、ロバートは書いている。[*17]この、たった一〇年——ちょうどぼくが一〇代で、うつ状態が始まった時期——のあいだに、西洋世界のいたるところで、われわれは集まることの大部分をやめてしまい、代わりに家のなかに引き籠もったのだ。

われわれはコミュニティから落ちこぼれて、内に向かったのですと、ロバートはぼくが会って話したときに言った。この傾向は一九三〇年代には始まっていたけれども、ちょうどぼくが生まれてから、大きく加速したのだ。

これはつまり、人びとがコミュニティに属して生きているという感覚、さらには信頼のおける友人がいるという感覚を急速に失ってきつつある、ということだ。たとえば、社会科学者たちが何年も続けている調査があるのだが、それは、アメリカの市民社会の典型的構成に合うよう抽出した人たちに対して、「あなたには何でも相談できる人が何人いますか」という簡単な質問をするというものだ。それによって、危機的状況で頼りになる人、あるいは自分にとって本当に良いことが起きたときにそれを分かち合う人が何人いるかがわかる。この調査を始めた数十年前は、アメリカ人の親友の数の平均は三人だった。これが二〇〇四年までに、「一人もいない」が最も多い回答になったのだ。[*18]

今や、親友が一人もいないと回答するアメリカ人が、ほかのどんな回答を選ぶ人よりも多いということの事実は、少し立ち止まって考える必要がある。

その上、われわれが内に向かったとは言っても、家族のほうに向いたわけではない。ロバートが収集した調査を見ると、世界中で家族といっしょにあれこれすることも、なくなってきていることがわかる。家族で食事をすることも大きく減り、家族いっしょにテレビを見ることも大きく減り、家族で休暇にどこかへ出かけることも大きく減っているのだ。ロバートはグラフや調査結果の数値をずらりと並べて、「家族いっしょにすることの、実質的にはすべての形態が、二〇世紀末の二五年間で少しも当たり前ではなくなった」ことを示した。[*19] イギリスを始め、ほかの西洋世界でも、数字は似たようなものである。

われわれは、われわれ以前にこの世に生きていたどの人類よりも、人といっしょに物事をしなくなっているのだ。二〇〇八年の経済崩壊［リーマン・ショック］よりずっと前に、社会崩壊が起きていたのだ。そのときから、われわれは独りで孤独に過ごしている時間がはるかに多くなったのである。家族から始まって近所の人たちまで、たがいに知り合う機会となるような枠組みは消え失せた。われわれは自分の属する集団を解散させたのだ。そして新たな実験に乗り出したのである。人類が独りでも生きられるかどうか、という実験だ。

ある日、ぼくはこの本のための調査をしている途上で、手持ちの現金が底をつきそうになったことがある。ケンタッキー州のレキシントンでのことだ。その町で過ごす最後の晩だったのだが、ぼくは飛行場の隣の安モーテルに宿をとることにした。むき出しのコンクリートでできた、それはもうたいへんなオンボロだった。しかもひっきりなしに飛行機が離陸するのだ。そんなモーテルの小さな自分の部屋に出入りするとき、ふと、隣の部屋のドアがずっと開けっぱなしで、テレビもつけっぱなしになっているなか、中年男が一人、ベッドに腰をかけ、体を少し揺すっていることに気付いた。その姿勢がどこかぎこちなく、いかにも奇妙だった。

五度目にその部屋の前を通ったとき、ぼくは立ち止まってどこか具合でも悪いのかと聞いてみた。その男が聴き取りにくい声でぼくに話したところによると、数日前に義理の息子と喧嘩になってしまった——理由は言おうとしなかった——、それで息子に殴られて、顎の骨が折れてしまった、と。何日か前に病院に行ったところ、四八時間後に手術をすると言われ、それまでのために痛み止めの処方箋を出してくれ、帰された。ところが問題は、金がないので薬を買いに行けないのだという。それでそこに座って、独りで泣いていたわけだ。
　ぼくは誰か友だちはいないのか、と聞きたいところだった。助けてくれる人はいないのか、と。だが、誰もいないことは明らかだった。だからこそ、そんなところに座って顎の骨が折れたまま静かに泣いているのだから。

　ぼくは子どものとき、社会的な絆という点で自分に足らないものがあるとは少しも意識していなかった。だが、孤独について研究している学者と話をするなかで、ちょっとしたことを思い出したのだ。ぼくは一〇代になるまでの子ども時代のあいだずっと、いつもある夢想を思い描いていたのだ。両親の友だち——国中に散らばっていて、年に数回しか会わない人たち——のみんなが自分の町に引っ越してくる。そして当時はよくあったのだが、自分の家で何かごたごたがあれば、ぼくはその人たちの家に行って過ごすことができる。ぼくは毎日、こんな夢想をしていた。でも現実には、町に住んでいたのはほかの人たち、みんな閉じ籠もっていて、孤独な人たちだけだった。

　ぼくは以前、コメディアンのサラ・シルヴァーマンがラジオのインタビューで、初めてうつ状態に陥ったときのことを話しているのを聞いたことがある。それは一〇代前半のときだったという。母親と義理の父親はどこか具合が悪いのか尋ねたが、サラは何と説明すればよいか、言葉が出てこなくて困ったけれど、最終的にはサマーキャンプに参加したときみたいにホームシックを感じると言ったのだそうだ。これはNPR（米公共ラジオ局）のインタビュー番組『フレッシュ・エア』で、テリー・グロスに話したことだが、[*20]謎が残った。つまりサラは、ホームシックを感じたと言ったが、そのときは家《ホーム》にいたのだ。
　ぼくはサラに起きたことを理解できる。われわれが今日、家《ホーム》と言って思い浮かべるのは、四方を壁に囲まれた空間にいる核家族、つまり（運が良ければ）ひと組の両親とその未婚の子どもだ。しかしこれは、われわれ以前に存在していたあらゆる人類にとって、家《ホーム》の意味していたものとは異なっている。以前の人類にとって家《ホーム》とはコミュニティであり、われわれを取り巻く人たちみんなを結び付ける濃密な網の目を持った集団のことだ。だがそのような意味での家《ホーム》はほとんどすべて消え失せた。家《ホーム》というものに対するわれわれの感覚は、極度に、そして急速に縮小してきた。そのためにもはやそれは、帰属感覚を求めるわれわれの欲求を満たすことができなくなっているのだ。だからわれわれは、家《ホーム》にいるのにホームシックになるのである。

ジョン・カシオポが、いかに孤独が人類に大きな影響を及ぼすか証明したように、ほかの動物でそれを調べた科学者もいる。たとえば、マーサ・マクリントック教授は実験用のラットを使った。[*21] 一部は別々のケージに一匹だけずつ入れ、残りは集団で育てたのである。すると、孤立させたラットは、コミュニティに属しているラットに比べて、八四倍も乳がんの腫瘍数が多かったのだ。

多年にわたる実験と研究の結果、ジョン・カシオポはこの物語が残酷な展開を示すことを発見する。孤独な人びとの脳をスキャンしてみて、あることに気付いたのだ。孤独な人たちは潜在的な脅威に気付くのに一五〇ミリ秒かかるのに対して、社会的な繋がりを持っている人たちは、同じ脅威に気付くのに倍の三〇〇ミリ秒かかるのだ。何が起きているのか。

孤独状態が長引くと、社会から閉ざされることになり、あらゆる社会的接触に対して、より疑い深くなることをジョンは発見したのだ。つまり異常に警戒心が強くなるのである。まずは何も目論まれていることなどないのに怒ったり、見知らぬひとを怖がったりするところから始まる。つまり本当は自分が一番必要としているものに対して怖れを抱くようになってしまうのだ。ジョンはこれを〝雪だるま式〟効果と呼ぶ。つまり絆が断ち切られることでますます絆を失ってしまうというスパイラルに陥るというのだ。

孤独な人びとは常に脅威に目を光らせている。なぜなら無意識のうちに、誰も自分の世話をしてくれる人がいないこと、したがって自分が傷つけられても誰も助けてはくれないことを知っているからだ。だが、この〝雪だるま式〟効果は逆転させることができることをジョンは解明した。ただしうつや重度の不安を抱えた人びとがこの状況から抜け出せるよう支援するためには、そうなる前にその人たちが必要としていたよりも多くの愛や安心感が必要となる。

　悲劇は、うつや不安を抱えている人びとの多くは、そうでない人に比べて受け取る愛が少ないことだ、ということにジョンは気付いた。その分、ますます〝雪だるま式〟効果を逆転させることが難しくなる。実際そうした人たちが受け取っているのは、むしろ非難や批判ばかりで、それによってますます世界からの引き籠もりが加速することになる。雪だるまはますます冷たく凍っていくばかりなのだ。

　ジョン・カシオポは、孤独だと感じると言う人びとの調査に何年も費やした後に、ふと、自分でも驚くような基本的な疑問が湧いてきたという。すなわち孤独とは、いったい何なのか、という問いだ。そしてこれに答えるのは予想外に難しいことがわかった。ジョンが誰かに「孤独ですか？」と尋ねたときに、何を言っているのかわからない、などと言う人はいない。しかしそれをきちんと定義しようとすると、難しいのだ。ぼく自身は最初、まだ孤独についてよく考えていなかったときには、こう考えた。孤独とは、物理的に独りでいる状態を意味する。つまり他人との接触を奪われた状態だ、と。ぼくが思い描いていたのは、体が弱ってしまった年配の女性で、家から出ることができず、誰も会いに訪ねてこないような人だ。

　だがジョンはそれが正しくないことを見出した。その調査で、孤独を感じることと単に独りでいることは違うということが判明したのだ。驚くべきことに、孤独の感情は、毎日、あるいは毎週、何人の人としゃべったか、ということにはさほど関係しないという。実際、調査したなかでも最も孤独感の強かった人のなかには、毎日多くの人と話をしている人もいたのだ。「客観的な絆と、知覚された絆とのあいだの相関関係は比較的小さい」とジョンは言う。

　この話を直接聞いたときには、ぼくは困惑してしまった。だがジョンは、知り合いがほとんどいない大都会に独りでいるところを思い描いてみるよう、ぼくに言った。タイムズ・スクエアやラスベガス・ストリップ、パリの共和国広場などに匹敵するような、大きな広場に行ってみればよい。そこで独りでいるのはとても無理だ。そんな広場は人がひしめきあっているのだから。だが、孤独だと感じる。おそらく実際に孤独なのだ。

あるいは人でいっぱいの病室のベッドに寝ているところを思い描いてほしい。独りではない。まわりには患者がいっぱいいる。ボタンを押せば、少しのあいだ看護師がそばにいてくれもする。それでもそういう状況では、ほとんどすべての人が孤独を感じる。なぜか。

ジョンがこの問題を研究していくなかで、孤独には見落としてしまっている構成要素がある、そしてそれは孤独からの回復にもかかわる要素だ、ということがわかってきた。

孤独を終わらせるためには、もちろん、ほかの人を必要とする。だがそれ以外にも何か必要なのだ。ほかの人、ないし集団とのあいだで、何かを共有しているという感覚が必要なのだ、しかもそれは、双方がそれを重要だと思っているものでなければならない、とジョンはぼくに説明した。自分と相手とがいっしょになってそれに関係していること、この「それ」は、自分も相手も意味があって価値もあると思っていることなら何でもよいのだ、と。初めてニューヨークに行った日の午後にタイムズ・スクエアにいたら、独りではないが、孤独を感じる。それは周りの誰からも気にされていないし、また周りの誰のことも気にしていないからだ。喜びも苦しみも、分かち合う人が誰もいないからだ。周りの人にとってあなたは無だし、あなたにとって周りの人たちは無だ。

患者として病院のベッドに寝ている場合はどうか。独りではない。だが援助は一方通行に流れていく。看護師はあなたを助けるためにそこにいる。だがあなたは看護師を助けるためにいるのではない。もしそうしようとしたら、やめるように言われるだろう。一方通行の関係は、孤独を癒しはしない。双方向（もしくは多方向）の関係だけが、孤独を癒すことができる。

孤独はほかの人が物理的に存在しないということではない。何か重要なことを誰かほかの人と分かち合っていないという感覚だ、とジョンは言う。周りに多くの人がいても――もしかすると夫や妻だったり、家族だったり、人のおおぜいいる職場だったりするかもしれない――、何か重要なことをその人たちと共有していなければ、やはりなお孤独なのだ。孤独を終わらせるためには、「たがいに助け合い、守り合っている」という感覚を、少なくとも一人の他者（理想的には多くの他者）とのあいだで持つことが必要だということを、ジョンは突き止めたのである。

ぼくはこの問題についてずいぶん考えた。ジョン・カシオポと最後に会話をしてからの数ヶ月のあいだに、人びとがいつでも自助努力を促す決まり文句をたがいに言い合っていること、絶えずフェイスブックでシェアし合っていることに気付いた。決まり文句とはこうだ。「自分を助けてくれる者は自分以外にはいない」。

それに気付いてぼくは悟ったのだが、われわれは一九三〇年代に物事を独りでするようになり、それがその後一〇年おきにどんどんどんどん増えてきただけではなかったのだ。われわれは同時に、独りで物事をすることが人類の自然なあり方なのだ、それが進歩する唯一の途なんだと、信じるようにもなったのだ。[22]ぼくは自分自身の面倒を見る。みんなも、個人としてそれぞれ自分の面倒を見るべきだ。われわれはこんなふうに考えるようになったのだ。あなた以外誰もあなたを助けてはくれない。わたし以外誰もわたしを助けてはくれない、と。こうした考え方は、今ではわれわれの文化の深い深いところを蕩々と流れているものだから、われわれは誰か落ち込んでいる人がいると、その人に向かってすぐそれを口にしてしまったりする。まるで気分を上げてくれるいい感じの常套句のように。

だがジョンは、そんな考え方は人類史の否定である、人間の本質の否定である、ということを証明したのだ。それはわれわれの最も基礎的な本能を誤解させる考え方だ、と。そしてこの考え方に基づいて人生に取り組むとすれば、われわれは恐怖しか覚えない、と。

ジョン・カシオポが初めてこの問題を提起した一九七〇年代に遡って考えると、当時の教授連は、気分や感情の変化に伴って脳で何が起きているのか解明したいのなら、社会的な要因はほぼ関連性がない（あるいは検証するには複雑すぎる）と信じ切っていたものだ。それ以来何年もかけて、ジョンは、逆に社会的要因は決定的ですらあり得ることをはっきりと証明してきたのだ。そのように、脳について従来とは違う考え方で迫ろうとする学派——今では「社会神経科学」[*23]という名で知られるようになった——の、ジョンは先駆けとなったのだ。脳は、どう使うかによって、変わるというのがその主張だ。これについてはあとで議論する。ジョンはぼくに言った。「脳は安定していて変化しないという考え方は正確ではありません。脳は変わるのです」。孤独でいることは脳を変える。孤独であることをカミングアウトすることも脳を変える。だから脳と脳に変化をもたらす社会的要因の両方を見ない限り、何が本当に起きているかは理解できない、と。

脳はいまだかつて孤島であったためしはないし、今も孤島ではないのだ。

しかしながら、われわれが他者との絆を断たれていることをめぐる以上に見てきたようなエビデンスのすべてに対する明らかな反論があり得る。それはぼくの頭のなかで、ずっと鳴り響いていた。なるほど確かにわれわれはある種の絆は失った。だが完全に新しい種類の絆を手に入れたではないか、と。

ぼくはたった今、フェイスブックを開いたところだ。友だちのうち、七〇人が今オンラインだ。友だちはいろいろな大陸にいるのだが、ぼくから直接話しかけることができる。この本のための調査を続けながら、見たところ矛盾しているこの問題にぼくは何度も行き当たった。われわれがいかに深く、他者との絆から断絶しているか、ということを調べるために世界中を旅して回る一方で、ノートパソコンを開いてみれば、われわれが人類史上のいかなる時点でもあり得なかったほど、今や他者とたくさんの絆で繋がっていることをまざまざと思い知らされるのだ。

われわれが精神的にはサイバースペースに移住してしまっていること、インターネットにあまりに多くの時間を費やしていることによって、物の感じ方がどうなったかをめぐっては、膨大な量の文献がこれまでに書かれてきた。だが、それを掘り下げ始めてみると、われわれが最も重要な点を見落としていることに気付いたのである。インターネットは、絆の断絶の幅広い影響力が最高潮に達したまさにそのときに、他者との絆を約束するものとして、われわれの前に登場した。

このことが意味するものを、ぼくがやっと本当に理解し始めたのは、アメリカで最初に設立されたインターネット依存症からのリハビリ施設を訪れたときからだった。だが、何よりもまず遡ってみる必要がある。なぜその施設が設立されたのか、だ。

一九九〇年代なかばのある日、二五歳の男性が医師ヒラリー・キャッシュの診察室に入っていった。ワシントン州のマイクロソフトの本社にほど近い病院である。ヒラリーは心理療法士、男性はハンサムでおしゃれな着こなしの若者だった。儀礼的なおしゃべりを交わしたあと、男性はヒラリーにどんな問題を抱えているのか話し始めた。

若者の名前はジェイムズ、小さな町の出身者だ[*24]。学校時代は常にスターだった。試験の成績はいつも優秀、スポーツチームのキャプテンにもなった。アイビーリーグに入学するのも簡単なことで、誇らしさで喉をゴロゴロ鳴らしながら故郷のコミュニティを後にした。しかしいざ世界レベルの大学にやって来てみると、怖じ気づいてしまった。そこにいる人たちのなかで一番の秀才でなかったのは、人生でこれが初めてだった。ジェイムズはほかの人たちが話している様子をただ見ていた。自分も参加するつもりだった儀礼的な行事や、できかけていた奇妙な社交グループを眺めていた。そして心の底から独りであると感じていた。だからほかの人たちが打ち解け合っているときに、ジェイムズは自室に戻って、パソコンを起動し、〝エバークエスト〟という名のゲームを立ち上げた。このゲームは、ここ以外のどこか、サイバースペースのなかにいる知らない匿名の人たちといっしょに、同時にプレイできるゲームの先駆けだった。そのゲームのなかでは、ジェイムズはひとといっしょにいられた。それは明確な、整然としたルールを備えた世界で、そこでならジェイムズは、再び何者かであることができたのだった。

ジェイムズは〝エバークエスト〟をするために、講義や個別指導をサボるようになった。何ヶ月か経つうちに、ゲームが生活のなかに占める割合がどんどん大きくなっていった。電子の世界に入り込み、現実世界からは消えつつあった。しばらくすると、大学がこのままではだめだと伝えてきた。それでもジェイムズはゲームに戻った。まるで秘密の愛人に取り憑かれたようだった。

大学を除籍処分になったとき、故郷の人びとは困惑した。ジェイムズは、高校時代のガールフレンドと結婚し、金輪際ゲームはしないと約束した。パソコンを使う職を得て、ゆっくりとだが、軌道に戻りつつあった。だが、孤独や混乱を覚えたとき、ゲームがしたいという強烈な欲求を感じるのだった。ある晩、妻が寝入るのを待って、階下にこっそり降りて行き、〝エバークエスト〟のスイッチを入れた。それがパターン化するまで長くはかからなかった。ジェイムズは強迫的隠れゲーマーとなった。その後のある日、妻が仕事に出かけるのを待って、職場に病欠すると電話を入れ、一日中ゲームに耽った。これもまた、パターンと化した。そして結局、大学のときとまったく同じように、雇用主は君には辞めてもらわなければならないと言ってきた。そのことを妻に伝えることができず、諸々の請求をクレジットカードで決済するようになる。ストレスが溜まれば溜まるほど、ますますゲームに没頭した。

ヒラリー・キャッシュの心理療法室を訪ねたときには、もはやすべてが崩壊していた。妻はジェイムズが何をしていたかすでに気付いていて、ジェイムズは捨て鉢になっていた。

似たようなケースを抱えている人びとが療法室に来始めた当時は、ヒラリーは特段、インターネットとの害のある関係性についての専門家でも何でもなかった。一九九〇年代なかばのこの時点では、そんな専門家は一人もいなかったのだ。だが、強迫的にオンラインの世界に人生を費やしてしまうというクライアントは、どんどん増える一方だった。オンライン・チャットの中毒になっていた女がいた。いつも同時に少なくとも六つのウィンドウを開いて、ラインの向こう側にいる人たちと、恋愛関係を持つことを想像したり、サイバーセックスをしたりするのだという。オンライン版の〝ダンジョンズ&ドラゴンズ〟をプレイするのがやめられないという若い男もいた。その後、次から次へとそんなクライアントがやって来るようになった。

そんな現象が始まった当初は、ヒラリーは何をすべきかわからなかった。ワシントン州の田舎で夕飯をいっしょに食べながら話したとき、こう言った。最初、「わたしはほとんど本能で進んでいたんですよ」と。そんなケースに該当するルールブックのようなものは、一冊もなかった。今、最初期の患者のことを思い返してみると、「洪水の前にちょろちょろ流れ始めた水を見ていたような感じですね。その洪水は、結局ツナミにまでなってしまったんですが」と。

ぼくは森のなかの空き地で車を降りた。カエデやヒマラヤスギの木が、ぼくのまわりで風に少し揺れていた。農家のように見える建物のほうから、一匹の小さな犬がキャンキャン吠えながら、こちらに向かって走ってきた。どこか遠くで、別の動物の鳴き声も聞こえた。だが、それが何で、どこにいるかはわからなかった。ぼくはヒラリー・キャッシュが開設したアメリカ初のインターネットおよびゲーム依存に特化したリハビリ施設の前に立っていた。施設の名は、〝リスタート・ライフ〟という。[25]

何も考えず反射的に、ぼくは携帯電話をチェックした。電波が来ていない。馬鹿げた話だが、ぼくはそれでちょっとイラっとしてしまった。

ぼくはまず最初に、二人の患者に案内されて、施設を見てまわった。マシューとミッチェルだ。[26] マシューは二〇代なかばの中国系アメリカ人で、痩せこけた若者だ。ミッチェルは五歳年上の白人で、兄貴分といった感じの、禿げかけたハンサムな男だ。ここが運動部屋だ、と二人が説明してくれる。ウェイト・リフティングをしたりするんだ。こっちは瞑想小屋。〝意識の集中《マインドフルネス》〟について学んでいるんです。こっちが台所。料理のやり方も習ってるんですよ、と。

そのあとぼくたちは、施設のすぐそばの森のなかに座って話した。マシューがぼくに話してくれたところによると、孤独を感じたとき「ぼくはその感情を隠した。逃げ道としてパソコンを使っていた」という。一〇代の頃から、〝リーグ・オブ・レジェンド〟というゲームに取り憑かれた。「五対五で戦うゲームなんです。一チームが五人で、共通のゴールを目指すんですが、各自に個別に与えられたゴールもあるんです。だからとても複雑で……。ゲームに異常なほど熱中しているのが、すごく幸せだと思ってた」。この施設に来る前、マシューは一日に一四時間、ゲームをプレイしていた。もともと痩せていたが、さらに一五キロ近く体重が減った。食べるためにゲームを中断するのが嫌だったからだ。「ほぼ四六時中、ゲームの前に座っていましたね」。

　ミッチェルの話は少し違っていた。思い出せる限り幼い頃から、家のなかにごたごたがあって孤立を感じると、ミッチェルは関心を惹くものであれば何に関してでも情報を集めることで逃げ道にしていたという。子どものときは、ベッドの下に新聞の切り抜きを大量に溜め込んでいた。その後、一二歳のときに、ダイヤルアップ接続のインターネットに出会い、膨大な量をプリントアウトしては、「気が遠くなるまで」読みふけっていた。情報を収集する力を加減することができなかった。もういいや、十分わかった、と言うことができなかった、と。ソフトウェア開発の仕事に就いたときには、課題を与えられるとプレッシャーを感じた。インターネットのなかをウサギの巣穴を探してとめどなくさまよっているような感じだった。いつでも、ブラウザのタブを同時に三〇〇は開いていたのだという。

　マシューとミッチェルの二人は、ぼくにはとてもなじみ深い感じがした。二一世紀の典型的な西洋人であれば、六分半に一回は携帯電話をチェックする。[27] 一〇代であれば毎日平均一〇〇〇通の文章を送っている。われわれの四二%は、携帯電話の電源を落とさない。四六時中点けっぱなしだ。

　われわれは、こうした変化がどのように起きたか考えるとき、テクノロジー自体のなかに、何か問題があるのではないか、それが主な原因なのではないか、という話になる。電子メールが受信ボックスに届くたびに、ドーパミンがちょっとだけ放出されるんだ、というような話もある。また、スマートフォンはそれ自体がちょっと中毒するようにできていると言う人もいる。ぼくたちは機器《デバイス》のせいにするのだ。だが、このインターネット中毒からのリハビリ施設に来て、自分自身のインターネットの使い方について反省してみると、この問題については、もっと違うふうに、もっと真実に迫る考え方をすべきなのではないかと、思い始めたのである。

このリハビリ施設で治療を受ける人は、ほとんどみんな共通するところがある、とヒラリー・キャッシュはぼくに言った。みんな、強迫行為が始まる前に、不安やうつを抱えていたのだ、と。患者にとって、インターネットという強迫行為は、「気晴らしを通じて不安から逃れる」途になっていたのだ、と。「ここに来る人たちの九〇%が、このプロファイルに合致します」という。

インターネット中毒になる前に、その人たちは世界から孤立して、迷子になったように感じていた。その後そういった若者たちに、オンラインの世界が、心から求めていながら自分の周りからは消え去ってしまっていたものを提供する。たとえばそれは、自分にとって意味のある目標だとか、地位だとか、集団などだ。ヒラリーは言う。「きわめて人気の高いゲームは、複数のプレイヤーが参加するタイプです。プレイヤーはチームの一員としてゲームに参加し、自らの活躍によってチーム内での地位が上がります。このことには評価できる面もあって、この施設に来る人たちが言うように、『ぼくはチームの一員だから、チームの人たちと協力するやり方はよくわかってる』のです。そういうゲームはコアのところで仲間重視なんです」。ひとたびそういうゲームに触れると、その「もう一つの現実に、のめり込んでしまう可能性があります。そうすると、本当の現実世界での居場所を完全に失ってしまいます。その代わりにゲームでは報われると感じるのです。なぜならそこでは挑戦すべき課題を与えられ、他人と協力する機会もあり、コミュニティに属している上に、そこできちんと地位も得られる、さらには本当の世界よりもはるかにコントロールしやすいのですから」と、ヒラリーは言う。

ぼくはこのことをよくよく考えてみた。この施設にいる人全員が、インターネットを強迫的に使用する以前に、うつや不安を抱えていたとはどういうことか。強迫的にインターネットにのめり込むのは、自分がすでに抱えていた苦痛に対処しようとして、まったく逆効果のことをしてしまっているのだと、ヒラリーは言っていた。そうした苦痛は、一部には、世界のなかで自分は独りだと感じることに由来している、と。だがこのことは、この施設にいる人たちだけに当てはまることだろうか。われわれの多くに当てはまるのではないだろうか。そんなふうに思えてきたのだった。

インターネットは、多くの人が絆の感覚をすでに失ってしまった世界に誕生した。その感覚の崩壊が始まって、当時ですでに何十年も経っていたのだ。そんな人たちにインターネットは、失ってしまったものを言わばパロディの形で提供するために到来したのだ。ビデオゲームは意味のある仕事の代わり、フェイスブックの〝友達〟は隣人の代わり、〝近況報告〟は実世界での地位の代わりだ。コメディアンのマーク・マロンはかつてこう書いたことがある。[*28]「〝近況報告〟はどれも、『誰かわたしのことに気付いて認めて』というリクエストのバリエーションに過ぎない」と。

ヒラリーはぼくに言った。「もしも自分が組み込まれている文化が不健全なものだったら、結局自分も個人として不健全な存在になってしまうということです。そのことをあとからずいぶん考えました。それで」と言い、髪の毛に指を滑らせながら、周りを見回して「がっかりしてしまったんです」。われわれは「人が健全な人間になるために必要な絆を得ること」ができない文化に生きている、だからこそスマートフォンを手放せないし、電源を切ることもできないのだ、と思うようになった。われわれは、人生のうちの大きな割合を、サイバースペースのなかで生きていると自分では思っている。なぜならそこではわれわれは他者とのあいだに絆を持てている、何十億という人が参加しているめくるめくパーティに自分も参加している、と思えるからだ。「そんなのはまやかしです」と、ヒラリーは言う。何もテクノロジー全般に反対しているのではまったくない。自分自身もフェイスブックを使っているし、使うのが好きだ、と。でも人がコアのところで「現に必要としているものは、それじゃないということが言いたいんです」。「わたしたちが必要としている絆というのは、こういう絆なんです」と言いながら、キャッシュは自分とぼくのあいだで手を動かしておたがいを指し示した。「面と向かって、たがいに見ることも触ることも匂いを嗅ぐことも声を聞くこともできるような絆です。わたしたちは社会的な生き物なのです。わたしたちは、たがいに、安全で相手を思いやるやり方で、絆を築くようにできてるんです。でもスクリーンをあいだに置くようになると、そこにそんな絆はぜったいに存在しないのです」。

オンラインでほかの人に囲まれているのが、物理的にそうであるのとは違うということについて、ぼくはその瞬間にはポルノグラフィーがセックスとは違うことにちょっと似ていると思った。基本的な欲求に応えようとするものではあるのだが、けっして満足させることはできないところが。ヒラリーはぼくに目を向け、そのあとテーブルに置かれていたぼくの携帯電話にちょっと目を移してから、言った。「スクリーンに仲介をさせるテクノロジーは、わたしたちが本当に必要としているものを与えてはくれないんです」。

ジョン・カシオポは、孤独に関する長年にわたる研究を踏まえてぼくにこう言った。エビデンスははっきりしています。ソーシャルメディアはわれわれが失ってしまったもの──社会的生活《ソーシャルライフ》──を心理的に埋め合わせてくれはしないのです。

われわれが強迫的にソーシャルメディアを使うのは、一つの穴を、巨大な空洞を、埋めようとする試みなのだ。それは、誰もがスマホを持つようになる前から空いていた穴だ。インターネット中毒は、うつや不安と並んで、現在の危機のもう一つの徴候なのだ。

インターネット中毒リハビリ施設を後にする少し前に、ミッチェル──兄貴的存在──が、ぼくに見せたいものがあると言ってきた。「ここで見つけたもののなかでも、本当にすごいものなんだ」と歩きながら言う。「木の上でクモの卵が孵るんだ。『シャーロットのおくりもの』〔アニメ映画〕を見たことがあったらわかると思うけど、あの映画の一番最後で、クモの子が卵から孵って、お尻から糸を吹き流して、風に乗って飛んでいくでしょ。それと同じことが目の前で見れるんだよ。強い風が吹くたびに、木のてっぺんから糸が飛び出していくんだ」。

リハビリ施設のほかの仲間と突っ立ったまま何時間もこのクモの巣《ウェブ》のことを話していたとミッチェルは言う。そして仲間の一人が通りかかるのを見て、微笑みかけるのだった。

ほかの状況だったら、ぼくは、これはちょっと出来過ぎのお涙頂戴だと思っただろう。ほら、インターネット中毒者がWWW《ワールドワイドウェブ》を断って、現実のクモの巣《ウェブ》に喜びを見出したんだぞ、他人と面と向かった絆の網《ウェブ》がここにはあるんだ、という感じか。だが、ミッチェルが本当に嬉しそうな顔をしているのを見て、ぼくは余計なことを考えるのをやめた。ぼくたちは、長いあいだ二人でそれを見ていた。ミッチェルは静かにそれを見つめていた。そして言った。「こんな、本当におもしろいものを、ぼくは前までは、見たことが一回もなかった」と。

ぼくは感動した。そしてこの出来事からきっと何かを学び取ると、自分に誓った。

それから施設を後にして、一〇分ほど車を走らせたぼくは、突然孤独を感じた。そして携帯の電波が復活していることを確かめて、すぐにメールをチェックした。

最近ぼくの両親は、それぞれが生まれ育った土地——二人が子どものときはコミュニティが豊かに息づいていた——を再び訪れたのだが、そこにはもはやもう一つのエッジウェアに変わり果てたものしかなかったらしい。人びとはたがいに会釈をして、ドアを閉ざす。絆のこの断絶は、西洋世界全体にくまなく蔓延しているのだ。ジョン・カシオポ——孤独について本当に多くのことをわれわれに教えてくれた学者——が、生物学者のE・O・ウィルソンの言ったことを、好きな言葉として引用している。「人は何らかの部族に属していなければならない」。巣を失ったミツバチが狂乱するのとまったく同じように、人間も、集団との絆を失えば、狂乱するだろう。

ジョンが明らかにしたことは、われわれが——誰もそんなことを本当に意図していたわけではないのだが——、自分たちの集団を取り壊してしまった史上初の人類になった、ということだった。そしてわれわれは、ぜんぜん知らないサバンナに、たった独りで取り残され、自分自身の悲しみに困り果てているのだ。

第8章　原因その3――意味ある価値観との絆の断絶

二〇代後半のとき、ぼくは本当に太った。抗うつ薬の副作用もあったが、フライドチキンの副作用もあった。ぼくは今でも、イースト・ロンドンのフライドチキンの店――〝チキンコテージ〟から〝テネシーフライドチキン〟（このチェーンのロゴはフライドチキンのバケツを持って微笑んでいるニワトリの絵なのだが、共食いがマーケティングに効果があるとは意外だった）まで――を全部挙げて、どの店はどんなところがほかより優れているかといった話を、やろうと思えばとことん議論することができる。フライドチキンはぼくの主食だったのだ。ぼく自身のお気に入りは、〝チキンチキンチキン〟という輝かしい名前のチェーンだった。あそこの辛口の手羽は、ぼくにとっては脂肪でできたモナリザだった。

ある年のクリスマスイブに、ぼくは地元の〝ケンタッキーフライドチキン〟に行った。そうしたらぼくを見たカウンターの向こうのスタッフの一人が嬉しそうに近づいてきてこう言うんだ。「ヨハン！　渡したいものがあるんだ！」。ほかのスタッフも振り返って、待ちきれないというような顔でぼくを見ている。最初のスタッフがグリルの後ろのどこかからクリスマスカードを取り出した。スタッフみんながわくわくして微笑んでいるので、ぼくはみんなの前でそれを開けざるを得なかった。そこには「一番のお得意様へ」と書いてあった。横には、スタッフ一人一人からの個人的なメッセージも書き込まれていた。

ぼくは二度とKFCには行かないことにした。

体に悪い食べ物があることをぼくたちのほとんどはわかっている。誰もがぼくみたいに脂肪ギトギトの食べ物の金メダル消費者ではないけれど、悪い物を食べれば食べるほど、体は病んでいく。ぼくはうつや不安について調べていくうちに、価値観についても似たようなことが言えることがわかってきた。悪い価値観は、ぼくらを感情の病気にする。

このことは、ティム・キャッサーという名のアメリカ人の心理学者が発見したことだった。だからぼくはその話を聞くために、会いに行った。

小さな子どもの頃、ティム・キャッサーは細長く沼地が続く土地にやって来た。父親は保険会社で主任をしていた。一九七〇年代初め、フロリダ州の西海岸に位置するピネラス郡への転勤を命じられたのだった。この地域はほとんど未開発で、子どもが遊ぶのにぴったりの、大きくて広々とした空き地がいたるところにあった。だがそんなピネラスも、すぐに全米随一の急成長中の郡になってしまう。ティムはその変化を目の当たりにしていたのだ。「わたしがフロリダを離れるまでに、物理的にまったく違う環境になっていましたね。浜通りを車で走っても水面が見えないんですよ。コンドミニアムや高層ビルが立ち並んじゃって。昔はワニやガラガラヘビもいた広々した土地だったのに、分譲地と分譲地と分譲地と……あとはショッピングモールになってしまった」。

ティムは知り合いのほかの子どもたちみんながそうだったように、沼と浜に取って代わったショッピングモールに惹き付けられた。そこで〝アステロイド〟や〝スペースインベーダー〟といったゲームを何時間もやった。それからすぐに、物に憧れるようになった。具体的には、広告で見るおもちゃだ。

その話を聞いて、ぼくは自分の出身地のエッジウェアを思い出した。そこにブロードウォークセンターという名のショッピングモールがオープンしたのは、ぼくが八つか九つのときだった。光り輝く店が立ち並ぶなかをさまよい歩き、そこに飾ってある物が買いたくて、わくわくした気分で恍惚としながらじっと見つめたことを今でも思い出す。ぼくはグレイスカル城という緑色のプラスチックでできたおもちゃを、取り憑かれたように欲しがった。ヒーマンという漫画のキャラクターが住んでいる要塞だ。それからケアベアというアニメのキャラが暮らしている、ケアアロットという雲の上の国も欲しかった。ある年のクリスマスに、ぼくのヒントがわからなかった母が、ケアアロットを買い損ねたときには、何ヶ月もしょんぼりしたものだった。そんなプラスチックの塊が、欲しくて欲しくてたまらなかったのだ。

当時の子どもはほとんどそうだったと思うが、ぼくも毎日少なくとも三時間は――いつもはもっと長時間――テレビを見て過ごした。夏休みには、テレビを中断するのはブロードウォークセンターに行って戻ってくるあいだだけで、あとはもうずっとテレビ漬けで過ごした。誰かがぼくにはっきり言ったかどうかはよく覚えていないけれど、当時のぼくは、ショッピングモールに飾ってある物をたくさん買えることが幸せの意味だと思っていた。九歳のぼくは、もしも誰かに幸せの意味を聞かれたら、ブロードウォークセンターを端から端まで歩きながら、欲しいものを何でも全部買うことだと答えていただろうと、今思う。ぼくはテレビで有名な人を見かけるたびに、その人がどれぐらい稼いでいるか父親に尋ねるのを常としていた。父はいつも当てずっぽうに答える。そしてそのお金でできることをいろいろ考えて二人して驚いたものだった。親子関係を強化するためのちょっとした儀式となっていたわけだが、それが浪費の夢想をめぐって交わされていたのだ。

ぼくはティムに尋ねてみた。ティムが育ったピネラス郡では、物を手に入れて所有することから来る幸せを超えた、何か違う価値観について話を聞いたことがあったか、と。「そうですねぇ。たぶん、大人になる前にはなかったと思う。うん、聞いたことないです」とティムは答えた。エッジウェアでも、誰か違う価値観で行動していた人はいたに違いないとは思うけれど、そんな人をぼくが実際に見た覚えはない。

ティムが一〇代だったとき、ある夏、水泳のコーチがどこかへ引っ越して行ってしまう前にティムにちょっとしたレコードのコレクションを遺してくれた。そのなかに入っていたのが、ジョン・レノンとボブ・ディランのアルバムだった。[*1] 聞いてみたティムは、ほかでは聞いたことがないことを二人が表現しているようだということに気付いた。二人の歌詞のなかに、違った生き方へのヒントが隠されているのではないかと考えるようになったが、それを議論し合える人はいなかった。

その後、レーガン政権が絶好調だった時期に、南部の非常に保守的なヴァンダービルト大学に入って勉強し始めて、初めてティムはこの問題をもっと深く考えるようになった。ただし初めはゆっくりとした歩みだった。一九八四年にティムはロナルド・レーガンに投票した。でも本当に確実なことは何なのか、ということについて大いに悩み始めたという。「倒《こ》けつ転《まろ》びつでした。何もかもに疑問を抱いていたんですね。疑問を持っていたのはさっき言ったような価値観だけじゃありません。自分自身にも疑問を抱いていたし、現実の本質についても、社会の価値についても疑問を抱いていました」と、ティムはぼくに話してくれた。今思えば、自分のまわりにお宝の入った壺がいっぱいあって、手当たり次第にそれを叩き壊して回っていたように感じる、と。そしてさらに、「実を言うと、その段階がかなり長く続いたんです。今思えば」とティムは言った。

大学院に進んだとき、心理学について読みあさるようになった。ティムが奇妙なことに気付いたのが、この頃だったという。

お金や所有物を過大評価するなら、あるいは他人から自分がどう見えるかという観点から人生を考えるなら、きっと不幸になると、哲学者たちが数千年ものあいだずっと言い続けてきた。[*2] したがってピネラス郡やエッジウェアの価値観は、深い意味で間違っていたのだ。そのことは、かつて実在した最も高邁な精神の持ち主たちがさんざん語ってきたことだ。ティムはおそらくそれは真実だろうと考えた。だが、そうした哲学者たちが、そろって正しかったのか否か確認するために、科学的な調査を実施しようとした者は、いまだかつて誰もいなかった。

それを自分が実現する、そう決意したことが、その後二五年にわたってティムが追究し続けることになる研究計画に乗り出す最初のきっかけだった。そしてその研究によって、ティムは、なぜぼくらが今感じているように感じるのか、そしてなぜぼくらの感じ方はどんどん悪くなってきているのか、という謎を解き明かすはっきりとしたエビデンスを発見することになったのである。

すべては大学院での、ごくごく単純な調査から始まった。

ティムは人が物やお金を手に入れることに、本当はどれほどの価値を置いているかということについて、ほかの価値、たとえば家族と過ごすこととか、世界をより良くするために努力することなどと比較して計測するための方法を編み出した。それをティムは〝願望指標〟と呼んでいる。[*3] かなり簡明直截なやり方である。たとえば「高価な物を所有することは重要である」というような意見にどれぐらい賛同するか、と人に質問するのである。あるいはそれとはまったく異なる意見、たとえば「他者のために世界を良くすることは重要である」だったらどうか、と。最後にその人の価値観を集計するのだ。

また同時に、ほかのさまざまな質問をすることも可能だ。たとえば、不幸ですか、とか、うつや不安に苦しんでいますか（苦しんできましたか）、などだ。そしてまず第一段階として、そうした質問への回答が、どんな価値観と絡み合っているかを判定する。

ティムが初めて試験的に実施したこの調査は、三一六人の学生を対象とした。回答が回収され、すべてが集計されると、ティムはその結果に衝撃を受けることになる。[*4] 物質主義的な人たち、つまり物をたくさん所有することや、高い地位を得ることが幸せをもたらすと考える人たちは、うつや不安の度合いがはるかに強かったのである。

これはあまり期待しないで初めてやってみた初歩的な試みであることを、ティム自身がよくわかっていた。そこで次の段階で、もっと広範な調査に取りかかることにした。まず、臨床心理士の協力を得て、一八歳の若者一四〇人を対象に調査を実施し、各人が〝願望指標〟のどこに位置しているか、またうつや不安を抱えているか否かを算出した。集計結果は、同じだった。物を手に入れること、物を持っていると見られることに大きな価値を置いていればいるほど、うつや不安に苦しんでいる割合が大きかったのである。[*5]

これは若者だけに起きていることだろうか。それを見極めるため、今度はニューヨーク州のはずれにあるロチェスターという町の市民一〇〇人を対象とした。この一〇〇人は幅広い年齢層に属し、経済的背景もさまざまだった。それでも結果は同じだったのである。

だがティムは、何が本当に起きているか、そしてそれはなぜ起きているかを、どうやって解明したのだろうか。

さらに次の段階でティムは、より詳細な調査を実施して、価値観が人に影響を与えるありようが、時間経過とともにいかに変化するか観察した。一九二人の学生に、細かな気分について記す日記をつけさせたのである。日記には一日に二回、幸せや怒りなど九つの感情について、それぞれどれぐらい感じているか、また背部痛など九つの身体的な症状のうち、何がどの程度現われたか、書き込ませた。結果を集計してみると、やはり物質主義的な学生はうつを抱えている割合も高いことがわかった。しかしそれよりも重要なことも結果に現われていた。物質主義的な学生は、生活のどの面を見ても日に日に悪化しているのは確かだった。日に日に体の調子が悪くなり、また日に日に怒りっぽくなっていったのである。「物質主義を追求しようとする強い欲求にまつわる何かが、参加者の日々の生活に実際に影響を与えていて、日々の経験の質を低下させている」とティムは考え始めた。[*6] 学生たちはだんだん楽しめなくなり、絶望が日に日に深まったのである。

いったいなぜそんなことになるのだろうか。そこでどんなことが起きていると考えられるだろうか。心理学者たちは一九六〇年代から、朝、ベッドから起き出す動機に二種類あることがわかっていた。一つめを、内発的動機と呼ぶ。[*7] 物事が、純粋にそれ自体に価値があると見なされるから、あるいはそれ自体が自ずと価値を備えているからそれをする、という場合だ。その物事の外にある何かを得られるから、ではない。子どもが遊んでいるとき、その子は完全に内発的動機からそうしている。それが楽しいからそうするのだ。以前、ぼくは五歳になる友人の息子に、どうして遊ぶの？　と聞いたことがある。「好きだからだよ」とその子は答えた。そしてしかめっ面をして、「バッカじゃないの！」と言い放ち、バットマンの真似をしながら走り去った。こうした内発的動機付けは、子ども時代を越えて、生涯にわたって長く持続する。

同時に、それとは対照的な関係にある価値観がある。外発的動機だ。[*8] 本当にやりたいと思っているからではなく、報酬として何かを手に入れることができる——それがお金であれ、賞賛であれ、セックスであれ、高い地位であれ——という理由で物事をする場合だ。第6章で紹介したジョーが、毎日塗料店に働きに行っていたのは純粋に外発的な理由からだ。ジョーは仕事を憎んでいた。でも家賃を払ったり、自分を麻痺させて一日をやり過ごすためにオキシコンチンを買ったり、ひとに自分を尊重させるために必要だと考えている車や服を買ったりしなければならないから、仕事に行っているのだ。われわれは誰しも、その種の動機を何か持っているものだ。

ピアノを弾くことを想像していただきたい。自分がそれを好きだから、自分のためにピアノを弾くなら、内発的な価値観に促されてそうしているのだ。アパートから追い出されないために必要なだけの現金を稼ぐという、ただそれだけのために好きでもない地下の酒場でピアノを弾いているなら、それは外発的価値観に促されてそうしているのだ。

対照的なこの二種類の価値観は、両方とも、われわれの誰にでも備わっている。どちらか一方だけに促されて生きている、という人はいない。

ティムは、相対立するこの二種類の価値観についてもっと掘り下げてみたなら、何か重要なことが明らかになるのではないか、と考え始めた。そこで二〇〇人を対象に、詳細にわたる調査を長期的に実施した。二〇〇人には、将来の目標を設定させた。そして参加者本人とともに、それが外発的な目標であるか——たとえば昇給とか、大きなアパートに住むとか——、あるいは内発的目標であるか——良き友であることとか、愛情深い息子であることとか、優れたピアニストになることとか——を判別した。その後、参加者には詳細な気分日記をつけてもらった。

ティムが知りたいと考えたのはこういうことだ。外発的目標を達成することで、人は幸せになるのか。それは内発的目標の達成と比べてどうか。

結果を集計してみると、心底びっくりするようなことが明らかになった。[*9] 外発的目標を達成した人たちは、日々の幸せが少しも増幅していなかったのだ。その目標を追い求めて多大なエネルギーを注いだのに、いざそれが実現すると、前とまったく同じ感情しか抱いていないのだ。出世は？　極上の車は？　新しいアイフォーンは？　高価なネックレスは？　どれも幸せを一ミリたりとも増やさなかったのである。

一方、内発的目標を達成した人たちは、幸せの有意な増大を実際に経験したのである。その変化を数値でたどることができた。たとえば良き友になろうと努め——そのこと以外に何かを手に入れたかったわけではなく、そうすることが良いことだと感じたからそうするのである——、実際にそうなれたと感じたとき、その人の人生に対する満足度は深まったのである。良き父親になることは？　純粋にそれ自体が楽しくて踊ることは？　ただただそうすべきだと考えるから他人を助けることは？　どれも幸せを有意に増加させたのである。

しかしながらわれわれのほとんどは、ほとんどいつも、外発的な目標を追い求めることに自分の時間を注ぎ込んでいる。われわれに何ももたらしてはくれないのに、だ。われわれの文化全体が、そんな考え方をわれわれにさせているのだ。いい点を取ること。最高の給与の仕事に就くこと。大出世を果たすこと。服や車で稼ぎを見せびらかすこと。それが気分を良くする方法なんだよ、と。

ティムが発見したのは、まともな人生、満足のいく人生をどうやったら歩めるかということについて、われわれの文化がわれわれに伝えているメッセージは、実質的にすべて真実ではない、ということだ。調査をすればするほど、このことが明らかになった。その後の数年間で実施された二二の別々の調査[*10]で、動機付けが物質主義的かつ外発的であればあるほど、うつ状態が深刻化することが明らかになった。一二の別々の調査で、動機付けが物質主義的かつ外発的であればあるほど、不安が深まることが明らかになった。ティムの成果に触発された似たような手法を用いた似たような調査が、現時点でイギリス、デンマーク、ドイツ、インド、韓国、ロシア、ルーマニア、オーストラリア、カナダで実施されている。そして結果は、世界中どこでも、同じなのだ。

ティムの発見は、実質的にこういうことだ。われわれは総体として、食べるものを食べ物からジャンクフードに転換したのとまったく同じように、意味のある価値観からジャンクな価値観に転換したのだ、と。この大量生産のフライドチキンは食べ物のように見えるので、食べ物を必要とするように進化したわれわれの一部の人にとっては食欲をそそる。しかしながら、われわれが食べ物から摂取する必要のあるもの、つまり栄養を与えてはくれない。それどころかそれは、われわれを毒で満たすのだ。

それと同じように、物質主義的な価値観はどれも、幸せになるには金を使えと言ってくる。それは本当の価値観のように見える。そして生きているあいだずっと自分を導いてくれる基本原則を何か必要としているわれわれの一部の人にとっては、魅力的に思える。しかしながら、それはわれわれが価値観に求めているもの、すなわち満足のいく人生への途を与えてはくれない。代わりにそれは、われわれを心理的な毒で満たす。ジャンクフードはわれわれの身体を歪める。ジャンクな価値観はわれわれの精神を歪めるのだ。

物質主義は精神のＫＦＣなのだ。

ティムは、この問題を深く突っ込んで研究した結果、ジャンクな価値観がなぜわれわれの感情をこうも損なうのか、ということに対する鍵になる理由として、少なくとも四つを特定した。

その第一は、外発的な思考が、他者との関係を毒するということだ。ティムはもともとの協力者だったリチャード・ライアンとチームを再結成して、二〇〇人を対象に掘り下げた調査を実施した。[*11] その結果、物質主義的になればなるほど人間関係は短期間で終わり、質も悪くなることを見出したのだ。もしもあなたが、ひとをその見てくれや、他人に対する印象によって評価するなら、もっと見栄えが良くて印象的な人が現われたときに、見劣りのするその人をあなたが喜んで切って捨てるだろうことは想像に難くない。同時に、もしもあなたが、ひとの表面的な部分にしか関心を持たないなら、あなたのそばにいても甲斐がないと思われてしまったり、あなた自身が切って捨てられる可能性が高いということももっともだと思われる。そうなれば、友人は減っていくし、他人との絆も少なくなっていくだろうし、もしあったとしても長続きはしなくなるだろう。[*12]

二人の第二の発見は、ジャンクな価値観に突き動かされるようになったときに起こる別の変化に関連している。ピアノを弾く例に戻ろう。ティムは毎日、少なくとも三〇分はピアノを弾いたり、歌を歌ったりして過ごす。子どもといっしょにそうすることも多い。そうする理由は好きだから、ということ以外にない。調子が良ければ、満足感や喜びを味わえる。自我が消失し、その瞬間、ただ存在しているという感じになる。そのような、何か好きなことをするのに夢中になり、瞬間的に流れに乗って運ばれているような状態を、〝フロー状態〟［無我の境地、あるいは「ゾーン」とも］と呼ぶが、その状態に入るとわれわれは誰でも最高の快感を得られることを示す強力な科学的エビデンスがある。[*13] それは子どもが遊んでいるときに感じている純粋に内発的な動機付けを大人になっても維持できることの証しでもある。

だが、極度に物質主義的な人びとを調査してみると、それ以外の人に比べて、〝フロー状態〟を体験する回数が有意に少ないことをティムは発見した。[*14] いったいどうしてそういうことになるのだろうか。

ティムは、それを説明する解答を一つ見つけることができたようだ。こんな想像をしてみていただきたい。もしもティムが毎日ピアノを弾くときに、こんなことを考えていたとしたらどうだろう。たとえば、俺はイリノイ州で一番のピアニストじゃないのか？　とか、この演奏を聴いたら、人びとの拍手が止まないんじゃないか？　とか、金を取ることもできるじゃないか？　いくら稼げるだろう？　など。途端に喜びは萎《しぼ》んでしまうに違いない。まるで塩をかけられたナメクジのように。自我は消失するどころか、増長し、そしてすぐにボコボコに叩きのめされるに違いない。

物質主義的になればなるほど、脳はこのような様相を呈するようになる。何かをするに当たって、それ自体のためではなく、何らかの効果を期待するのであれば、リラックスして一瞬の快楽に身を委ねることなど、とてもできないはずだ。常に自分自身を監視しなければならないからだ。そうなれば自我は、自分では停止することのできない警報器のように、甲高い音を発し続けるだろう。

ここから、ジャンクな価値観はなぜ気分を損なうのかという問いに対する第三の理由が導かれる。ティムはぼくにこう言った。極度に物質主義的になると、「ほぼいつも、自分のことを気にしないといけなくなる。ひとはどんなふうに見るだろうって」。そうなるとどうしても、「他人が自分のことをどう考えているか、どう評価しているかが気になってしまう。他人が自分のことをどう思っているか、自分が求める報酬を与えてくれるかどうか、という危惧のなかに、言ってみれば閉じ込められてしまうんです。これは耐えがたい重荷ですよ。自由に歩きまわりながら、ただ自分が自分であるだけのために、自分がやりたいと思うことをやったり、自分が好きな人といっしょにいるのに比べたらね」。

もしも「自己評価、つまり自分にどれだけの価値があるかという感覚の基準を、どれだけたくさん金を手に入れたかとか、どんな服を着ているかとか、どれほど大きい家に住んでいるか、というようなところに置いたとしたら」、どうしても、常に自分の外と比較していなければならなくなるのだとティムは言う。「常に自分よりもすてきな家に住み、上等の服を着て、いっぱい金も持っている人が現われます」。たとえ世界で一番の金持ちになったとしても、それがいったいどれぐらい続くだろうか。物質主義に依拠するならば、自分ではコントロールできない世界を前に、常に弱い立場に立たされることになる。

そして最後に、決定的に重要な四つめの理由がある、とティムは言う。ぼくもそれが最もたいせつだと思うので、これについては少し立ち止まって考えたい。

われわれは誰しも、生まれながらにしていくつかの欲求を持っている。他人との絆を感じたい、重んじられていると感じたい、安心安全だと感じたい、世界に少しでも影響を与えていると感じたい、自律性を持ちたい、何かが得意だと感じたい、など。だがティムに言わせれば、物質主義的な人びとは不幸である。なぜなら、あの人たちが追求している生き方は、こうした欲求を満たすのが下手くそだからだ、と。[*15]

あなたが本当に必要としているのは、他人との絆だ。でもわれわれの文化においては、あなたに必要だとあなたに言われているのは、物だったり、高い地位だったりだ。この二つの信号――一つはあなた自身が発している信号、もう一つは社会が発している信号――のあいだにずれがあるために、あなたの本当のニーズが満たされないままになるに従って、うつや不安が嵩じていくのだ。

人生のなかで自分がやっていることを導いている価値観を、全部、パイを切り分けるように思い描いてみる必要がある、とティムは言う。「どの価値も、パイの一切れのようなものです。一つのパイが、たとえば宗教が一切れ、家族が一切れ、お金が一切れ、快楽が一切れといった具合に切り分けられるのです。われわれは誰でも、そんなふうにいろいろなものに切り分けたパイを持っているのです」とティムは説明する。[*16] もしも物質主義や地位に取り憑かれたら、その一切れは大きくなる。そして「特定の一切れが大きくなれば、その分ほかが小さくならざるを得ないのです」。物を手に入れたり、高い地位につくことに固執すれば、人間関係に心を配ったり、意味のあることを見つけたり、世界を良くしたり、といったことを気にかけるパイの一切れ一切れは、すべて場所を空けるために縮まってしまうのだ、と。

ティムはぼくにこんな話をした。「金曜日の四時には、わたしは〔研究室に〕残って仕事を続けてもいいし、家に帰って子どもと遊ぶこともできます。でも両方はできません。どちらか一方だけです。もしも物質主義的な価値観のほうが大きければ、残って仕事をするでしょう。もしも家族重視の価値観のほうが大きければ、家に帰って子どもたちと遊ぶでしょう」。物質主義的な人たちは子どものことなど気にしないというのではなく、「物質主義的な価値観が大きくなるにつれて、ほかの価値観が必然的に追いやられてしまうんです」。たとえ自分ではそうしないつもりでも、と。

それにまた、われわれの文化においては、一つの方向への圧力ばかりが過剰に強い。すなわち、もっと金を使え、もっと働け、である。われわれは、絶えず「人生に関して本当に良いものから目を背《そむ》けさせる」システムの下に生きているのだと、ティムは言う。われわれは、基本的な心理的ニーズを満たすことのないような生き方を伝道されている。だからわれわれは永遠に、不満の感覚を抱いて困惑させられるままなのだ。

数千年のあいだ、人類は〝黄金律〟と呼ばれることについて語ってきた。「すべて人にせられんと思うことは、人にもまたその如くせよ」〔『マタイによる福音書』第7章12、『ルカによる福音書』第6章31〕というやつだ。ぼくが考えるにティムは、〝物欲黄金律〟とでも呼ぶべきものを発見したんだと思う。[*17] 人生とは、物を手に入れること、高い地位につくこと、そしてそれを見せびらかすことだ、と考えれば考えるほど、ますます不幸になり、ますますうつや不安が嵩じる、ということだ。

だがなぜ人類は、自分たちの幸せを小さくし、うつを深めるようなものへ、劇的に転換するようなことをしたのだろうか。そんな理屈に合わないことをするとは、ちょっと信じがたいのではないだろうか。ティムは、研究の道のりがなかばを過ぎてからこの問題の深掘り調査に着手した。

価値観が完全に固定されている人は誰もいない。ジャンクな価値観も、一生が終わるまで、その度合いが変化する可能性がある、ということをティムは同じ人たちを長期間追跡調査することによって発見した。物質主義が強くなって、より不幸せになったり、逆に物質主義が弱まって不幸せの度合いも小さくなったりする。だから、とティムは考える。われわれは「誰が物質主義的か」と問うべきではない、「いつ物質主義的になるのか」と問わなければならない、と。そうした変化が何に由来するのか、ティムはそれを知りたいと考えた。

ティムとは別の社会科学者のグループが実施した実験がある。[*18] それによって早い時期に手がかりが一つ与えられた。一九七八年にカナダの二人の社会科学者が、四歳と五歳の子どもたちを対象にして実施したものだ。まず二人は子どもたちを二つのグループに分けた。一つめのグループには、テレビコマーシャルを何も見せなかった。二つめのグループには、特定のおもちゃのテレビコマーシャルを二つ見せた。その後、二人は子どもたちにある選択を迫った。二人はこう告げたのだ。今から君たちは選ばなくちゃいけない。ここにいる二人の男の子のどっちと遊ぶか。こっちの男の子は、コマーシャルに出ていたおもちゃを持っている。でも言っておくが、この子はいい子じゃない。意地悪だ。こっちの男の子は、おもちゃは持ってない。でもいい子だ、と。

おもちゃのコマーシャルを見た子たちは、ほとんどがおもちゃを持っているけど意地悪な子を選んだ。コマーシャルを見なかった子は、ほとんどがおもちゃを持っていないけどいい子を選んだ。

別の言葉で言えば、広告によって、優れた人間との絆よりも劣った人間との絆を選ぶように誘導された、ということだ。広告が先行刺激《プライム》となって、プラスチックの塊が本当に重要な物であるという考え方が促進されたのである。

二つのテレビコマーシャル——たったの二つ——がそうさせたのだ。今日では、ふつうの朝だけで、それよりはるかにたくさんの広告メッセージを、誰もが受け取っている。一歳半の子のなかで、マクドナルドのMのマークを見てわかる子は、自分の苗字をわかる子より多い。[*19] 平均的な子は三歳までに一〇〇種類のブランド・ロゴを覚えるという。[*20]

われわれが毎日、気分を損なうような価値観を選択していることに、広告が重大な役割を演じているのではないか、とティムは疑った。そこで、ジーン・トゥエンギという名前の社会科学者といっしょに、アメリカの全純資産のうち広告に費やされた割合が一九七六年から二〇〇三年のあいだにどのように変化したかたどってみた。[*21] すると、広告に多くのお金が費やされれば費やされるほど、物質主義的になる一〇代の若者の数が増えていることがわかったのだ。

数年前、ナンシー・シャレックという名の、ある広告代理店の長が満足げにこんなふうに説明していた。[*22]「最良の広告は、その商品を手に入れないなら負け犬だと人びとに思わせるんです。子どもたちはそういうことにとても敏感です。広告は感情の弱みに狙いを定めなければいけません。子どもの場合、それはとても簡単です。なぜなら最も感情的に弱い時期だからです」。

これはひどい言い方だと、論理的に考える前には思ってしまう。でも、もしも何かの広告を見たとき、それがこんなふうに言ってきたらどうだろう。ヨハン、君は今のままですごくすてきだよ。格好いいし、いい匂いもする。もてるし。みんな君といっしょにいたがる。物もいっぱい持ってる。これ以上は何もいらないね。人生を楽しんで。

こんな広告は、広告産業の立場で見たら、人類史上最悪だ。[*23] なぜならこんな広告を見ても、買い物に行こうとか、ノートパソコンに飛びついて何か買おうという気にはならない。ジャンクな価値観が求めることを何一つしたいという気にならないからだ。むしろ内発的な価値観を追求してやろうと思わされる。ということはつまり、ますます金を使わなくなるし、ますます幸福になるということだ。

広告業界の人たちは、内輪話としてはすでに一九二〇年代から、自分たちの仕事は人びとに足りないと感じさせること、そうやって創出した不足感に対する解決として製品を提供することにある、とずっと認めていたのだ。広告とは、友だちのふりをした敵だ。いつもこんなふうに言ってくるのが広告だ。わたしは君に、すごく格好良く／いい匂いに／いい感じになって欲しいんだよ。君が醜かったら／臭かったら／情けなかったら、わたしは悲しくなってしまうよ。ほら、ここにあるこれを使えば、君もわたしも望んでいるような人間になることができるんだ。えーっと、ちょっとお金がかかるけどって話はしたっけ？　君には君にふさわしい人になってほしいだけなんだ。そのためなら数ドルぐらい払っても惜しくないでしょう？　君にはその価値があるから。

この論理は文化を通じて拡散され、広告が目の前にないようなときにも、われわれはそれをたがいに押しつけ合うようになる。なぜ子どものとき、ぼくはナイキ・エアがあんなに欲しかったのだろうか。ぼくは確かにバスケットボールの選手になりたいとは思っていたけど、それと同じぐらい月に行きたいとも思っていたのだ。部分的には広告が原因だと思う。でも理由のほとんどは、広告が創出した集団力学が、ぼくの知っている人全員に作用していたせいだ。集団力学は地位を表わす標識を生み出す。するとぼくらはその標識を監視するようになる。大人になってもわれわれは同じことをしている。ただ少しだけやり方が洗練されるというだけの話だ。

ティムは言う。このシステムは、「十分なものは何もない」と感じるようにわれわれを訓練するのだ、と。「お金や地位や所有物に注意を向けさせられ、消費社会から絶えず、『もっと、もっと、もっと、もっと』と言われ続ける。資本主義は常に『もっと、もっと、もっと』と言うんです。上司は『もっと働け、もっと働け、もっと働け』と言う。するとそれを取り込んで、自分から思うようになるんです。『ああもっと働かなくちゃ。何しろ自分という存在は、自分がどの地位にいるか、自分がどれほど達成したか、にかかっているんだからな』って。それを内面化しちゃうわけですね。抑圧の内面化の一種です」。

このことは、ジャンクな価値観が不安を増強させる理由の説明にもなると、ティムは考えている。「人びとは自分に報酬をくれるだろうか、と常に考えているわけです。あるいは、あの人が自分を好きなのは、自分が自分だからなのか、それとも自分の持っているハンドバッグが理由なのか、とか。あるいは、成功の階段を昇っていけるだろうか、とか」。そうなれば人は虚ろな存在となる。他人の目に映ったものとしてしか存在できないのだから。「それが不安をかき立てることになるのです」とティムは言った。

われわれは誰もが、外発的価値観に抵抗できない弱さを抱えていると、ティムは考える。ティムの理解によれば、内発的価値観とは、「われわれが人間として持っている根源的なものです。でもとても脆《もろ》いものでもある。内発的価値観からわれわれの目を逸らさせることは簡単なんです。……消費主義の社会モデルを差し出しさえすれば、すぐに外発的な生き方で動くようになる」[24]。意味のある内発的価値観を見つけたいという欲求は「存在しています。それは自分が自分であるための、とても強力な要素です。でも、そこからわれわれの気を逸らすことは難しくない」と、ティムはぼくに語った。われわれの経済システムは、まさに内発的価値観からわれわれの気を逸らすことを中心に構築されてきたのだ。

ティムと膝をつき合わせて何時間も議論しながら、ぼくはずっと、あるカップルのことを考えていた。ぼくが育ったエッジウェアの町のすてきな棟割り住宅に住んでいた中流のカップルで、ぼくと親しくしてくれた人たちだ。ぼくが生まれてからずっと二人のことを知っているし、今でもぼくは二人を愛している。二人の家の窓から覗き込んだら、幸せに必要なものが何でもそろっていると思うだろう。二人がいて、子どもが二人、すてきな家、買うべきだと聞かされているありとあらゆる消費財。二人は共働きで、どちらも自分の仕事にはあまり関心を持っていないが、実によく働く。そうやってお金を稼いで、そのお金で、買ったら幸せになれるとテレビが教えてくれるものを買う。服や車、道具類、ステータスシンボルになるもの。二人はそれを、ソーシャルメディアを通じて知り合いに披露する。そして「いいね！」と「うわーうらやましい！」といったコメントをたくさんもらう。物を見せびらかすことで得られる陶酔が短時間で終わると、不満が戻ってきて落ち込むのが常だ。そのことに二人は困惑している。それはきっとちゃんとしたものを買わなかったせいだ、と決めつけることも多い。それでまた一生懸命に働く。さらに物を買う。インターネットで披露する。陶酔感を味わう。最後にまた落ち込んで振り出しに戻る。

二人はどちらもうつを抱えていたようにぼくには思える。ぼんやりする、怒る、強迫行動に没頭する、のあいだを行ったり来たりしている。妻は長年ドラッグの問題を抱えてきた。ただし今はもうやっていない。夫は日に少なくとも二時間は、オンラインでギャンブルをしている。二人はたいてい怒っている。たがいに対してであったり、子どもに対してであったり、同僚に対してであったり、ときには怒りの対象が世界にまで広がることもある。あるいは誰にでも。たとえば車で走っているときに路上にいる人に対して叫び声をあげ、呪いの言葉を吐く。二人は自分では振り払うことのできない不安感に苛まれている。そしてしばしばそれを自分たち以外の物事のせいにする。妻は一〇代の息子が今どこにいるかということが強迫観念のようになっていて、いつでも目を光らせている。犯罪やテロの犠牲になるのではないかということを四六時中恐れているのだ。

このカップルは、なぜ自分たちの気分がそこまで損なわれているか理解するための言葉を持たない。二人は、われわれが幼い頃から文化によってプライミングされてきたことをする。一生懸命に働き、すてきな物、高価な物を買う。二人は広告に言われたことを全部実行する。

砂場で遊ぶ子どものように、二人は対象に向かって突進してきた。周りにいる人との相互作用の可能性などお構いなしだったのだ。

ぼくは今になって、二人が苦しんでいるのは何かを持っていないことだけではなかった、ということがわかった。意味のある仕事やコミュニティなどは、確かに持っていない。しかし二人は、何かが存在する、、ことによっても苦しめられていたのだ。正しくない価値観が、幸福を求める二人にまったく見当外《はず》れの場所を探すように、そしてすぐ目の前にある人との絆の可能性をなおざりにするように命じるのだ。

以上のような事実を全部発見してきたティムは、その発見によって学問的な仕事の方向を導かれてきただけではない。自らが発見したことに対して一貫性があるような人生を自分自身が送ることを目指すようになったのだ。ある意味で、子どものときにフロリダ州で発見して大きな喜びに浸ったあの浜辺のようなものに回帰することができる人生を目指すことにしたのだ。「物質主義的な環境から身を引き離さなければなりません。そういう環境が物質主義的な価値観を強化しているからです」とティムは言う。物質主義的な価値観が、内発的な満足を損なう大元なのだから、と。そして物質主義的な環境からの離脱を継続させるためには、「内発的満足を与えてくれて、内発的目標に向かって歩む支えになってくれるような活動で、そういう環境を置き換えないといけない」という。

だからティムは、妻と二人の息子といっしょに、イリノイ州の四ヘクタールの土地付の農家に引っ越した。そこで一家は、一匹のロバと、ヤギの群れといっしょに暮らしている。地下に小さなテレビもあるが、アンテナやケーブルも接続していない。ときどき古い映画を見るためだけにある。インターネットの回線を引いたのもつい最近のことだ（それさえティムは反対だった）。だが家族はあまりインターネットを使わない。ティムも妻も、パートタイムで働いている。「それによって子どもといっしょに過ごす時間が増えたし、庭にいる時間も、ボランティアをする時間も、何かの活動に参加する時間も増えた。それに前よりたくさん書けるようにもなりました」。全部が家族に内発的満足をもたらしてくれることだ。「家族でゲームもよくしますよ。音楽も演奏します。家族同士の会話もたくさんします」。それからいっしょに歌も歌う。

この家族が住むイリノイ州西部は、「世界で一番エキサイティングな場所というわけではないけれど、土地は四ヘクタールもあるし、通勤時間は二〇分しかかかりません。職場までの道にある街灯はたった一つ、信号はたった三つです。今の〔妻と合わせてフルタイム一人分の〕サラリーで何とかやっていけてますよ」。*25

ぼくはティムに聞いてみた。物質主義的な世界にぼくもあなたもずっと長いあいだ浸かっていたわけだけど、それをすっかりやめてしまって離脱症状に襲われたりはしないのか、と。ティムは即座に答えた。「まったくないですね。みんなわたしに聞くんです。『懐かしくないの？』とか、『あればいいなとか思わない？』とか。でもわたしはそんなふうに思ったことがない。なぜかと言うと、そういうものを欲しがれとわたしに命じるメッセージを見ないようにしているから。……そういうことに身を晒さないようにしているんです。だから……離脱症状はないですね」。

ティムがとても誇りに思っていることがある。息子の一人が家に帰ってきてこう言ったのだ。「父さん、今日、学校の子たちがぼくのスニーカーをからかった」。ブランドものでもないし、新品のぴかぴかでもなかったからだ。「それでその子たちに何と言ったの？」とティムは尋ねた。息子は説明した。その子たちの顔を見て、「なんでそんなこと気にするの？」と言った、と。その子たちが価値があると思っているものが、空虚で馬鹿げていることが息子にはわかって、それで驚いてしまったのだった。

そういう害がある価値観なしに生きることによって、秘密を一つ見つけたのだと、ティムは言う。この生き方は、物質主義よりも喜びが大きいということだ。「子どもたちとこういうゲームをするほうが楽しいんです」とティムはぼくに語った。「内発的な動機に促されてするほうが楽しいということです。仕事に行ったり、必ずしも望んでいないことをしたりするよりもね。人がありのままの自分を愛してくれていると感じるのは、大きなダイアモンドの指輪をあげるから愛されているよりも嬉しいものです」。

ほとんどの人が、こうしたことを全部、心のなかでは知っていると、ティムは考えている。「ほとんどの人が内発的価値観こそが良き人生を授けてくれるということを知っていると、ある程度は実際に信じてます」と話す。調査で人生で最も重要なものは何かと尋ねると、上位二つはほぼいつも、個人的な成長と人間関係が挙がるという。「ではなぜ人びとがうつ状態に陥っているのかというと、その一部の理由はこうだと思うんです」。内発的価値観を支持するような「ライフスタイルで生活したり、仕事に就いたり、経済活動に参加したり、近所づきあいに加わったり、といったことを促進するようには、われわれの社会はできていないということです」。ティムが子どものときにフロリダ州で目の当たりにした変化——浜辺がショッピングモールに変身し、人びとの目もそこに惹き付けられた——は、文化全体に起きていたのだ。

こうした考え方を、人は自分の人生に当てはめてみることがある程度はできるはずだ、とティムはぼくに言った。「まず最初にすべきことは、こう自問してみることです。自分は自分の内発的価値観に照らして成功できそうな人生設計をしているか。自分が付き合っている人はふさわしい人か。愛されていると感じさせてくれる人か。逆に、自分が成功したから愛されているんだと感じさせるような人ではないか。……そういう正しい選択をすることがとても難しいときはありますが」。でも、とティムは言う。文化の限界をときには打ち破ることもある、と。改善することは誰にでもできる。ただし「わたしが関心を持ってきたような問題を、個人のレベルで解決するのは簡単じゃありません。心理療法士のところに行っても、薬をのんでも、解決できる問題じゃないんです」。さらに必要なものがあるのだ。それについてはあとで探求する。

ティムにインタビューしていて、ぼくは自分にとって謎だったことを解き明かしてもらったように感じた。フィラデルフィアのジョーが、どうして嫌いな塗料店での仕事を辞めないのか、なぜフロリダに行って漁師にならないのか、陽光州《サンシャイン・ステイト》での暮らしは今よりはるかに幸せであることが、自分でもわかりきっているのに。ジョーにまつわるこの謎は、どうしてわれわれの多くが、自分が惨めになるばかりだと自分でわかりきっている状況に身を置いたままでいるのか、という謎の隠喩のようにぼくは思っていた。

その理由が今なら理解できるとぼくは思う。それをすれば気持ちも落ち着くし満足感も得られると自分の心は教えてくれているのに、そんなことをすべきではないというメッセージを、常にジョーは浴びせかけられているのだ。われわれの文化の論理が総力をあげて、ジョーに対して消費主義の踏み車《トレッドミル》を回し続けるよう命じる。ちょっと気分が悪ければ、買い物に行って、ジャンクな価値観を追求すればよい、と。ジョーは生まれたときから、そういうメッセージにどっぷり浸かってきたのだ。そうやってジョーは、一番賢い自分自身の本能から目を逸らすことに馴らされてきたのだ。

ぼくがジョーの背中に「フロリダに行けよ！」と叫んだあのとき、ぼくはそういうメッセージが吹き荒れる嵐のなかで、ぼくとは正反対のことを命じ続ける価値観のシステムの塊に向かって、それを叫んでいたのだ。

第9章　原因その4——子ども時代のトラウマ

医師[*1]ヴィンセント・フェリッティの診察室にその女性たちが初めて入ってきたとき、ドアをすり抜けることにすら困難を覚える人もなかにはいた。この患者たちは、ただ単にちょっと太りすぎているというだけではなかった。過食のせいで糖尿病になり、さらにまだほかの内臓器官も破壊されつつあったのだ。自分で自分を止めることができないようだった。それで最後のチャンスとしてこの診療所を指定され、やって来たというわけだ。

一九八〇年代なかばのカリフォルニア州サンディエゴで、ヴィンセントは非営利医療提供者のカイザーパーマネンテ［アメリカの健康保険システムの一つである保健維持機構の最大組織］から依頼を受け、コストの急激な増加の一番の要因となっている肥満について調べることになった。患者たちがそれまでに試したことはどれも効を奏さなかったので、まったくの白紙状態での委任だった。一からやり直してほしい、思い付きでも何でもいい、とにかく肥満にどう対処すればよいか解明してほしい、と依頼されたのだ。それで患者が来始めた。だがその患者たちからヴィンセントが得た知見によって、実はまったく別の領域で大きな前進が促されることになる。うつと不安をどう考えればよいか、という領域のことだ。

ヴィンセントはまず、肥満にまとわりついているさまざまな憶測を全部こそぎ落とそうと努めた。その過程で腹が立つほど単純な発想に基づく新しいダイエット・プランのことを知った。深刻な肥満を抱えているこれらの患者が、単に食べることを中断したらどうなるであろうか、そうして自分の体に蓄えた脂肪を消費することによって正常な体重になるまで生活したらどうだろうか、そうしたら何が起こるだろうか、という発想だ。

同じ頃、このプランを試す実験が行なわれたというニュースが報じられた。しかもそれは、一万三〇〇〇キロの彼方でのことで、しかもちょっと奇妙な理由で実施されたという。[*2]北アイルランドでは、イギリスを北アイルランドから追い出そうとするIRA〔アイルランド共和軍〕の武力闘争に参加したとして投獄された場合は、政治囚に分類されるという慣行が何年も続いていた。その場合、たとえば銀行強盗犯とは違う処遇を受ける。私服を着ることも許されるし、ほかの収容者と同じような労役に服す必要もないのだ。

イギリス政府はこの区分を今後は禁止することを決定した。囚人はみんな一様に犯罪者であり、このように処遇に差を付けることは今後はすべきではないとしたのだ。このため該当する囚人は、抗議のためにハンストに打って出ることを決めた。そして徐々に衰弱していったのだ。

この新しいダイエット・プランの提案者たちは、北アイルランドのハンスト実行者の医学的エビデンスを調べ、その死の原因を突き止めようとした。その結果、ハンスト者が直面していた第一の問題が、カリウムとマグネシウムの不足であったことが明らかになった。この二つがないと、心臓が正常に拍動しなくなるのだ。OK。それならカリウムとマグネシウムのサプリを与えればどうなるのだろう、と過激なダイエット・プランナーたちは考えた。そうしたら心臓の不調は起きない。十分な脂肪の蓄積があれば、さらに数ヶ月は生きられる。ただし蛋白質の欠乏でいずれは死ぬことになる、ということがわかった。

OK。それなら蛋白質の欠乏を防ぐサプリも与えたらどうなのか。そうすれば、十分な脂肪があるという前提で、一年は生きられることがわかった。それでもビタミンCの不足で死ぬか――壊血病――、あるいはほかの物質の欠乏症で死ぬことにはなる、と。

OK。それなら、それも防ぐサプリを与えたらどうか。ヴィンセントが発見した医学文献によると、その場合は健康に生きながらえることができるようだった。しかも一年に一四〇キロも体重を落とすことができるらしい。[*3] そしてそのあとで食事を再開できるという。ただし健康的な量であれば、だが。

　こうしたことをすべて合わせて考えると、最も肥満した人でも、理論上はそこそこの時間で正常体重まで落とせるということになる。ヴィンセントの患者たちは、それまでに何でもやってきた。流行のダイエット、屈辱的な類いのもの、あれこれ刺激を加えるようなものなど、すべてだ。だが何一つ効果がなかった。だから何でも試してみようという気になっていた。そこで、慎重な監視下であれこれたくさん指示をした上で、このプログラムを開始することにしたのだ。数ヶ月が経つと、ヴィンセントはあることに気付いた。患者たちが体重を落としてきていたのだ。病気にもなっていない。それどころか、健康を取り戻しつつあった。のべつ食べていることで無能な人間になってしまっていた人たちが、自分の体が変わっていくのを目の当たりにしていた。

　患者の友人や親類は拍手喝采した。以前の状態を知っている人たちはびっくり仰天した。ヴィンセントは極度の肥満に対する解決法を見つけることができたのではないかと考えた。「神様、ついに問題を打ち負かしました、と思ったんです」とヴィンセントは言った。

　しかしその後、ヴィンセントが思いもよらなかったことが起こったのである。


　プログラムを終えてみると、輝かしい成功を収めた人がいく人かいた。ずばぬけて体重の減少幅が大きかった人たち、ずばぬけて減少速度が速かった人たちだ。医療チームは——友人たちも——その人たちが健康を回復して、喜びに溢れた反応をするだろうと思っていた。実際、反応はあった。でもそういう反応ではなかったのだ。

　一番成功した人たち、一番たくさん体重を落とした人たちが、しばしばひどいうつ状態、パニック、激怒状態に投げ込まれたのだ。[*4] なかには自殺衝動に駆られた人もいた。巨体がなければうまくやっていけないと感じたのだ。信じがたいほど自分が弱くなったように感じたのだ。[*5] そういう人たちはよくプログラムから逃げ出して、ファストフードをむさぼり食い、あっと言う間に体重を増やして元に戻ってしまうのだった。

ヴィンセントは途方に暮れてしまった。その人たちは、今や自分でも成し遂げることができるとわかった健康な体から逃げ出して、死に導くと自分でわかりきっている不健康な体に戻ろうとしているのだ。いったいなぜだ。ヴィンセントは傲慢で道徳を振りかざす医者でありたくはなかった。患者を上から目線で見下ろして、指を揺り動かしながらあなたは自分の生命を損なうようなことをしているんですよ、などと諭《さと》したりするようなタイプではなかった。ヴィンセントは心底、その人たちを救いたいと思っていた。だから死に物狂いになった。それで本当に太った人たちを相手にこの分野の科学者がこれまで一度もしたことがなかったようなことを、あえてしたのだ。患者にああしろこうしろと命じるのをやめ、代わりに患者の声に耳を傾け始めたのである。体重が落ちてパニックになっている人たちを部屋に招き入れて、こう尋ねた。体重が減ったときに何があったのですか？　どういう感じがしましたか？

患者のなかに二八歳の女性がいた。医療上の個人情報の保護のため、スーザンと呼ぶことにする。ヴィンセントは五一週でスーザンの体重を一八五キロから六〇キロにまで減らした。これで生命が救われたように見えた。その後すぐに、誰の目から見ても理由が思い当たらなかったのだが、スーザンの体重が三週間で一七キロ増えた。そしてほどなくして、体重は再び一八〇キロを超えた。そこでヴィンセントは、体重が減り始めて何が変わったか、優しく尋ねた。ヴィンセントにとってもスーザンにとっても、体重が元に戻ったのは不思議なことだと思われた。二人は長時間話し合った。そしてスーザンはやっと、一つ変わったことがあったと言い始めた。とても太っていたときは、男から言い寄られたことはなかったが、健康的な体重まで落ちたとき、職場の同僚の男がある日誘いをかけてきた。ところがひょんなことから、その男が結婚していることを知ってしまった。スーザンは逃げた。そしてすぐに強迫的に食べるようになってしまった。やめられなかった、と。

ヴィンセントがこれまで患者に尋ねたことのなかった質問をしてみようと思ったのはこのときだった。いつ体重が増え始めたのですか？　と。もしもそれがたとえば一三歳のとき、とか大学に行ったとき、などであれば、なぜ、そのときからなのですか？　それより前とか後とかではなく？　と尋ねるのだ。

スーザンはこの質問をされて考えた。そして一一歳のときに体重が増え始めたのだと答えた。それでヴィンセントは尋ねた。一一歳のとき、あなたの人生で何かほかに起きたことはありませんでしたか？と。そう、……それはわたしが祖父にレイプされるようになった歳です、とスーザンは答えた。

ヴィンセントは患者全員に次の三つの簡単な質問をしてみることにした。体重が減ったときどう感じましたか？　いつから体重が増え始めましたか？　そのとき何かほかに起きたことはありませんでしたか？

プログラムに参加していた一八三人の患者と話すうち、いくつかパターンがあることに気付いた。女性患者の一人は二三歳のときに体重が急激に増え始めた、という。そのとき何があったか。レイプされたのである。そのことを打ち明けると、足もとに視線を落とし、静かに言った。「太りすぎは見逃してもらえるんです。そうなることが必要だったんです[*6]」。

「にわかには信じられなかったですよ」。サンディエゴでぼくと膝をつき合わせて話したとき、ヴィンセントはそう言った。「わたしが質問をしたほかの人もみんなそういう経験があると認めたんです。わたしはずっと考えていました。あり得ないってね。それが本当なら、とっくに知られていてもいいはずでしょう。とっくに誰かがわたしに話していていいはずでしょう。そのために医大があるんじゃないんですか？」。

五人の同僚にも加わってもらって、さらに患者からの聴き取りを進めたところ、プログラムに参加した患者の五五％が性的虐待を受けていたことがわかった。この割合は、対象をもっと広くとったときの人口比に比べてはるかに高い。しかもその上、深刻なトラウマ体験を子ども時代に受けている人の割合はさらに高く、男性患者のほとんどがそこに含まれていた。

女性患者の多くが、自分では気付いていない理由で、わざと自分を太らせていたのだ。すなわち、男の関心から自分を守るためだ。その人たちは男は自分に危害を加えると思っているのだ。ひどく太れば、男のほとんどはそんな目で見てこなくなる。太ることは効き目があるのだ。別の患者からやはり性的虐待の辛い体験談を聞いていたとき、ヴィンセントはそのことに思い当たったのだった。ヴィンセントはのちにぼくに言った。「われわれが問題として見ていた過度の肥満は、実は、多くの場合ほかの人が誰も知らない別の問題の解決策だったんです」と。

ヴィンセントは、肥満解消プログラムは――自分自身のも含めて――完全に間違っているのではないか、と考え始めた。[*7] たとえば栄養の観点からの助言にしても、肥満した人は、何を食べるべきかなんてことは改めて聞く必要などないのではないか、自分よりよっぽど栄養のことをよく知っている、と。その人たちに必要なのは、なぜ自分たちがそうなっているのか理解してくれる人だ。レイプされた人から話を聞いたあとは、「そんな女性患者に対して、栄養士に会って、正しい食事を学んで来いなどと命じることがいかに常軌を逸したことであるか、心底はっきりと思い知ったんです」と、ヴィンセントはぼくに語った。

本当は何が起きているのか肥満した人に教えるなんてとんでもない、自分こそ、あの人たちから学ばなければならないと、ヴィンセントは悟った。そこで患者をだいたい一五人ぐらいずつ集めて、尋ねてみた。「なぜ人は太るのだと思いますか？　どうしたら、ではありません。どうしたら太るかは明らかです。わたしが聞きたいのは、なぜ、です。……あるいは何の得があると思いますか？」。そんなことを考えるのは生まれて初めてだったが、患者たちはヴィンセントに励まされて語り始めた。その結果、回答は三つのカテゴリーに分かれた。第一は、性的な危害から守られる、というもの。太ったら男から関心を持たれることが少なくなる。だからより安全になる。第二は、身体的な危害から守られる、というもの。プログラム参加者のなかに刑務所の看守が二人いたのだが、それぞれ体重が四五キロ減と七〇キロ減となって、巨体ではなくなった途端に、囚人に対して以前よりはるかに弱くなったと感じた。前より簡単に暴力を振るわれるようになったという。自信をもって監房棟のなかを歩き回るためには、冷蔵庫並のサイズが必要なんだと、二人は説明した。

第三のカテゴリーは、太れば人から期待されなくなる、というものだった。「もしも一八〇キロも体重がある人が何かの職に応募したら、馬鹿で怠け者だと思われるものです」と、ヴィンセントは言う。もしも世界からひどく傷つけられてきたら、引き籠もりたいと思うことはよくあることです。そういうことが起こるのは、何も性的虐待を受けたときだけとは限りません。体重を増やすことは、逆説的な話ですが、人類の多くから見えなくなる方法でもあるのです、と。

「家に火が着いて燃えているのを見ているとします。最も目に付くのは、もうもうと吐き出される煙です」とヴィンセントはぼくに言った。そのとき、煙が問題だと考えるのはたやすい、そして煙に対処すれば、何とか煙を抑えることはできるのです、と。でも「幸いなことに、消防署は対処しなければならないのは見えない部分だ、ということをよくわかっています。なかで燻っている炎です。もうもうと吐き出される煙ではありません。それがわかっていないと、煙を吹き飛ばすために巨大なファンを持って来かねません。〔そんなことをすれば〕その家はすぐに焼け落ちるでしょう」。

肥満は炎ではない、煙なのだ、ということをヴィンセントは悟った。

ある日ヴィンセントは、肥満をテーマにしたある医学会に赴き自分の発見したことを発表した。話し終えると、聴衆のなかの一人の医師が立ち上がり、こう言った。「この問題にもっと通じている人なら、患者たちのそういう話〔性的虐待を受けたという話〕は、基本的に作り話だということが聞いたらわかります。自分たちの人生上の失敗を、そういう話で隠そうとしているんです」。肥満を扱っている人たちは、肥満した人のうち虐待体験を語る人の割合が不釣り合いに大きいということを、とうの昔に知っていたということがはっきりしたわけである。そしてその人たちは、ただ言い訳をしているだけだと片付けたのだ。

ヴィンセントはあきれかえった。実は患者の虐待の訴えの多くについて、ヴィンセントはそれが真実であることを確認していたのだ。親戚に尋ねたり、捜査担当だった法執行官に照会したりしていたのだ。しかし、あのようなことを言う人間に反論するためには、まだ厳然たる科学的裏付けを十分に手に入れていないことがわかっていた。自分の患者の個人的な話だけでは、あるいは自分の患者グループを対象に統計をとっても、大した証明にはならない、と。だからヴィンセントはきちんとした科学的データを収集したいと考えた。そこでロバート・アンダという名の科学者とチームを組んだのである。アンダ博士は、たとえば喫煙のように自分自身に害がある行為を、なぜ人はしたがるのかということを長年専門に研究していた。二人は疾病予防管理センター（ＣＤＣ）――医学研究に資金提供しているアメリカの主要な政府機関の一つ――から研究資金を得て、これまで述べてきたようなことがすべて、ヴィンセントのプログラムに参加した患者という小さなサンプルを越えて真実かどうかを確かめるために、一つの調査方法を立案した。

二人はそれを〝逆境的小児期体験（ＡＣＥ）調査〟と呼んだ。それはまったく単純な調査で、アンケート調査の形を取っている。被験者は、子どものときに起こり得る由々しき事態について、一〇のカテゴリーに分けて質問される。性的虐待から、心理的虐待、ネグレクトなどのカテゴリーである。その後、医学上の詳細な質問項目が続く。これは自分にとって害を及ぼし得るあらゆること、たとえば肥満や依存症について調査するためのものである。そしてほとんど補足のような形で付け加えられた項目のなかの一つが、次の質問である。「うつに苛まれていますか？」

この調査は、サンディエゴのカイザーパーマネンテの提携する医療機関に診療を求めに来た――あらゆる理由で――一万七〇〇〇人を対象に実施された。[*8] アンケートに答えた人たちは、一般的な人口構成から見るといくぶん裕福で少し年齢が高いが、その他の点についてはこの町の住民を代表している集団だと考えてよい。

回収された回答を集計するに当たって、二人はまず、相関関係があるかどうかを確かめた。

子ども時代にトラウマ体験をしている人は、どのカテゴリーであっても、大人になってからうつを抱える割合が極端に大きいことが判明した。もしも子ども時代に受けたトラウマ体験が、一〇のカテゴリーのうち六に及ぶという人は、どのトラウマ体験も受けていない人に比べて、大人になってうつを抱える割合が五倍である。[*9] 七つのカテゴリーに及ぶという人は、大人になってから自殺を試みる割合が三一倍である。[*10]

「結果が出たとき、わたしは信じられないと思いました」と、アンダ博士はぼくに話した。「それを見てわたしは言ったんです。本当なのか？　あり得ないって」。医学の世界ではこういう数字が出てくることはそれほど多くないというだけではない。[*11] もっと重要なこととしては、相関関係がある、つまり二つのことが同時に起きているということの証明が首尾良くできた、というだけでもない。どうやら二人は、こうしたトラウマが問題の発生を促進するということのエビデンスを見つけてしまったようなのだ。だがどうやってそれがわかるのだろう。トラウマが大きくなればなるほど、うつや不安や自殺のリスクが大きくなっているのだ。これを専門用語で、〝用量反応効果〟と呼ぶ。たとえば喫煙の量が増えれば増えるほど、肺がんのリスクは大きくなる。これが、喫煙ががんの原因になるという理由の一つだ。同じように、子ども時代のトラウマが増えれば増えるほど、うつのリスクも増えているのである。

興味深いことに、心理的虐待はほかのどのカテゴリーのトラウマよりも――性的危害よりも――うつを引き起こす割合が大きいということが判明した。[*12] 親から残酷な扱いを受けることが、一〇のカテゴリーのなかで最大のうつ要因だったのだ。

二人が結果をほかの科学者――この調査の共同出資者であるCDCも含む――に見せると、やはり信じがたいという反応であった。「この結果は人びとにとって衝撃だったのです」とアンダ博士はぼくに言った。「信じたいと思えなかった。CDCの人たちも、信じたがりませんでした。わたしがデータを方々に発表することに対して、CDC内部で抵抗がありました。また、医学雑誌も〔当初は〕信じようとしませんでした。あまりに衝撃的だったので、疑わざるを得なかったのです。子ども時代についての従来の考え方に再考を迫るものだったわけですから。……それだけ多くの事柄に対して、しかもいっぺんに、異議を申し立てることになったのです」。その後数年のあいだ、この研究の追試が何度も実施された。[*13] それでも結果は常に同じようなものだった。でもわれわれは、まだ緒についたばかりです、この結果が含意することを考え抜くのはこれからです、とヴィンセントはぼくに言った。

ヴィンセントはこうした調査結果をすべて取り入れた上で、われわれはうつについても間違いを犯してきたのだと考えるようになった。この間違いは、肥満について以前にヴィンセントが犯していたのと同じ間違いだ。つまり、うつにしても肥満にしても、それがもっと深いところにあって治療を必要としている何かの症状であることを見誤っていたのだ。われわれの多くはその内部に、家を焼き尽くす火事の火種を抱えている。[*14]それなのに、煙のほうに注意を集中してきたのだ。これがヴィンセントの結論だ。

多くの科学者、心理学者がうつのことを、脳内あるいは遺伝子内での理不尽な機能不全として扱ってきた。しかしヴィンセントは、アレン・バーバーというスタンフォード大学の内科専門医が、うつは疾病ではない。うつは異常な人生経験に対する正常な反応だと言っていることを知った。[*15]「この考え方は非常に重要だと思います」とヴィンセントはぼくに言った。「この考え方に従えば、うつ状態に陥っている理由をセロトニンの不均衡とかドーパミンの不均衡とかそのほかの何かの不均衡とするような、安易で狭い考え方を乗り越えることができます」。うつ状態に陥ったときに、脳内で何かが起きているのは本当だ。しかしそれは「因果関係を説明するものではありません。あいだを媒介する仕組みで、それはそれで人体に欠かせないものなのです」とヴィンセントは言う。

このことを見ようとしない人もいます。なぜなら、少なくとも最初は、単に脳内の変化だけが原因ですべてが起きていると考えたほうが「楽なんです」とヴィンセントは言う。「この考え方は経験の過程を捨象してしまいます。その代わりに、機械的な過程を置くのです」。そしてこの考え方は、苦痛を薬によって消し去ることができると錯覚させてしまう。でも薬は問題を完全に解決することはない。それは肥満患者に食べることをやめさせても、それだけでは問題が解決しないのと同じだ、とヴィンセントは言う。「医薬品には医薬品の役割があります。でもそれは最終的解決とか問題の終焉をもたらすでしょうか？　答はノーです。ではそれは、時に人の目を眩ませることがあるでしょうか？　実はまったくその通りなのです」。

肥満患者の問題を解決するには、まず何よりも初めに、食べることに駆り立てている大元の問題を解決しなければいけなんだということを、患者全員が自覚する必要があったとヴィンセントは言う。そこでヴィンセントは、サポート・グループを立ち上げ、そこでは患者が、食べることに駆り立てられる本当の理由を議論したり、自分がどんな経験をしてきたかということを話したりすることができるようにした。

それがいったん機能し始めると、断食プログラムを継続できる人も、安全な体重を維持できる人も、はるかに多くなったのである。[*16] そこでヴィンセントは、今度は同じことをうつについて探求し始めたのだ。そしてその結果は驚くべきものだった。これについてはあとに述べたい。

うつの隠れた原因について話し合った人のなかでも、ヴィンセントほどぼくを怒らせた人はいなかった。インタビューのあと、ぼくはサンディエゴの海岸に行き、言われたことを思い出しながら大声で怒鳴り散らした。[*17] 理性ではその怒りを鎮めることが到底不可能なありさまだった。でもしばらくして、ぼくは自分に言った。おまえ、なんでそんなに怒ってんの？　と。確かに変だった。自分でも本当はなぜだかわかっていなかった。あとで信頼できる人たちにこのことを話して、やっと理解し始めたのだ。

もしもうつが、壊れた脳だけのせいだと信じるなら、人生について考える必要はないし、誰かにされたことについても考える必要はない。すべてが結局は生物学的な問題なんだと信じることは、ある意味で、自分を守ってくれることなのだ。しばらくのあいだは。もしもそれとは違う物語を受け入れるのなら、人生で起きたことについても考えないといけないということだ。そしてそういうことを考えることが、自分を傷つけるということなのだ。

ぼくはヴィンセントに、なぜ子ども時代のトラウマが、あれほど頻繁にうつや不安を抱えた大人を生み出すと思うかと尋ねた。すると、実はわたしにもわからないのです、という答だった。ヴィンセントは良い科学者だ。山を張ろうとはしない。だが、ぼくには答がわかっていたかもしれない。ただし科学的に証明できる範疇を越えてしまうけれども。

子どものときに本当にトラウマを生じるような経験をすると、ほとんどの場合それは自分のせいだと考える。そう考えるのには理由がある。理不尽なことではない。このことは肥満が、実はある問題に対する解決策であるということに似ている。ただほとんどの人に、その問題は見えないだけだ。ぼくが子どもの頃、母親は病気であることが多かった。父親はたいていいなかった。どこかほかの国に行っていた。そういう混沌状態のなか、大人から極端な暴力行為を受けることを、ぼくは人生のなかで何度か経験した。たとえばあるとき、ぼくは電気コードで首を絞められたことがある。一六歳になる前に、ぼくは自分の家を出て、知っている大人のいない別の町で暮らしたこともある。その町でぼくは、ふと気付くと、――人格形成期にそのような目に遭った人の多くがそうなるように――二度と遭うべきではないような目に再び遭う危険がある状況を捜し求めていた。

今でも――三七歳の大人になった今でも――、このことを書いて読者に知らせようとしていることが、あの暴力行為を働いたあの大人に対して、あるいはすべきではない振る舞いに及んだ大人たちに対して、何か裏切り行為のようにぼくは感じている。

ここに書いたことからは、その人たちが誰かということが読者にわかるはずはない、ということは重々承知している。もしも大人が子どもの首を電気コードで絞めているところを見かけるなどということがあったとしたら、ぼくはその子どもを責めたりはぜったいにしないし、もしも誰かがその子を責めるようなことを言っているのを耳にしたら、そんなことを言う人間は正気ではないと思うだろう、ということも承知している。この状況で本当の裏切りはどこにあるのか、理性ではぼくもよく承知している。でもそれでも、ぼくは感じてしまうのだ。裏切っているのは自分だと。そしてこの感覚のせいで、ぼくはこのことを書くのを、もう少しでやめてしまうところだった。

子どもの頃に暴力を受けた経験がある人の多くが、同じように感じるのはなぜだろうか。肥満とか、筋金入りの依存症とか、自殺といった自己破壊的な行動に導かれるのはなぜだろうか。このことをぼくはとても長い時間をかけて考えてきた。子どものときには、環境を変える力はほとんど持っていない。引っ越すこともできないし、自分を傷つける者にそれをやめさせることもできない。そうなると選択肢は二つだ。一つは、自分が無力であることを認めてしまうことだ。いついかなるときでも、自分はひどく傷つけられる可能性がある、そして自分ではそれについてまったく何もできないのだ、ということを自分に対して認めるのだ。さもなければもう一つの選択肢としては、自分が悪いんだと自分に言い聞かせることだ。そうすれば、実際にいくらか力を得られる。少なくとも自分の心のなかでは。自分のせいということになれば、状況を変えてくれる可能性のある何かをすることができるはずだ。自分は機械のなかで、あっちにはじかれこっちにはじかれしているピンボールではない。自分は機械を操作している人間だ。自分は危険なボタンを手中にしているのだ。そうすれば、自分をレイプするかもしれないという恐怖の対象となっている男たちから肥満が女たちを守るのと同じように、子ども時代のトラウマは自分のせいだとすることが、自分がいかに弱かったか、そして今現在も弱いかということを直視することから自分を守ってくれるのだ。そうすれば、強い自分になれるのだ。自分にも欠点があるということは、自分でコントロールできるということだ。

だがそれには犠牲が伴う。自分が傷つけられることの責任が自分にあるとすれば、程度はどうあれ、そうされるだけの原因が自分にはあると考える必要がある。子どものときの自分は傷つけられるに値していたと考える人は、大人になった自分がとても価値ある人間だとは考えない。

それはまっとうな生き方だとは言えない。第二の選択肢は、人生の最初期のある段階を生き延びるためのものだったわけだが、それは不発に終わるということだ。

読者は、本章で取り上げたうつと不安の原因が、前章までに論じた原因とはちょっと違うことに気付いているかもしれない。そしてそれは、次章から論じる原因ともやはりちょっと違っている。

前に触れたように、科学的エビデンスを研究している人のほとんどは、うつや不安の原因に、三つの異なる種類があることを認めている。すなわち、生物学的原因、心理的原因、社会学的原因の三つだ。前章まで論じた原因、そして次章から再び論じる原因は、社会的な原因である。生物学的な原因は、そのあとで論じるつもりだ。

だが、子ども時代のトラウマは別のカテゴリーに属する。心理的原因だ。本章でこれを論じながら、うつにはほかにも心理的原因が数多くあることを察してもらえるといいのだが、と考えていた。ほかの心理的原因は、あまりにも千差万別、それぞれが特殊で、本書のように広範に大局を論じるやり方では取り上げにくいからだ。われわれの心が損なわれる様態は、それこそほぼ無限にある。妻が何年も自分の親友と浮気していたことを知って、深刻なうつを抱えるようになった男性をぼくは知っている。テロ攻撃を生きながらえて、その後一〇年間ほぼ片時も不安が去ることがなかったという人をぼくは知っている。能力の高い完璧な母親がいて、その母親から何かひどいことをされたわけではないけれど、徹底的にネガティブで、他人の悪いところしか見ないように、そして他人から距離を置くように、いつも教え込まれてきた女性をぼくは知っている。そういった個々の経験を、いくつかの整ったカテゴリーに無理矢理押し込むことはできない。うつや不安の原因として、「パートナーの不倫」「テロ攻撃」「冷たい親」などをリストアップしても意味がないだろう。

　でもわかっていることがある。心理的損傷は、子ども時代の暴力ほど極端なものでなくても、人に深い影響を与えるということだ。妻が自分の親友と浮気をすることは、自分の脳の機能不全ではない。でも深刻な心理的苦痛の原因であることは確かだ。そしてそれがうつや不安を引き起こすことはあり得る。もしもあなたが今後、自分のそうした問題に関してひとから何か聞くときに、その人があなたの個人的な経験について何も触れないなら、その話を真に受けてはいけない。

　アンダ博士――この分野の研究の先駆けの一人――は、うつやその他の問題に関する自分の考えは、完全にひっくり返されたとぼくに語った。

「その種の問題を抱えているとひとから聞いたら、どこが悪いのですかと尋ねるのはもうやめるべきだ、これからは、何があったのですかと尋ねるべきだ」と。

第10章[*1]　原因その5——尊敬される地位との絆の断絶

うつ状態や重度の不安がどのような感じか説明するのは難しい。言葉では言い表わせないような、混乱した状態なのだが、人から聞かれて答えるときに使う決まり文句はいくつかある。たとえば、「気分が落ち込んでいる《ダウン》」とよく言う。これは比喩のように聞こえるかもしれないが、比喩だけではないとぼくは思っている。ぼくがうつを感じるとき、まるで体が物理的に押し下げられているような感じがする。頭を下げたままにして、体を前屈みに、姿勢を低くしておきたいと感じる。うつを経験したことのあるほかの人に聞いても、やはり同じことを言う。

何年も前にある科学者が、これに関連するあることに気付いた。そしてそこから大きな発見に導かれたのである。

一[*2]九六〇年代後半のある午後、ニューヨーク市内の自然史博物館で、ロバート・サポルスキーという名のユダヤ人の一一歳の少年が、ガラスケースのなかに入れられたシルバーバックのゴリラの巨大な剥製に見入っていた。その後も、またそこへ連れて行ってくれとしつこくねだって母親を困らせ続けた。自分ではなぜかよくわからなかったが、この動物に魅了されて夢中になってしまったのだ。もっと幼いとき、シマウマになってアフリカのサバンナを駆け回ることを夢見たこともあった。その次に夢見たのは、昆虫になることだった。だが今度は、霊長目の仲間に憧れを抱いていた。それなら自分も仲間の一員だと言うことができた。ガラスケースのなかを見入っていたとき、霊長目はロバートにとって一種の避難所のように映っていた。つまり自分が本来所属すべき場所であるかのように。

[*3]ちょうどそれから一〇年ばかりのちに、ロバートはそれを実現した。サバンナで独り突っ立って、どうやったらヒヒのようにできるか突き止めようとしていたのである。ヒヒは、ケニアに広がる大草原に、五〇頭から一五〇頭の群れで暮らしている。ロバートは視界のこちらの端とあちらの端にいるヒヒが、たがいに呼び合うたびにじっと耳を傾け、自分でもそのコールを何とか真似しようと何時間もがんばっていた。

観察すればするほど、ヒヒは進化の用語で言う意味で、われわれのイトコであることを思い知らされた。ある日、「小さな子どもを連れた雌が木を登って行った。その子は最初の子で、その雌はそれほど有能ではなかった。というのはつまり……子どもを落っことしてしまったのだ」とロバートはぼくに語った。それを見ていた五頭の雌のヒヒは、みんな息を呑んだ。ロバートも同じように息を呑んだ。五頭はそれから、赤ん坊が生きているかどうか確かめにみんな近寄って行った。赤ん坊は立ち上がり、母親のもとに戻った。五頭の雌は安心して、みんなクックと鳴き声をあげた。ロバートも同じようにした。[*4]

ロバートがここへ来たのは休暇で遊びに来たのではない。自分自身の謎を解こうとしてやって来たのだ。ニューヨークにいたとき、ロバートは初めてうつを体験していた。[*5]そしてそれを理解する鍵が、ここ、サバンナのわれらがイトコとともにあるのではないかと考えたのだ。[*6]

ロバートはここへ来てすぐに、ヒヒのボスを初めて見た。その後ロバートが二〇年にわたって観察することになるその群れの頂点には、リーダーのなかのリーダー、ジャングルの長がいた。[*7]ロバートはすぐさまそれにソロモンという名を付けた。旧約聖書の最も賢い王の名にちなんだのだ。ヒヒは、厳格な階層秩序《ハイアラーキー》のなかで暮らしている。どの個体も、序列のなかの上から下まで、誰がどこの位置を占めているか知っている。ソロモンが頂点にいて、何でも思い通りのことをできるのをロバートは見ていた。ソロモンは、群れのなかの誰かが何かを齧《かじ》っているのを見つけたら、その手からそれをひったくり、自分のものにする。ソロモンは、好きな相手とセックスをする。この群れ全体で、性行為の半分はその最中にソロモンに割って入られている。暑いときは、日陰に座っている者を追いやって、涼しいその場所を自分のものにする。ソロモンがその地位に昇りつめたのは、前のボスだった年老いた雄を恐怖で圧倒して降伏させたことによる。

ほどなくしてソロモンは、ロバートに対しても支配権を主張し始めた。ある日、この若き霊長類学者が岩の上に座っているとき、ソロモンがそこまで登ってきてロバートのことをしたたかに押したので、ロバートは転げ落ち、双眼鏡が粉々になってしまったことがあった。

もしもあなたが雌のヒヒであれば、あなたの母親から階層秩序上の地位を引き継ぐ。あなたがもしも中世の上流階級の英国人であったとしても、それは同じことだ。だが、もしもあなたが雄のヒヒだったら、自分の地位は、誰がてっぺんに昇りつめるか見定めるための激しい闘争を通して決められるのだ。

そしてあなたは、底辺を何とか避けたいと心底思うだろう。この群れの場合、底辺に位置づけられていたのは、痩せこけて弱々しい個体だった。ロバートは、トーラーや旧約に出てくる最も運の悪い男にちなんで、この個体をヨブと名付けた。[*8] ヨブはほとんどの時間を震えて過ごすのが常だった。そして、見た目は卒中患者にそっくりだった。ときには毛が全部抜け落ちていることもあった。群れのなかにその日ついていない個体がいれば、ヨブに八つ当たりしようとした。食べ物は掠《かす》め取られた。暑さのなかに追いやられた。そしてたくさん痛めつけられた。地位の低いヒヒは誰でもそうだが、ヨブも全身に噛み跡を付けられていた。

ソロモンとヨブのあいだには、雄同士の命令／服従の連鎖があった。ナンバー4はナンバー5の上に立ち、ナンバー5の持っているものならどれでも奪い取ることができた。ナンバー5はナンバー6の上に立ち、ナンバー6の持っているものならどれでも奪い取ることができた。以下、それが続いていく。階層秩序のなかでどの位置を占めるかは、何を食べているか、首尾良くセックスをやり遂げられるか、などによって、ヒヒの一生のうちのどの瞬間でも、見極めることができる。

ロバートは毎朝五時半にテントのなかで、サバンナの辺り一面が目覚めの騒々しい音をたてるのを聞いて自分も目を覚ますのを常としていた。そして医療用キットと鎮静剤注射の矢を準備する。ヒヒたちはロバートを避けることが本当に上手になったので、ヒヒが見ていない隙にその背中に矢を打ち込めるように射るには一工夫必要だった。鎮静剤を打ち込んだ上で血液を採集し、鍵になる要素を検査するわけだ。[*9]そのうちの一つが、血液中にストレス・ホルモンのコルチゾールがどれほど含まれているか、という項目だった。ロバートはどのヒヒが最もたくさんストレスを抱えているか知りたいと思っていた。それによって何か決定的に重要なことが明らかになると信じていたのだ。

血液[*10]を検査した結果判明したのは、ボス雄の地位を賭けた抗争が続いているときには、最も強いストレスを抱えているヒヒは、群れの上位に位置する個体たちだが、それ以外のたいていの場合では、位置している地位が下であればあるほど強いストレスを抱える、ということだった。そしてヨブのように、序列のまさに最下層に位置するヒヒは、絶えずストレスに苛まれていることがわかったのである。

最下位に位置するヒヒたちは、徹底的にやっつけられるのを避けるために、自分が打ち負かされたことを承知していますという意思表示をすることを強いられるのが常だ。[*11]そのために服従身振りと呼ばれる姿勢を取るのである。すなわち頭を下げ、腹ばいになるのだ。そうやって、もうわたしを攻撃するのはやめてください、わたしは負けました、わたしはあなたのことを脅かす存在ではありません、もう降参です、という信号を発しているのである。

そしてそこには衝撃的な事実がある。ヒヒがこうした行動をとるとき、周りの誰もその個体に敬意を示さないとき、序列の最底辺に押しやられたとき、その個体はうつを抱えた人類に恐ろしいほど似ているのだ。頭をうな垂れて前屈みの姿勢をとるのである。そうやって動こうとしない。食欲もなくなる。活力が全部失われる。そして誰かがそばにやって来ると、逃げ出すのだ。

ソロモンが序列の頂点に昇って一年が過ぎたある日、若いヒヒのウリヤがびっくりするようなことをした。[*12]ソロモンが群れのなかで最も魅力的な雌ヒヒと岩の上に寝そべっていたところ、ウリヤがそこへ登って行って二頭のあいだに割って入り、ボスのすぐ目の前で、この雌ヒヒとセックスをしようとし始めたのである。ソロモンは激怒し、ウリヤに襲いかかり、その上唇を引き裂いた。ウリヤは逃げて行った。だが次の日、ウリヤがまたやって来た。次の日も。その次の日も。ウリヤはいつも叩きのめされた。だが回を重ねるごとに、ソロモンの消耗の度合いは少しずつ増していき、また警戒も強めるようになっていった。

その後のある日、ウリヤが攻撃した。ソロモンはわずかにひるんだ。だがそれはほんの一瞬のことだった。しかしそれから一年と経たないうちに、ウリヤが王座に就いた。ソロモンは序列のナンバー9まで沈んだ。そしてソロモンからかつて打ち据えられたことのある者、意地悪をされたことのある者は、こぞって復讐の機会を狙った。群れ全体がソロモンに辛く当たるようになった。ソロモンのストレスは最高レベルをさらに超えた。

ある日、ひどく絶望したソロモンは、サバンナのなかに歩いて行き、二度と戻って来なかった。[*13]

ロバートは、われわれの最も近縁のイトコたちが、二種類の状況でストレスが最大になることを発見していた。一つは、地位が脅かされるとき（ウリヤの攻撃を受けたソロモンのように）。もう一つは、地位が低いときだ（かわいそうなヨブは四六時中そうだった）。

ロバートが研究成果を初めて発表すると、それに促されてこの問題に対する科学的探究がさらに進み始めた。ロバートはスタンフォード大学の生物学および神経学の分野を牽引する教授に昇りつめた。

ロバートの最初の成果から数年後、うつ状態にある人間には、序列の低い雄ヒヒに見られたのと同じストレス・ホルモンが溢れていることがわかった。ロバートはこの問題の研究をさらに進め、それ以上の発見を成し遂げた。[*14] ロバートは説明する。「脳、脳下垂体および副腎の変化という同じ組合せが、うつ状態の人間にも見られたのです」。

それでうつには、われわれのなかの動物としての本質にまで深く根ざしている面がいくらかあるのではないかと考える科学者も出てきた。[*15]

心理学者のポール・ギルバートが、うつは人間にとって〝降伏反応〟の面があることの証明に乗り出す。つまり、あの序列の最底辺にいたヒヒのヨブの反応が人間に進化したもの、ということだ。いえいえ、もう結構です、どうかわたしを独りにしておいてください、わたしと競う必要なんかないんですよ、わたしはあなたのことを脅かす存在ではありません、と伝える信号だ、と。

このことを知ってから、とくにうつ状態にある多くの人にインタビューしているときに、うつというものは、現代世界によってわれわれの多くが味わわされる屈辱感への反応の面があるのではないか、と考えるようになった。テレビを見てみればよい。世界で重要なのは有名人と金持ちだけだと聞かされる。そしてそのどちらかに自分がなるチャンスは、ゼロに近いほど小さいということは、自分でとっくにわかっている。あるいはインスタグラムやグラビア誌をパラパラめくって見てみればよい。自分の平凡な体型にうんざりする。さらに仕事に行けば行ったで、自分より一〇〇倍も稼いでいる雲の上の存在であるボスの気まぐれに服従しなければならない。

実際に屈辱を味わわされてはいないときでも、自分の地位がいつでも簡単に奪われると感じている人は、もっと多い。中産階級ですら――さらには富裕層ですら――あれこれ多くのことが不安定だと感じさせられている。ロバートは、不安定な地位にあることは低い地位にあるよりも、うつの大きな要因となることを発見した。

このように考えると、うつや不安は、今日、われわれの多くが生きる上で置かれている恒常的な地位に対する反応だという理論も一理あるのではないかと思えてくる。しかしこの理論は、どうしたら検証できるだろうか。

この分野についてぼくに教えてくれたケイト・ピケットとリチャード・ウィルキンソンの二人に会いに行った。二人は結婚していて、この分野のとても興味深い研究方法を二人して見出した。そしてその研究成果――二人の著作『平等社会』に濃縮されている――によって、二人は世界で最も影響力のある社会科学者となったのである。

ロバート・サポルスキーの著作を読んで、二人はヒヒについては階層秩序がかなり固定的であることを知った。基本的には常にその秩序に基づいてヒヒは生きていて、もしも特例があったとしても、違いは些末なものに過ぎない。[*16] しかし人間については、階層秩序がヒヒと同じように作用しているわけではないことを、二人はよく知っていた。一つの生物種としてのわれわれ人類は、実に多くの異なる生き方を採用してきた。人間の文化のなかには、（アメリカのように）頂点に立つ者と底辺にいる者とのあいだにたいへん大きな格差のある文化がある。そのような文化においては、少数のソロモンが頂点に立ち、ほとんどの人がヨブのように底辺に置かれたままになっている。だがそれとはまったく違って、（ノルウェーのように）かなり平等な生き方をしていて頂点と底辺が接近している文化もある。そこでは、ソロモンもヨブもほとんどいない。ほとんどの人が中間領域で生きている。ヒヒの序列で言えば、ナンバー10からナンバー13のあいだぐらいだ。

もしもロバートの洞察が人間にも当てはまるなら、アメリカのようにきわめて不平等な社会では、精神的な悩みを抱える人の割合が大きいはずであり、ノルウェーのようにきわめて平等な社会では逆に小さくなるはずだと、リチャードとケイトは考えた。そこで二人は、このことをはっきりさせるために大規模な調査プログラムに乗り出し、膨大な量のデータを厳密に検証した。

最終的にデータをグラフに落とすことができたとき、そこに表わされた関係性の密接度に二人は驚いた。文化が不平等になればなるほど、あらゆる形態の精神病の流行がより顕著になるのである。ほかの社会科学者が、この結果からうつだけをとくに取り出して検証してみると、不平等が進めば進むほど、うつの流行もより顕著になることがわかった。[*17] 別の国で比較しても、またアメリカ国内の州同士で比較しても、これは真実だった。[*18] 不平等にまつわる何かが、うつや不安を促進していることが、強く示唆される結果となったのだ。

収入や地位において大きな格差を抱える社会には、「ある人びとはこの上なく重要であり、ほかの人びとはまったく重要性がない」という感覚が生まれる、とリチャードはぼくに語った。このことは、底辺にいる人びとだけに影響を与えるのではない。きわめて不平等な社会では、誰もが自分の地位について過剰に気を配る必要がある。わたしは自分のポジションを維持していけるだろうか？　とか、誰が自分を脅かす存在か？　とか、わたしはどれぐらい下に落ちる可能性があるだろうか？　などと自問するだけでも——不平等が嵩じれば嵩じるほどそうせざるを得なくなる——生活にのしかかるストレスは大きくなっていくのだ、と。

そして、このストレスに対して、進化の歴史の深いところに根ざした反応をする人たちもまた、多くなるということだ。すなわち頭をうな垂れ、負けを認めるのだ。

「われわれはこうしたことに極度に敏感なんです」とリチャードは言う。[*19] 地位の格差が大きすぎると、「抜け出しようがない敗北感」が生じるのです、と。

今日、われわれは人類史上一度もなかったほど大きな格差のなかに生きている。会社で働くとしたら、かつてはボスが平均的な従業員よりも二〇倍ぐらいの給与を取っているのはよくあることとして人びとの記憶に残っている。[*20] ところが今では、これが三〇〇倍になっているのだ。ウォルマートの財産を継承した六人の相続人は、アメリカ人の下から一億人を合わせたよりも多くの財産を所有している。[*21] 億万長者の上位八人は、人類の下から半分を合わせたよりも多くの財産を所有している。[*22]

こうしたことをすべて理解したなら、われわれの多くが感じている苦痛が、単に脳内の化学反応の自然発生的な不発のせいであるわけはない理由がわかるだろうと、リチャードはぼくに説明する。そんなものじゃない、と。「ほかの非常に多くの人と共有していることなのです。われわれみんなが生きている環境に対する人間としての共通の反応なのです。自分は世界と違うんだと考えるべき事象ではありません。それどころか、むしろ数え切れないほどの他人と共有している事象なのです」とリチャードはぼくに語った。「自分の個人的な問題というだけじゃなくて、共通の問題であるということ。われわれが生きているような種類の社会にこそ原因を帰し得る問題なのだ」と見る必要がある、と。

ケニア[*23]のサバンナでの野生のヒヒの群れとの暮らしから戻ったロバート・サポルスキーは、くり返し同じような夢を見るようになった。[*24]ニューヨークの地下鉄に乗っていると、恐ろしいギャングが自分のほうに近づいてくる。自分のことを痛めつけるつもりだ。ロバートはギャングを見て震え上がる。このとき、その夢のなかでは階層秩序がある。そしてロバートは最底辺だ。このままでは餌食になってしまう。あのヨブのように。体中が咬まれた傷跡に覆われていたあのヒヒ、誰もが好きなように痛めつけることのできたあのヒヒだ。

だが夢のなかでロバートは、思いがけないことをする。凶暴なギャングに話しかけるのだ。自分を攻撃しようとウズウズしている者たちに向かって、それはちょっと無茶な話だ、そんなことはあってはならない、と説明するのだ。あるいは別の夜には冷酷な悪党に向かって、そいつらが抱えている苦悩の源、つまり誰かを痛めつけたくなるのはなぜか話し、そいつらとその苦悩に同情を示し、さらにはちょっとした即興のセラピーまで施してやるのだ。また別のときは、ジョークを言う。するとギャングもロバートといっしょに笑う。いずれの場合も、ギャングはロバートを傷つけるのをやめることにする。

この夢は、われわれがどのようにできるかということを示しているのだと思う。[*25]ヒヒは、階層秩序に閉じ込められている。ヒヒには、痛めつけたり侮辱したりすべき最下層に属する相手が必要なのだ。ジョークを言ったりセラピーをしたりすることによって、自分をもう少しましに扱ってくれるようソロモンを説得しようとしても、ヨブにはできないだろう。あるいはほかのヒヒに向かって、もっと平等主義的な生き方を選択するよう説得しようとしても無理だろう。

だが人類は選択することが確かにできる。ぼくはあとで学んだのだが、われわれは階層秩序を無効にする実践的な方法を見つけ出すことができるし、もっと平等な場を生み出すこともできる。そこでは誰もが一定の尊敬と地位を得ていると感じられる。その一方でわれわれは、階層秩序を構築して屈辱に屈辱を重ねることもできる。これはわれわれが今日やっていることだ。

後者を選ぶなら、われわれの多くがほとんど物理的に体を押し下げられていると感じるだろう。そしてわれわれの多くが降伏の信号を発するだろう。頭をうな垂れて、前屈みになり、心のなかで言うだろう。もう独りにしておいてくれ、おまえはわたしに勝ったんだ、こんなのもう我慢ができない、と。

第11章　原因その6――自然との絆の断絶

イザベル・ベーンケは山の影になっているところに立って、ぼくを見た。大自然から切り離されることが、どんなふうにうつの原因になるか説明してあげてもいいけど、これからわたしといっしょにあそこに登るのが条件ね、と言って、腕を上に振り上げて、トンネルマウンテンを指し示した。カナダのバンフの町を見下ろしている山だ。ぼくはその腕の先を注意深くこの目で見たけれど、頂上はどこにも見えなかった。でもそれがぼくの上のほうにあること、雪に覆われていること、反対側のずっと先に湖があることを、ぼくは絵葉書で見て知っていた。

ぼくは咳払いをして、できる限り失礼にならないようイザベルに説明した。ぼくは自然派じゃないんです。本棚で覆われているコンクリートの壁が好きなんです。摩天楼が好きなんです。地下鉄の駅を上がるとすぐに目の前にタコス屋の屋台があるのが好きなんです。セントラルパークは田舎すぎるので、それを避けるために北に行くときはぼくは一〇番街を行きます。ぼくが自然のなかに足を踏み入れるとしたら、物語を追いかけるために、ほかにどうしようもないというときだけです。

だがイザベルは言った。山歩きがないなら、インタビューもなしだ、と。「行きましょうよ。死を回避することもできるし、危険な自撮りを撮ることもできる場所がどんなだか、実際に見てみましょう」とイザベルは言う。それでしぶしぶ――完全にジャーナリスティックな理由のみで――ぼくはとぼとぼ歩き始めた。歩き始めてぼくは、ふと思った。ぼくの知っている人のなかで、イザベルは大災害を一番生き延びられそうな人だな、と。イザベルはチリの田舎の農場で育った。それで「わたしは田舎にいると、いつもおかしいくらい気分がいいのよ」。歩きながらイザベルはぼくに言った。「一〇歳のときには自分一人でウマに乗ったり降りたりしていた。わたしの父はタカを飼っていた。三羽いて、家のなかで放し飼いにしていたのよ」。タカ？　家のなかで？　ぼくは聞いた。タカは襲ってきたりしないんだろうか。「わたしはとても変な環境に育ったのよ」とイザベルは答え、ぼくらはまた少し登った。イザベルの家族はノマドの一団のような感じで、大自然のなかをさまよっていたという。船で何日間も海に出ることもよくあった。八歳のときにはシャチをその眼で見てスケッチした。生まれて初めて熱帯雨林に冒険しに行ったのは、そのあとすぐのことだった。

二〇代前半のときイザベルは、進化生物学者としての訓練を受け始めた。進化生物学者とは、「人間の自然《ネイチャー》の性質《ネイチャー》*1」を研究するということだとイザベルは言う。オックスフォード大学の学外活動としてイザベルが選んだ課題は、われわれがいかにしてわれわれになったか突き止めることであり、そのための手段の一つが、われわれの進化上の祖先やイトコの研究だった。最初の主な研究は、イングランド南部のトワイクロス動物園で行なった。そこでの研究課題は、囚われの状態でのチンパンジーとボノボの違いの調査だった。ボノボは痩せたチンパンジーのように見える。そして髪型がおもしろい。真ん中分けで、左右が跳ね上がっているから、離陸しようとしている飛行機のように見える。ボノボは大きく成長する。大人のボノボは、人間の一二歳の子どもぐらいの大きさになる。イザベルは観察を始めてすぐに、ボノボに関して最も有名なことを目にする。非常に頻繁にグループセックスをすることによって絆を深めるのだ。そしてそのほとんどがレズビアンのセックスなのだ。

イギリス人の母親たちがついうっかり子どもをそこへ連れてきて、ボノボの乱交《オージー》を目撃させてしまうところを見るのがイザベルは大好きだった。「ママ！　ママ！　あいつら何やってんの？」と子どもは尋ねる。母親たちは大急ぎで子どもたちを、反対側のガラパゴスゾウガメのほうへ追い立てる。だがあいにく、ちょうどゾウガメの発情期が来ていたりすると、ゾウガメが「どれほどポルノみたいか知らないでしょう。

何しろゾウガメの雄は雌の上に乗って、最後にイクときみたいな声を上げるんだから」とイザベルは言う。

動物園に設置された自分の観察場所から見ているイザベルは、ボノボの乱交《オージー》と絶頂に達するゾウガメのあいだで「オーマイガッ！　オーマイガッ！」とつぶやきながらおろおろしている母親たちの姿に、キャッキャッと笑っていたものだった。

動物園でイザベルは、ボノボとその世界観に惚れ込んでしまった。とくに印象深かったのは、一頭の雌ボノボがディルドをこしらえたのを見たことだった。「ある日そのボノボは半分に切ったバケツ——青いバケツ——で餌を与えられたんだけど」、食べ終わるとその容器をくるくると丸めて、「どこへ行くにも持ち歩いて、マスターベーションに使っていたの。ビックリでしょう！　それでわたしは理解した。もちろんプラスチックのほうがつるつるしているものね。木の枝なんか使う気になれないでしょう？　つるつるしていないから。もう天才かと」。

だが、ボノボたちにとって、その動物園には何かよくないところがあった。それが何なのか、イザベルはもっとあとにならないとわからなかったのだ。

イザベルは、この生き物を本当に理解したいと考えるなら、アフリカの中央部にある自然生息地での暮らしを追いかけないとだめだということを悟った。だが数年にわたってそれをした者はまだ誰もいなかった。恐ろしい戦争がコンゴ民主共和国を破壊し尽くしていた。ただそれも、現在は終息に向かいつつあるように思えた。その希望を人びとに話すと、まるで気でも狂ったのかと言わんばかりの顔で見られた。だがイザベルは、人からノーと言われて黙っているような女性ではなかった。そういうわけで最終的には——ロビイングを山ほど敢行した成果もあって——コンゴの熱帯雨林のなかに、三年間滞在することになったのだ。そこでは泥でできた家に住み、一日中、そして来る日も来る日も、ボノボの一つの群れにつきまとって歩いた。平均して日に一七キロは歩いたという。あるときはイノシシに体当たりされたりもした。だが滞在期間中に、イザベルは存命中のほかの誰よりもボノボをよく理解する術を身に着けた。そしてその地でイザベルは、ぼくらにとっても意味深いあることに気付いたのである。

コンゴに行ってみてイザベルは、自然生息地から連れ出されて動物園に入れられたボノボたちがしていたことの多く――当時はそれがふつうだと思っていた――が、実はまったく異常なことだったということに気付いた。

熱帯雨林のなか――ボノボが進化によって生息地とした景観がそれだ――では、ボノボはときどき同じ集団のメンバーからいじめを受けることがある。そうされたときには、いつもと違う行動を取り始める。自分のことを強迫的に掻きまくる。集団の端に座って睨み付ける。自分の身繕いをほとんどしなくなり、ほかのボノボから毛繕いされることを拒絶する。この行動を見たとき、イザベルはすぐにそれが何かわかった。これは明らかに人間で言ううつのボノボ版だと考えたのだ。そうなった理由も同じで、前章で述べた通りである。ひどい扱いを受けたから悲しみと絶望で反応したのである。

だがここでは事態が少し異なっていた。野生のボノボはうつ状態が嵩じても限度があるのだ。うつ状態が野生でも存在することは確かだ――とくに地位が低い個体において――けれども、それ以上は落ち込まない底と言うべきものもまた、存在する。ところが動物園では、ボノボたちはどこまでも滑り落ちていくように見えたのだ。そんな落ち込み方は、野生状態では一度も見なかった。動物園では、ボノボは血が出るまで自分のことを掻きむしる、吼える、チック症状を示す、強迫的に体を揺さぶる、というようなことが常だった。しかし自然生息地では、このような「本格的な慢性のうつ」を見たことはなかったとイザベルは言う。動物園ではぜんぜんふつうのことだったんだけど、と。

これはボノボに限った話ではない、ということがわかっている。囚われの状態にある動物たちを一〇〇年以上観察してきて、生息地から引き離された動物が、頻繁に、さまざまな症状を示すこと、そしてその症状が極度の絶望を表わしているように見えることが、今では知られている。オウムは自分の羽根を抜いてしまう。ウマは首を左右に振り始めると止まらなくなる。ゾウは、野生状態であれば力と誇りの源であるはずの牙を、部屋の壁に擦りつけるようになり、しまいには節くれだった木の枝のようにしてしまう。*2

またゾウのなかには囚われ状態でトラウマが嵩じ、何年も立ったままで眠り、四六時中神経症患者のように体を動かすようになる者もいる。こうした動物たちのうち、野生状態でそんな行動を見せる種はない。囚われ状態の多くの動物が、セックスをする欲望も喪失してしまう。[*3] だからこそ、動物園で動物に交尾させることはあれほど難しいのだ。

この問題は、オックスフォード大学に戻ったイザベルが、何かの研究を論文にまとめていたとき、正真正銘の個人的問題となった。一日中家に閉じ籠もり、仕事をしようとするのだが、自分が生まれて初めてうつ状態になっていることに気付いたのだ。眠れなくなり、意識を集中してこのひどい苦痛の感覚から抜け出す方法を考えようとするのだが、それもできなかった。抗うつ薬をのんではみたが、この薬をのんでいる人のほとんどがそうであるように、うつ状態はなくならなかった。イザベルはこう自問し始めた。自分のうつは、檻のなかのボノボに見られたうつと何か関係があるだろうか。もしも人間の場合も、進化によって生息地とした景観へのアクセスを奪われることが、うつの度を深める原因となっているとしたらどうだろうか。[*4] 自分がこんなに気分が悪いのは、そのせいだろうか、と。

あらゆる種類のメンタルヘルスの問題——精神病や統合失調症のように深刻なものも含む——が、田舎よりも都市でのほうが際立って悪化することは、ずっと前から知られていた。[*5] しかし、自然界から切り離されることが与える心理的影響が厳密に研究されるようになったのは、ここ一五年ほどのことである。

イギリスのエセックス大学の科学者集団が、この問題について今のところ最も詳しい調査を実施している。その研究は、五〇〇〇世帯の家族を対象に、三年以上にわたってそのメンタルヘルスの変化を見守る、というものだった。対象としたのは、とくに二種類の家族だった。一つは、緑溢れる田舎から都市に引っ越した家族、もう一つは、逆に都市から緑溢れる田舎に引っ越した家族、である。それぞれのうつ状態が引っ越しによって何か変わったかを確かめるのが目的だった。

その結果見出されたことははっきりしていた。緑溢れる地域に引っ越した人たちは、うつ状態が大幅に軽減された。[*6] 一方緑溢れる地域から引っ越した人は、うつ状態が大幅に深刻化したのだ。そしてこの研究に限らず、似たような結果を示す調査がその後も数多く実施されることになる。[*7] この結果を目の当たりにしている科学者たちも、ここにはありとあらゆる要因が関与しているということはよくわかっている。たとえば田舎は、地域コミュニティも都会より強固であろうし、また犯罪や汚染も少ないだろう。緑が溢れている空間だということ以上に、そういったことこそが、田舎で人の気分が良くなる原因なのかもしれない、と。そこで別のイギリスの研究では、そういう効果を排除することにした。都市内部の貧しい地域で、多少緑の空間があるところと、非常によく似ている都市内部の貧しい地域なのだが、緑の空間がまったくないところを比較したのだ。緑の空間以外のことでは――社会的な絆の度合いなども含めて――すべてが同じだった。それでも近所に緑があるほうが、ストレスや絶望の度が小さいことが判明したのである。[*8]

ぼくは、そうした研究で明らかになったエビデンスのすべてを読み通したが、最も衝撃を受けたものは、たぶん最も単純なものだ。その研究では、都会に住む人たちを自然のなかに連れて行って歩かせ、その後、気分や集中力を調べたのである。すると全員が、気分が良くなり集中力も高まった。だがこれは予想できることだ。衝撃的なのは、その効果が、うつ状態にある人にとって劇的に大きかったということである。ほかの人に比べて、その人たちの気分や集中力の改善の度合いは五倍も大きかったのだ。[*9]

なぜそんなことになったのだろう。何が起きていたのだろう。

ぼくらは山の中腹まで登ってきた。イザベルは遠くにある湖のほうを見つめている。そのときぼくは、こんなことを正直に話してみたのだった。確かにぼくは、この景色を美しいと観念的には思えるんです。でもこういったものを楽しむなんてことは、自分からとてもかけ離れたことで、何と言うか、はっきり言ってパソコンのスクリーンセイバーみたいに見えてしまうんです。いや、すてきなスクリーンセイバーですよ。でもそれを見ると、無意識のうちに思ってしまうんです。何ぐずぐずしてるんだ、早く何かキーを叩いて、そいつを消せよって。

イザベルは笑った。でもそれは悲しそうな笑い方だった。「スクリーンセイバーみたいに感じてしまうんだとしたら、わたしの責任って思っちゃう。使命感に火を点けられた感じ。今そのことをここで話し合って、それじゃ戻ってパソコンの画面の前に二人で座りましょうって言うことが誠実なことだとはわたしには思えない」。そして二人して何とか頂上までたどり着くことを、ぼくは約束させられたのだ。だからぼくたちは、さらにいろいろな話をしながら、再びとぼとぼと登って行った。それでぼくが知ったのは、イザベルはこの問題——非常に幅広い分野の科学的検証を促す問題だ——を、基本的に三つの理論に集約して考えている、ということだった。その三つのどれも、まだまだ研究が足らないと、イザベルは遠慮なく言っていた。もっと研究すれば、ある程度は重なり合って見えてくる部分があると思うけど、と。

こういう景観のなかにいると気分が良くなるのはなぜか、ということを理解するには、すごく根本的なことから出発しないといけない、とイザベルは言う。「すごく根本的なこととは何かというと、わたしたちが動物である、ということ。わたしたちはいつもそのことを忘れている」。そして動物として、「これは動くようにできているわけ」と、自分の体を指さしながら言った。わたしたちは気分の悪さを何とかしようと思うと、言語とかシンボルのなかに解決法を見つけようとする、とイザベルは言う。言語やシンボルは、人類という種が生み出したものだけど、長いスパンで考えれば、それはつい最近のことだ。「わたしたちは現時点で、もう五億年近く脊椎動物をやってきた。哺乳類だったのは二億五〇〇〇万年から三億年。霊長目だったのは六五〇〇万年」。コンゴの熱帯雨林で、ボノボとともに暮らし、眠り、食べて過ごした数年間、ずっと教えられていたのはいかにわれわれ人間がボノボに近いかということだったと、イザベルは説明する。「わたしたちは、会話をして概念をやりとりする動物であったよりもずっと長いこと、動く動物をやってきたのよ。それなのにわたしたちは、うつを概念のレベルで治療できると考えている。〔最初の答はもっと〕簡単なものだとわたしは思う。つまり生理機能をまず最初に整える、ということ。『外に出て、動け』なのよ」。

自然生息地を動き回っている腹をすかした動物が、集団内でそこそこの地位にあるなら、うつ状態になることはあり得ないとイザベルは言う。[*10] そういうことが観察された記録はほぼ皆無だ、と。運動が有意なほどうつや不安を軽減することについては、はっきりした科学的エビデンスがある。[*11] その理由は、イザベルの意見によれば、運動によってわれわれがより自然な状態に回帰するからだという。その状態のわれわれは、肉体を与えられ、動物になって、動き回り、エンドルフィンが迸《ほとばし》っているのだ、と。「動き回ることのできない赤ん坊や老人――自然界だったら動けない期間は人間ほど長くない――を完全に健康な動物と見なせるとはわたしには思えない」とイザベルは言う。

でも、単に動き回るということ以上に何かもっと深いものがあるはずだとイザベルは言う。ジムのトレッドミルで走る人と、自然のなかで走る人を学者が比較してみると、どちらもうつ状態が軽減したが、自然のなかで走る人のほうがそれが顕著であることが判明したという。[*12] では、単に動き回ること以外の要因とは、いったい何なのだろうか。

会話がここまで進んだとき、山の頂上に着いていたことに気付いた。前も後ろも広大な眺めだった。

「ほら、前にも後ろにもスクリーンセイバーがあるよ。取り囲まれてる」とイザベルは言った。

一匹のシマリスがおずおずとぼくたちのほうに向かってくると思ったら、ぼくの足からほんの数センチというところまで近寄って来た。地面にぼくはジャーキーを一切れ置いてやった。その日の朝、町で買ったものだ。

自然のなかにいると、なぜ多くの人がうつを取り除かれたように見えるのか、という問いに対して、科学者が提案した理論としては、まだ別のものがあるとイザベルはぼくに言った。生物学者のE・O・ウィルソン――その分野では二〇世紀で一番重要な人物の一人――は、すべての人間に、〝バイオフィリア〟[*13]とでも呼ぶべき自然感覚が備わっていると主張した。それは、人類がその誕生からの時間のほとんどを生きてきた景観や、われわれを取り巻き、われわれの存在を可能にしている自然が織りなす生命の網の目に対して、われわれが生まれながらに持っている愛のことだ。ほぼすべての動物が、進化の過程で生息地としてきた景観を奪われると苦しむ。カエルは陸でも生きられる。でもそれは、カエルにとっては死ぬほど悲惨なことだから、参ってしまう。なぜ人類はこの掟の唯一の例外であろうとするのか、とイザベルはいぶかしむ。ぼくらの周りの景観を見回しながら、「これこそがわれわれ人間の生息地よ」と。

これは科学的に検証するのが難しい概念だ。だがそれを試みた研究が一つある。社会科学者のゴードン・オーリャンズとジュディス・ヘアワーゲンが、世界中のまったく異なる文化出身の人たちに、まったく異なる景観の写真を見せたのである。[14] 砂漠から大都会やサバンナまで、非常に多岐にわたる景観である。その結果二人が見出したのは、世界中のどこでも、文化がどんなに異なっても、人びとの選好は一つになるということだった。アフリカのサバンナのような景観だったのである。その選好は生まれつきのものだという考え方も一理ある、と二人は結論づけている。

このことからイザベルは、うつや不安を抱えた人が自然の景観のなかでは気分が良くなることを説明する三つめの理論を導き出した。うつ状態になると――イザベルは自分自身の経験を通じてよくわかっている――、「すべてが自分のことばかりになる」。自分の物語や自分の考えに囚われてしまう。そしてそれが頭のなかでペチャクチャペチャクチャと話し続ける。それが鬱陶《うっとう》しくて断固たるしつこさでずっと続く。うつや不安を抱えた状態に陥ることは、自分自身のエゴの虜《とりこ》になるということだ。そこには外からの空気は入ってこられない。そして自然のなかにいるときの共通の反応は、それとはまったく正反対の感情であることを、幅広い分野の学者が明らかにしてきた。[15] 畏敬の念である。

自然の景観を前にすると、自分も、自分の心配も、とてもちっぽけなものだという感覚を持つ。その一方で、世界はとても大きい、と。この感情がエゴを、扱いやすいサイズにまで縮ませるのだ。「自分自身よりも大きいものがあるんだよ」とイザベルは周りを見回しながら言った。「この感情には、とても深い、動物として健全な何かがある。この感情が感じられるととても短くはかない瞬間が、人間はとても好きなんだよ」。そしてそれによって人は、自分が周りのものすべてと絆で繋がっている、しかも前より深く、広く繋がっていると考えられるようになる。「自分は自分より大きな一つのシステムの一員であるということを示す、ある種の隠喩なんだね」とイザベルは言う。「自分は常に一つのネットワークに組み込まれてるということ」。たとえそれに気付いていなくても。自分はこの巨大なタペストリーの「新たな一つの結び目に過ぎないということよ」。

オックスフォードでイザベルは、うつ状態に陥ることは簡単だ、ということがわかった。こういう感情を完全に封印すればよいのだ、と。コンゴでボノボと暮らしているときには、自分がうつなんてあり得ないと思っていた。時には冷え冷えとした思考が浮かんでくることはあった。そして「自然に任せよう、なんてわたしには思えない、と……。でもサバンナでキャンプをしていると、ライオンが吼える声が聞こえてくる。そうしたら考えるのよ。やばい、わたしは蛋白質だった、って」。自分自身のエゴに自分を閉じ込めている状態から解放されることで、絶望からも解放される、とイザベルは言う。

シマリスはぼくが地面に置いてあげたジャーキーの匂いをくんくんと嗅いで、オエッとなったように見えた。そして慌てて走って行ってしまった。そのときになって初めてぼくはジャーキーの袋を見て、シマリスに進呈したのがサーモン・ジャーキーと呼ばれるものだということに気付いた。カナダ人は喜んでそれを買って食べるようだ。「シマリスの嗅覚は大したものね」。袋を見てぞっとしたような顔をしたイザベルは言った。そしてぼくの前に立って、山を下り始めた。

一九七〇年代のミシガン州立南刑務所で、まったくの偶然から、今まで述べてきたことを試す実験が行なわれる機会があった。[*16] その刑務所は、建築物の構造上、囚人の半分の監房は緩やかに起伏する農地と森を見下ろし、もう半分の監房は煉瓦がむき出しの壁が迫っていた。アーネスト・ムーアという建築家が、この囚人の二つのグループ（ほかの点では違いはない）の医療記録を調べてみると、自然が見えるほうのグループは、肉体的にも精神的にも病気になる割合が二四％少なかったことがわかった。

この問題の世界的な専門家の一人ハワード・フラムキン教授は、後にぼくにこう語った。「事前の調査で著しい効果が示された薬が目の前にあったら、それを徹底的に試験するはずでしょう。そしてまさにここに、副作用がほとんどなく、高価でもなく、訓練を受けて免許を取得したプロが処方する必要もなく、それでいてこれまでのところ、その効果を示すかなり良好なエビデンスがある治療法が存在するのです」。でも、その試験は資金を見つけるのがとても難しいだろうと「言わざるを得ません。なぜなら、現代の生物医学的研究の具体的な計画は、製薬会社によって決められているからです」。そして製薬会社は興味を持たないでしょう。なぜなら、「自然に触れることを商品とするのはとても難しいからです」。売ることができないものは、製薬会社は知りたがらないのだ。

だが、以上のようなことをすべて受け入れたとしても、それならなぜぼくは、生まれてこの方これほど大自然に抵抗があるのかが、不思議で仕方がなかった。それで何ヶ月ものあいだ、山歩きをしながら交わしたイザベルとの会話の録音をくり返しくり返し聞いてみた。それでやっと、気付いたことがあった。自然のなかで、ぼくは確かに自分のエゴが縮んでいくのを感じる。そして確かに、自分はとてもちっぽけで、世界はとても大きいという感情を持つ。イザベルが言った通りだ。でも、ぼくの人生のほとんどの場合において、そういうときに感じるのは解放ではなくて、不安なのだ。

ぼくには自分のエゴが必要なのだ。ぼくはそれにしがみつきたいのだ。

だが、この問題についてきちんと理解したのは、この探究の旅も終盤になってからのことだった。それについてはもっとあとで述べるつもりだ。

イザベルは、野生状態では経験し得なかった、人間で言ううつ状態に近い症状が、ボノボに現われた原因は、囚われの身になったことだと考えた。自分は人間として、「現代的な形態の囚われ状態がたくさんあると思う」とイザベルはぼくに言った。うつを抱えたボノボが教えてくれた教訓は、「囚われの身になってはいけない、囚われクソ食らえ」ということだった、と。

バンフの山の頂上に、少し突き出た岩があって、その先端まで歩いていけば、どちらを向いてもカナダらしい景観が目の前に広がるところがあった。ぼくはその岩を見上げて震え上がったのだが、イザベルがどうしてもぼくの手を取って、その先に行くと言って聞かなかった。うつの最も残酷なところは、こんなふうに、生きているという実感を味わいたい、人生を丸ごと呑み込みたいと望む欲望を、絶えず注ぎ込んでくるところだ、とイザベルは言った。「生きている実感が欲しいのよ」。それが欲しくてたまらないし、実際必要なのだ、と。そのあとイザベルは言った。「わたしたちが今、死に直面していたのは確かだった。でも生きている実感がしたでしょう？　怖かったかもしれないけれど、うつは感じなかったでしょう？」

そう。ぼくはうつを感じてはいなかった。

第12章　原因その7――希望に満ちた未来、安定した未来との絆の断絶

ぼくには、自分のうつと不安について、何年ものあいだずっと気付いていたことがほかにもあった。何か独特な感じなのだが、うつや不安によって、ひどく近視眼的になってしまうことがよくあったのだ。それが始まると、ぼくはもう目の前の、ほんの数時間ぐらいのことしか考えられなくなるのが常だった。その時間がどれほど長いか、その時間がどれほど辛いか、ということを考えるのだ。まるで未来などというものは、存在しないかのように。

うつや重度の不安を抱えるおおぜいの人と話してみると、その人たちも頻繁に似たような感覚について語ることに気が付いた。ある友人はぼくにこう言った。わたしはいつも、自分の時間感覚が再び広がり始めると、ああこのうつも薄らぎ始めたんだなってわかる。たとえば一ヶ月後、一年後に自分がどこにいるか、ということを再び考えられるようになっていることに、ふと気付いたようなときそう思うの、と。

ただの言い逃れのようにも思えるこのことを、ぼくは理解したいと思った。それで深掘りしていくと、注目すべき学術研究がいくつかあることを知ったのである。ぼくが学んだうつと不安のすべての原因のなかでも、これは受け容れるのに最も時間がかかったものの一つだが、いったん受け容れてしまえば、そのおかげでいくつかの謎を解くことができたのだった。

チーフ・プレンティ・クーズという名のアメリカ先住民の一人が、亡くなる少し前に、モンタナ州の平

地にあった自分の家のなかに座って、かつて自分が率いた人びとがバッファローを追ってさまよっていた土地の、しかし今は何もない土地の景観を見渡していた。[*1] クーズが生まれたのは、その部族――クロウ族――が、放浪する狩猟部族として生きていた最後の時期だった。

ある日、白人のカウボーイがやって来て、チーフの話を聞かせてほしいと言った。チーフの言葉通り忠実に記録して、ずっとあとまで遺したいのだ、と。だが、多くの白人がアメリカ先住民の物語を盗み、歪曲したことがあったので、この二人の男たちのあいだに信頼が構築されるまでには長い時間が必要だった。だが、いったん信頼が築かれると、チーフ・プレンティ・クーズはこの白人に、自らの物語を語り始めた。それは、世界の終わりに関する物語だった。

わたしが若かったとき、わが部族は大草原《グレート・プレーンズ》の端から端まで、ウマに乗って駆け回り、二つのことがとても重要で、それを中心に生きていたのだ、とチーフ・プレンティ・クーズは説明を始めた。[*2] 部族は狩りをし、その地域で張り合っていたほかのアメリカ先住民部族との戦いにも備えていた。何をするにしても、生活を組み立てているこの二本柱の、どちらかに備えているのだと考えていた。肉を調理するのも、狩りに備えているか、戦いに備えているかのどちらかだ。太陽の踊り《サンダンス》の儀式を執り行うのも、狩りか戦いのどちらかで力を発揮できるよう祈るためだ。自分の名前も、自分が知っている人すべての名前も、狩りか戦いのどちらかで演じる役割に応じて付けられていた。

それが世界だった。

チーフ・プレンティ・クーズはその世界のたくさんの掟について語った。たとえば、クロウ族の世界観の中心には、クースティックと呼ばれる彫刻を施した木の釘を地面に打ち込む行為があった。大草原《プレーンズ》を旅して回っているとき、自分の部族の縄張りであるという印に地面にこのクースティックを突き刺すのだった。そのスティックの意味は、この印を越えて入って来る者は誰でも敵と見なされ、攻撃を受けるということだった。クロウ族の文化で最も賞賛されるのは、クースティックを刺してそれを守ることだった。その行ないが、クロウ族の道徳観の中核だった。[*3]

チーフ・プレンティ・クーズは、失われてしまった自分の世界にあった掟について、子細に語り続けた。自身の人生、自分の部族の人びととの精神的な価値観、部族とバッファローとの関係、ライバルのほかの部族との関係などを思い起こしながら。その世界の複雑さ、そして掟と意味と隠喩によって組み立てられたありさまは、ヨーロッパや中国やインドの文明にも引けを取らないものだった。

だが、話を聞いていた白人のカウボーイは、チーフの物語には変なところがあることに気付いた。白人のヨーロッパ人がやって来て、野生のバッファローが皆殺しにされ、クロウ族も殺されて、生き残った者たちが特別保留地に閉じ込められたとき、チーフはまだ一〇代だったのだ。だが、チーフの物語はいつも、その前の時点で終わるのだった。チーフの残りの人生、その大半の部分については、物語が語られることはなかった。語るべきことが何もなかったのだ。

チーフはクロウ族が特別保留地に閉じ込められたというところまで来ると、「そのあとは何も起こらなかった」と言うのが常だった。[*4]

もちろんカウボーイは知っていた。誰もが知っていたのだ。チーフはそのあと生きるなかで、もっとたくさんのことをしてきたということを。多くのことが起きたのだ。でも本当の意味では、世界はそのときに死んだのだ。チーフにとって、またチーフの部族の人びとにとって。

確かに保留地でも、クースティックを地面に打ち込むことはできたが、何の意味もなかった。いったい誰がそれを越えて入って来るというのか。いったいどうやってそれを守るというのか。確かに保留地でも、その価値観のなかで最もたいせつにしている勇気について語ることはできた。だが、狩りも戦いももはやなくなってしまったというのに、自分たちにとって意味あるやり方で勇気を示すことがどうして可能だというのか。確かに太陽の踊り《サンダンス》を催すことはできた。だが、狩りも戦いももはやなくなってしまったというのに、なぜわざわざその成功を祈ったりするだろうか。どうやって、野心や魂や勇敢さを示すことができようか。

日々の営みまでが意味がないものに見えるようになった。以前は、食事も狩りか戦いへの備えだった。

「もちろんクロウ族はその後も食事をつくることをやめはしなかった」と哲学者のジョナサン・リアはこの問題について書いた本で解説している。[*5]「そして聞かれれば、何をしているか答えられるでしょう。さらに突っ込んで聞いてみれば、生き延びようとしているのだ、今日から明日まで家族全員で何とかいっしょにやっていこうとしているのだと答えることもできるでしょう」。でも「料理という行為が収まるような、それ以上大きな意味を持つ枠組みはなくなってしまったのだ」と。

それから一〇〇年後、マイケル・チャンドラーという名の心理学教授があることを発見した。[*6]同胞のカナダ人の多くもそうだったが、テレビのニュースで、毎年毎年恐ろしい話が報じられるのを見たのだ。

カナダでは、一九六のファースト・ネーションの集団が、国中に散らばって生きている。ファースト・ネーションとは、ヨーロッパ人の侵略を生き延びたネイティブ・アメリカンを指して、カナダで使われている特別な言葉だ。ただし生き延びたと言っても、特別保留地でのことで、チーフ・プレンティ・クーズとその部族クロウ族と同じように、すっかり困惑して生きていたのだった。歴代のカナダ政府もアメリカと同じで、先住民の子どもたちをその手から取り上げ、孤児院で育て、自分の言語で話すことを禁じ、それまでどうやって生きてきたか話す機会も奪い取る、という政策によって、先住民の文化を何年にもわたって破壊し尽くす決定を下してきた。それはつい数十年前までずっと続いていたのである。そうした政策のあれこれすべてを経験してきた人たち——およびその子どもたち——は、その結果として、カナダで最も自殺率の高い集団となってしまったのだ。二〇一六年には新聞の一面で報じられる事態にまでなり、たとえばある一つの特別保留地で、ある一晩のうちに、ファースト・ネーションの人たち一一人が自殺を試みた。

マイケルは、なぜそんなことになってしまっているのか理解したいと考えた。それでファースト・ネーションの人びとの自殺について調査した記録の検証を、一九九〇年代に開始したのである。どこで自殺が起きているか調べようと考えたのだ。すると、興味深いことに気付いた。先住民（あるいはアメリカで使われている言葉で呼ぶなら「部族」）のなかには、まったく自殺のない集団もあったのだ。片や、極端に自殺率の高い集団がある。いったいどうしてなのだろうか。この違いをどう説明すればよいのか。先住民のなかでも自殺のない集団で起きたことが、自殺率の高い集団では起きなかったのか。

マイケルには当て推量していることがあった。「政府は歴史的に、先住民を子どものように扱ってきたんです。それで自分たちは親代わりのようなつもりで、先住民の人生のすべてを支配してきました」と、マイケルはぼくに説明してくれた。でも「ここ数十年のあいだに、先住民集団のなかには、このような扱いに反対して闘ってきた人たちもいます。そうやって自分たちの人生に対する裁量権を取り戻そうとしたのです」。そうやって伝統的に自分たちのものだった土地に対する裁量権を取り戻したり、自分たちの言語を復興させたり、自分たちの学校や医療制度や警察については自分たちで選挙で選び、自分たちで自分たちのために運営するという裁量を手に入れた集団もあった。当局がファースト・ネーションの人びと自身の組織化と自由を認めるに至った場所もあれば、そうならなかった場所もあった。

つまり、いまだにカナダ政府の決定に何でも身を任せ、完全に支配されているファースト・ネーションの集団と、自分たちにとって意味のある文化を再構築し、チーフ・プレンティ・クーズの言葉を借りるなら、何かが起こる世界を構築する自由を勝ち取った先住民集団とのあいだには、雲泥《うんでい》の差があるということだ。

そこでマイケルと同僚たちは、何年もかけて慎重に、統計データの収集と検証に努めたのである。[*7] マイケルらは、部族集団への支配の度合いを測る方法を九つも開発し、それからゆっくりと時間をかけて、その数値を自殺統計のデータと突き合わせていった。何か関係が見出されただろうか。

結果をまとめてみると、裁量の範囲が最大のコミュニティは自殺率が最低であり、裁量が最小のコミュニティは自殺率が最も高いということが判明した。そしてこの二つの要素をグラフに落としてみると、一九六の部族集団が驚くほど一直線上に並んだのである。つまりコミュニティの裁量の度合いを見るだけで、そこの自殺率を正確に予想することが、しばしば可能だということだ。ファースト・ネーションの人びとの苦悩の原因はそれだけでないということは確かだ。たとえばたくさんあるなかで一つだけ挙げるとすれば、先住民の家族はカナダ政府によって故意に破壊されバラバラにされ、子どもが恐ろしく攻撃的な〝寄宿学校〟に入れられるという事実によって、上から下までどの世代もひどいトラウマを負わされている。しかしマイケルは、コミュニティが裁量を欠いていることが最大かつ主要な要因であることを証明したのだ。

この発見はそれ自体が衝撃的だったが、マイケルはさらに深い考察へと導かれていった。

ファースト・ネーションの調査から得られた結果を吟味する過程で、マイケルは自身が数年前に実施した調査のことを思い返していた。本書でこれまで紹介してきた調査に比べると、それは少しばかり複雑だが、読者には何とかついてきていただきたい。

マイケルは、一九六六年に若き心理学者としてカリフォルニア大学バークリー校を卒業して以来、人間がかつて抱いた疑問のなかでも最も古く、最も根本的な疑問に興味を持ってきた。それは、こういう疑問だ。あなたはどのようにアイデンティティの感覚を発達させるのか。あなたが誰であるか、あなたはどうやって知るのか。どこから手を着ければよいかわからないほど大きな疑問のように思われる。だが、こう自問してみていただきたい。歯固めビスケットを吐き出した赤ん坊の頃のあなたと、今この本を読んでいる人間のあいだを繋いでいる糸は何か。あなたは二〇年後も同じ人間であろうか。もし二〇年後のあなたに会ったら、あなたは見てわかるだろうか。過去のあなたと未来のあなたのあいだには、どんな関係があるのか。あなたはずっと同じ人間なのか。

ほとんど誰もが、こうした問いに答えるのは難しいと考える。われわれは一生を通じて同じ人間であることを本能的には感じている。しかしそれがなぜか説明するのは難しいと考える。ところがそれは不可能だと考えているらしい一団の人びとがいる。

マイケルはヴァンクーヴァーの一〇代向けの精神科に赴いた。そして何ヶ月かかけて、そこにいる子どもたちにインタビューをした。子どもたちはそこの二段ベッドで生活しながら治療を受けている。腕の傷を恥じて、何かで覆って隠していることもよくある。マイケルは子どもたちに、その人生についてたくさんのことを尋ねた。その質問は、ときにこの議論——あなたはどうやって自分のアイデンティティを形成したのか——の核心に迫るものになることもあった。マイケルはこの問題をさまざまなやり方で取り上げた。そのなかの一つはとても簡単な方法だった。カナダでは、古典的な小説を漫画化した本のシリーズがある。チャールズ・ディケンズの『クリスマス・キャロル』もそのなかの一冊だ。この小説の筋は、たぶんご存じだろう。年老いた守銭奴《しゅせんど》スクルージの物語だ。スクルージはあるとき、三人の幽霊の訪問を受ける。その経験を通して変身し、たいへん寛容な人間になる、という話だ。ほかにはヴィクトル・ユゴー『レ・ミゼラブル』もある。これも粗筋はご存じだろう。ジャン・ヴァルジャンという貧しい男が罪を犯して逃げる。名前を変え、身分も変えて生き、市長にまで出世する。しかしジャヴェール警部がヴァルジャンを追い詰める（そして悲痛なミュージカルナンバーを歌う）。

マイケルは、施設に収容されている一〇代の子どもたちから、二つの異なる集団を選んで、この二冊の漫画を読ませた。一つは深刻な拒食症で入院しなければならなかった子たちのグループ。もう一つは、うつがひどくて自殺を図った子たちのグループである。マイケルはどちらのグループにも、漫画本の登場人物について考えるようお願いした。スクルージは、幽霊に出会って心を入れ替えた後でも、同じ人間だろうか。もし同じだと言うなら、なぜか。ジャン・ヴァルジャンは逃げて名前を変えた後も同じ人間だろうか。もし同じだと言うなら、どうしてか。

どちらのグループの子も同じように病気だ。その苦痛の度合いも似ている。しかしながら拒食症の子どもたちは正常な回答ができたのに対して、うつの子どもたちはできなかった。「自殺を図った子たちだけが、いかにして人間が同じ個人であり続けることができるか、ということへの理解に、ある意味で判で押したように一様に失敗したのです」と、マイケルはぼくに言った。深刻なうつ状態にある子どもたちのグループは、ほかの質問にはすべて正常に回答できるのだが、自分や自分以外のほかの人が将来どうなるかという質問となると、混乱してしまうのが常だった。自分では答えられるはずだと思っているのだが、いざとなると、悲しげに「さっぱりわからない」と言うばかりだった。

ここには興味深いことがほかにもあった。ジャン・ヴァルジャンが未来において誰になるかわからないのとまったく同じように、自分たちが未来において個人として誰になるのか、ということもわからないことが判明したのだ。その子たちにとって、未来は消滅していたのである。五年後、一〇年後、二〇年後の自分について話してくださいと言われても、途方に暮れるばかりなのだ。[*8] まるで自分では動かすことのできない筋肉のようなものだった。[*9]

極度のうつ状態にある人たちは、かなり深いレベルで未来の感覚から断絶されてしまう、しかもそれはほかの苦痛を抱えている人には見られない、ということをマイケルは発見した。しかしながら初期のこの研究からは、こうした子どもたちの症状が原因なのか結果なのか、どちらとも言いがたい。どちらの方向もあり得るのだ。たぶん未来の感覚を失うことが自殺を誘発することもあるだろうし、また極度のうつ状態が原因で未来について考えることが難しくなる、ということもあるだろう。どうしたら、これを解明できるだろうかと、マイケルは考えた。

カナダのファースト・ネーションの人びとの研究が答を与えてくれるはずだとマイケルは考えた。もしも自分たち自身の運命に何らの裁量の余地もないようなファースト・ネーションのコミュニティに生きていたら、希望に満ちた、あるいは安定した未来を心に思い描くことは困難である。過去に自分たちの同胞を何度も破壊し尽くしたことのあるよそ者の権力のなすがままになるしかない。しかし、自分たち自身の運命に対する裁量権を確かに持っているファースト・ネーションのコミュニティに生きているのであれば、希望に満ちた未来像を構築することは容易にできる。なぜなら未来は、自分たちがいっしょになって決定するからである。

マイケルはこう結論づけた。未来を失うことが、自殺率を高める原動力になっている、と。肯定的な未来の感覚は、あなたを守ってくれるのだ。今日一日、人生がひどくても、今日は人生に傷つけられているけれども、永遠に傷つけられるわけではないと、あなたは思える。しかし肯定的な未来の感覚を奪われたなら、今感じている苦痛はけっしてなくならないと感じてしまうだろう。

この研究を実施した今となっては、うつや不安の主な原因が、あたかも脳や遺伝子の欠陥にあるようにわれわれが語ることに、マイケルはきわめて懐疑的になっているとぼくに話した。「これは健康と幸福について、極度に西洋的で極度に医療中心的に見る見方の遺物です」という。そしてその見方は、「うつや不安が起きている文化的背景の真剣な検討」を欠いている、と。そんなふうにしていると、希望を奪われた多くの人たちが「うつ状態に陥ることの正当性」をなおざりにすることになる。われわれはうつの原因を考えず、代わりに人びとを薬漬けにしてきただけだ。そして「それが一つの産業になったのだ」と。

少しのあいだロンドンに戻っていたときに、ぼくは古い友だちと会う約束をした。一二年前に大学で知り合った友だちなのだが、その後数年経つあいだにいくらか疎遠になってしまっていた。ここではその友だちのことをアンジェラと呼ぶことにする。いっしょに学んでいた頃、アンジェラは何でも一度にやってのける類いの人だった。演劇で主役を演じたり、トルストイを読んだり、みんなの親友でもあり、一番人気のある男たちと出かけたり。アンジェラはアドレナリンとカクテルと古本でできた花火のようだった。ところが共通の友だちから、アンジェラがそれから数年後に不安とうつを伴う深刻な状態に陥ったと聞いていて、あまりに似つかわしくないと思えたから、会って話したいと考えたのだ。

ぼくはアンジェラを長めのランチに誘った。アンジェラはぼくらが最後に会ったとき以後の人生をぼくに語り始めた。[*10] 早口でまくしたてるあいだに謝罪の言葉がときどき入る。だが、いったい何に対して謝っているのか、いま一つはっきりしないのだった。

ぼくらが大学を卒業したあと、アンジェラは修士号を取得した。その後、就職活動を始めたのだが、どこに応募しても言われることはいっしょだった。学歴がありすぎる、ここに職を得てもすぐ辞めてしまうだけでしょう、と。これが何ヶ月も続いた。そして一年が過ぎても、まだ同じ反応を聞かされていた。アンジェラは勤勉だったので、仕事がない状態は居心地が悪いと感じた。とうとういろいろな支払ができなくなって、コールセンターの交替制勤務の仕事に応募した。時給は八ポンド［二〇二三年末時点で、約一四四〇円］。当時のイギリスの最低賃金を少し上回るという額だった。

仕事の初日、アンジェラはロンドン東部のかつての塗料調合工場の建物にやって来た。プラスチックの天板に細い脚の付いた――イギリスの小学校でよく見る――机が一列に並んでいて、それぞれの上にはパソコンが乗っていた。真ん中にはほかより大きな机があった。監督者の席だった。監督は従業員の通話内容をいつでも聞くことができるようになっていて、従業員に意見することもあった。このコールセンターはイギリスの三つの主要な慈善団体のためのもので、アンジェラの仕事は知らない人に勧誘電話をかけ、そこで「三つのお願い」と呼ばれていることを話して寄付金を得ることだった。最初、大きな金額をお願いする。月に五〇ポンド何とかなりませんか。ノーと言われたら、それより小さな金額でお願いしてみる。二〇ポンドならどうでしょう？　それでもノーと言われたら、月二ポンドでいかがですか、とお願いする。この三つのお願いのうちのどれかが獲得できた場合のみ、通話が成功としてカウントされる。

このセンターには〝職〟はない。アンジェラの祖母――女中や工場労働者として働いていた――が知っているような意味で、だ。引き続き仕事をお願いする場合には、週に一度電子メールが届きます、と監督から説明される。そこには翌週のシフトが書き込まれている。週のうち勤務日が四日ある場合もあれば、ゼロの場合もある。それは監督であるわたし次第、また日々どれほどがんばってくださっているか次第です、と監督は言う。

初日が終わると、アンジェラは監督からどの通話もなってないと言われた。もしも改善しなければもうシフトには入れませんので。あなたはもうちょっと強引な言い方をしないといけません。まず、三つのお願いを言わせてもらう割合を高く保っておく必要があります。その上で、イエスと答える人の割合を上げることです。アンジェラは数週間そこに通って、前の週よりも成功の割合が二％以上落ちると、監督は金切り声をあげ、その日が自分の最後のシフトになりかねない、ということを知った。

ときには、電話勧誘の相手から泣かれてしまい、もう寄付をする余裕がないと言われることもあった。「目の見えない子どもたちがわたしのことを必要としてるってことはわかっているのよ」と老女がすすり泣く。「ああ、でも犬の餌を別のブランドに替えるってこともできるかもしれないわねぇ」。そうやって目の見えない子のためにこつこつ数ペンスずつ貯金して寄付をするのだ。アンジェラは、止めを刺す術をそこで教わった。

最初の数ヶ月は、アンジェラはこう考えていた。わたしはだんだんうまくなっていくし、正規の職を見つけるまでだったら、この仕事にも耐えられるだろう、と。「『この仕事が本当は好きじゃないけれど、きっと大丈夫だよ』って言えるようになりたかった。いつか大丈夫になるって」とアンジェラはぼくに言った。週に四日のシフトが数週間続けば、アンジェラは仕事に行くのにバスに乗れるようになる。それから鶏を一羽丸ごと買って、さばいて、一週間分の料理を作りおきすることができるようにもなる。でも週に二日以下のシフトが続くと、豆を食べて、歩いて仕事に行った。ボーイフレンドもまた、同じように慢性的に不安定な仕事に就くことを余儀なくされていた。そしてある日、ボーイフレンドが病気になった。アンジェラはふと、相手が無理にでも仕事に行こうとしないことに怒りを覚えた。わたしたち週に六〇ポンドは必要だってわかってないの？

二ヶ月目が始まる頃、アンジェラは自分が仕事に行くのに毎日バスに揺られていることに気付いてはっとした。いつの間にかそうしていたのがなぜなのか、自分ではわからなかった。仕事が終わると、時折通りの向こうのパブでギネスを半パイント自分におごることもよくあった。それから生まれて初めて、人前で泣いてしまった。ちょうど同じ頃、かつては怒らなかったことに怒るようになっていた。募集に応じて新しい人が一団となって入ってくることがあったが、それはつまり自分のシフトが切り詰められることを意味した。「新人を心底憎み始めるのよ」。アンジェラとボーイフレンドは、些細なことで罵《のの》り合うようになった。

その仕事をしていてどんなふうに感じたか教えてほしいとお願いすると、アンジェラは少し考えてから、言った。「押しつぶされるような感じ。いつもいつも、すごく小さなチューブに無理矢理体を押し込もうとしているような。そのチューブのなかを何とか進んで行こうとするんだけど、気付いちゃうのよね。自分が今かかわりあいになっていること何もかもが真っ当なことじゃないって。息することもできないって。本当の病気みたいになってるって。それなのに外に二度と出られないような感じがして。それから自分が馬鹿みたいに思えてくる。無能で、子どもみたいだって。自分の人生を自分じゃどうしようもできない子どもみたいだって。だから自分はこんなクソみたいな世界に追いやられてるんだって。このクソみたいな世界では、おまえは使えない奴だから解雇するって簡単に言われちゃう。こんなふうにね」。アンジェラは指を鳴らした。

アンジェラの祖母は女中という職に就いていた。毎年、女性デーに契約を更新したのである。アンジェラの母親は中級の終身雇用の職に就いていた。だからアンジェラは、自分は一九三〇年代におばあちゃんが持っていたものすら持てないほど、逆行してしまったと感じている。アンジェラにとって今の仕事は、毎時間、毎通話、オーディションを受け続けているようなものだ。そのせいで、「仕事に行くのが恐ろしい」と感じるようになる。「だってその日がどんなに恐ろしい日になるか、もしかしたらその日本当にへまをやらかしてクビになるかもしれない、そうしたらわたしたちはたいへんなことになる、と思うと怖くて」。

そして「未来がないという感覚」を自分では振り払えなくなっていることに、ある日気付く。数日先のことも計画できない。友だちがローンとか年金とかについて話しているのを聞くと、自分にはほとんどユートピアの話のように聞こえた。自分は訪問することしかできない国からその人たちが派遣されてきたような感じがした。「誰もが持てるようなアイデンティティの感覚も完全になくなってしまって、その代わりに、恥と不安と恐ればかりになるのよ。……あなたは何者ですか、と聞かれても、わたしは何者でもないとしか答えられない」。未来における自分のことについて、何の感覚も思い描けない。それが今日の自分とどう違っているのかわからない。「わたしたちが六〇代とか七〇代になったときに、二〇代と同じように貧しかったらと思うと恐ろしい」とアンジェラは言う。まるで「永遠に続く交通渋滞」みたいに思える、と。自分はそれにはまって一センチも動けなくなってしまった。アンジェラは夜、安い酒を飲むようになった。不安が嵩じて目を閉じることができないのだ。

過去三〇年のあいだ、西洋世界のほぼ全域で、この種の不安定さを特徴とする仕事に就いている人がどんどん多くなってきている。アメリカやドイツでは、二〇％の人に雇用契約がなく、一つシフトを終えたら次のシフト、という働き方を強いられている。イタリアの哲学者パオロ・ヴィルノが、かつての〝プロレタリアート〟――肉体労働の職に就いている非流動的な集団――が、〝プレカリアート〟へと移行してきていると言っている。[*11]〝プレカリアート〟とは、次の週に仕事があるかどうかもわからなければ、安定的な職を得ることも永遠に不可能かもしれないという、慢性的に不安定な状況に置かれた人びとの流動的な集合体のことである。

ぼくらが学生だった頃、アンジェラは未来に対して前向きな感覚を持っていて、前向きの権化《ごんげ》のようだった。それが今ぼくの前に座って、希望に満ちた未来の感覚などというものについてはもはや何も言えなくなったと語っているアンジェラは、すっかり枯渇してしまって、ほとんど無感情になっているようだった。

中産階級および労働者階級の人たちがある程度の安定感を持ち、未来について計画を立てられた時代には、一つの窓があった。この窓が今、閉じられようとしている。それは、ビジネスから規制を取り払って自由化し、労働者が自らの権利を守るために組織化することを非常に困難にした政策の直接の結果だ。そしてわれわれが今失いつつあるのは、未来を予測可能なものとして捉える感覚だ。アンジェラは、自分に何が待っているか言うことができなかった。そんな働き方をしているために、一〇年先、一年先のことは言うに及ばず、たった数ヶ月先の自分自身すら思い描くことができなくなってしまっていた。

最初のうち、この不安定感は最低賃金の職に就いている人たちのあいだで広まった。しかしその後、その感覚はどんどん上のほうに連鎖してきている。今や中産階級の多くの人びとが、契約も保障もない状態で、臨時の仕事から臨時の仕事へ、という形で働いている。このような事態に、われわれは面白い名前を付けている。〝自己雇用者〟とか〝ギグエコノミー〟と言ったりするのだ。まるでわれわれがみんな、マディソン・スクエア・ガーデンの舞台に立つカニエ・ウェストみたいだ。われわれのほとんどにとって、未来に対する安定的な感覚は消失しつつある。そしてその事態を、自由化の一形態であると考えるよう命じられているのだ。

　西洋の労働者に起きていることを、アメリカの先住民に起きていることと比べるのは馬鹿げているだろう。アメリカ先住民はジェノサイドと迫害を生き延びた人びとだが、この本のための調査を進めていたとき、ぼくは赤錆地帯《ラストベルト》［アメリカ北部のかつて栄えた重工業が衰退した地域］でしばらく過ごしたことがあった。二〇一六年の大統領選の一週間前に、ぼくはオハイオ州のクリーヴランドに赴き、ドナルド・トランプが選出されることを阻止するために、何とか票を集めようとしていたのだ。ある日の午後、町の南西部の通りを歩いていると、あたりの家の三分の一は当局によって壊され、三分の一は廃虚となり、残りの三分の一にまだ人が小さくなって住んでいる、という地区があった。その窓には鉄柵がはめられていた。ぼくがドアをノックすると、女性が一人出てきた。一見したところ五五歳くらいかなと思った。女性は怒りを露わに、自分がいかに近所の者から脅されたか、この地域の子どもたちがどんなふうに「出て行かなきゃならなかった」か、誰でもいいからこの状況を良くしてほしいとどれほど願っているか、この近くにはもう八百屋一つなくなってしまって、食糧を買いに行くだけでバスを三つも乗り継がなきゃいけない、というようなことをまくしたてた。そして話のついでに自分は三七歳だと言った。ぼくはびっくりしてしまった。

　そのあとにその女性が言ったことは、大統領選が終わってもずっとぼくの心に残っていた。自分の祖父母が暮らしていた頃、そこがどんなだったか、工場で働き、中産階級の暮らしができた、ということを語るとき、うっかり口を滑らせたのだ。本当は「わたしが若かったとき」と言うつもりが、うっかり「わたしが生きていたとき」と言ってしまったのである。

それを聞いたあとで、ぼくはクロウ族の一人が、一八九〇年代に人類学者に語ったことを思い出した。「わたしは自分の理解できない人生を生きようと努力している」と。

アンジェラ――を始めとする、プレカリアートに呑み込まれたぼくの友人たち――もまた、自分の人生の意味を理解できていない。未来は絶えずばらばらに壊れていく。次に何がやって来るか、ということに対して、成長期には抱けていた期待はすべて消え失せた。

マイケル・チャンドラーの研究のことを話すと、アンジェラは寂しそうに笑った。言ってることは直感でわかる、とアンジェラは言った。未来における自分を確たるものとして思い描けるなら、それによって手に入れられるのは「見通しってことじゃない？　それがあれば、『今はクソみたいな日ばかりだけど、大丈夫。クソみたいな人生にはしない』って言えるはず」とアンジェラは言った。ジェイ・Zとパーティできるとか、ヨットを持てるとか、そんな期待を持ったことは今までに一度もない、とアンジェラは言う。でも、年に一度の休暇のプランを立てることは確かに期待していた。三〇代後半に入る前は、来週と再来週ぐらいは、自分の雇用主が誰かわかっていることを期待していた、と。だが逆に、アンジェラはプレカリアートに落ち込んでしまったのだ。

そのあとは何も起こらなかった。

第13章　原因その8と9――遺伝子と脳の変化の本当の役割

脳についてぼくらが聞かされてきた物語――うつや不安は、単にセロトニンの割合が自ずと低下したことが原因である、という物語――は真実ではないことを、今やぼくは知っている。そのことから、ぼくらが聞かされてきたこの問題にまつわる生物学的な物語は何一つ正しくないと結論づける人もいる。しかしながら、そういう人たちに会ってインタビューをしてみると、うつの環境原因説あるいは社会原因説の最強の伝道者ですら、実は生物学的原因は確かに存在するし、ぜんぜん作り話ではないということをぼくに強調するのだった。

そこでぼくは調べてみようと思ったのだ。生物学的要因の役割は何か、どのように作用するのか、ぼくがこれまで学んできたことのそれぞれと、どんなかかわりがあるのか、ということである。

マーク・ルイスの友人たちは、マークが死んだと思い込んだ[*1]。

一九六九年の夏のことだった。カリフォルニア州の若い学生だったマークは、自分が感じている絶望を何とかしてどこかへ閉じ込めてしまいたいと思っていた。それで一週間この方、見つかる限りの興奮剤をのみ込んだり、鼻から吸ったり、注射したりしていた。ぶっ通しで目覚めているのがもう三六時間になるというときに、マークは友人にヘロインを射ってもらった。それでやっと眠ることができた。次にマークが意識を取り戻したとき、マークを入れてどこかに捨てることができるぐらい大きな袋をどこから調達してくるか、友人たちが話し合っているところだった。

マークが突然話し始めたので、友人たちは恐慌を来した。心臓が何分間も動かなくなっていたんだぞ、とあとでマークは説明を受けた。

この夜から一〇年後、マークは最終的にドラッグと縁を切り、神経科学の勉強を始めた。ぼくが最初にマークに会ったとき——オーストラリアのシドニーが皮切りだった——にはすでに、マークはこの分野を代表する研究者になり、オランダで教授をしていた。マークの関心は、深いうつ状態にあるとき脳はどうなるか、その変化のせいでうつからの快復が困難になるか、ということだった。[*2]

うつや重度の不安を抱えている人の脳スキャン画像を見ると、そういった問題を抱えていない人の脳スキャン画像とは違っています、とマークはぼくに説明した。不幸を感じることに関係する領域、危険を警戒することに関係する領域が、クリスマスツリーのようにライトアップされているという。そうした領域がほかの人より大きく、より活発だ、と。マークはぼくに脳のどこにその領域があるか図を使って教えてくれた。

その話はぼくが一〇代だったときに医者から聞いたことにぴったりと合っているとぼくは言った。ぼくがうつを感じるのは、ぼくの脳が物理的に故障しているからで、それは薬で治せる、というあの話だ。あの物語は、やっぱり正しかったのだろうか。

ぼくがその話をすると、マークは哀しそうな顔をして、ノーと言った。これはぜんぜんそういう意味じゃないです、と。

マークは言った。その理由を理解するためには、神経可塑性という非常に重要な概念[*3]をしっかりと把握する必要がある、と。一五年前にぼくが自分の脳の図を見せられて、こんなふうになっているんですよと言われていたら、ぼくは——そしてたいていの人は——こう考えていただろう。これがぼくだ、と。そして、こんなふうに不幸であることに関係する領域や、怯えていることに関係する領域が、ほかの人より活発なんですよと言われていたら、ぼくは常に人より不幸で、人より怯えて生きていくことに決められているのだ、足が短い人や腕が長い人がいるように、ぼくの脳は恐怖や不安に関係する部分が人より活発なんだ、だからこんなふうなんだ、と考えていただろう。

でも今は、それが正しくないということがわかっています。この現象を別なふうに考えてみてください、とマークは言う。もしもわたしがある人の両腕のX線写真を見せるとします。それは華奢で弱々しいかもしれない。では今度は、その人がウェイトトレーニングのコースに半年通って、再びX線写真を撮りに来たと想像してみてください。それは違うもののように見えるでしょう。つまり腕は、不変ではないのです。使い方によって変化するということです。脳も、それに似ています、とマークは言った。使い方次第で変化するのです、と。「神経可塑性というのは、経験に基づいて自らを再構築し続けようとする脳の傾向のことです」とマークは言う。だからたとえば、ロンドンでタクシー運転手の免許を取ろうと思ったら、〝知識〟と名付けられた恐ろしく難しい試験に備えて、ロンドン中の地図を完全に暗記しないといけないので、ロンドンのタクシー運転手の脳をスキャンしてみると、空間認識に関係する脳の部分がふつうよりはるかに大きいことがわかる。[*4] それはその人が生まれつき、ほかの人と違うということではない。その人の人生において、脳の使い方がほかの人と違っている、ということだ。

あなたの脳は、あなたのニーズを満たすように絶えず変化している。そのために脳が行なっていることは二通りである。一つは、使わないシナプスを切り詰めること、もう一つは使うシナプスを成長させることと、だ。だからたとえば、赤ん坊を暗闇のなかで育てたとしたら、その子は視覚に関連するシナプスを捨ててしまうだろう。[*5] 脳がその子にはそれが必要ないと判断し、脳の力をその分どこかほかに配分したほうがよいと解釈するのだ。

生きている限り、この神経可塑性が停止することはありません。脳は「常に変化し続けるのです[*6]」。マークがぼくに説明してくれる。だから一〇代のときにぼくが脳について医者から言われたことは、大間違いだ、と。うつを抱えた人に医者が「『あなたの脳は出来が悪いですよ。正常な脳と違っています』などと言ったとしても、それは現代の文脈では何の意味もなさないのです。なぜならわれわれは、脳が四六時中配線を変えていることを知っているからです。生理は常に心理と並行しているのです。無関係ではあり得ません」と、マークは言う。脳スキャン画像は「動画のスナップショット」です。「サッカーの試合のどの時点でも、スナップショットを撮ることができますが、そのあと何が起こるか、脳がどこに向かっているのか、その画像からはわかりません」。脳はあなたがうつや不安を抱える状態になれば変化する。そして、うつや不安がなくなれば、また変化するのだ。脳は、世界が発する信号に反応して絶えず変化しているのである。

マークが依存症だったとき、その脳は、今日とはまったく違う見た目をしていた。そのことが教えてくれるのは、マークが今は、当時とは違うやり方で脳を使っているということだけである。

ぼくが一三年間抗うつ薬を処方されていたこと、そしていつもぼくの苦痛は全部脳のなかの問題によって引き起こされていると言われてきたことを話すと、マークはこう言った。「気が狂ってる。脳はその人の人生や個人的な環境にいつでも関連しているんです」。これまでぼくが調べてきた七つの社会的心理的要因は、何百万という人の脳に物理的な変化を及ぼすだけの力があるとマークは考えている。ロンドンの地図を覚えることで脳が変化するのであれば、孤独であったり、孤立していたり、徹底的に物質主義的であったりすること……そういったことも脳に変化をもたらすことになる。そしてきわめて重要なのは、その変化は絆の再建によって元に戻すことができるということだ。われわれはあまりに単純に考えすぎてきたんですよ、とマークは言った。テレビをバラバラに分解しても、ドラマの『ブレイキング・バッド』の筋を解明することはできない。[*7] 同じように、脳をバラバラに分解しても、苦痛の原因を解明することはできない。テレビないし脳が受け取っている信号を見ることが必要なのだ。

うつや不安は「腫瘍のようなものではない」とマークは言う。「腫瘍なら、心理的な問題以前に組織のなかに実際に何かうまくいっていないところがあって、そのせいで腫瘍が大きくなっていくというような話になりますが、うつや不安はそういうものではないのです」と。外の世界が原因で起きている苦痛と、脳のなかの変化は「同時進行」なのです、と。

しかし、とマークは言う。脳で起こる変化のありようが、逆にうつや不安を抱える人びとの物語に変化をもたらしもするので、そこは注意する必要がある、と。

前章までで論じてきたうつや不安の七つの原因のうち、いくつかを抱えていると想像していただきたい。その過程がひとたび始まるや、ぼくらに起こるほかの何でもそうなのだが、脳内に実際に変化をもたらす。そうすると今度は、脳内の変化がそれ自体の勢いを得て、外界からの影響を増幅し始めるのだ。

想像してみてほしいとマークはぼくに言った。「結婚生活が破綻したばかりで、失業し、それから……、そう、母親が脳卒中で倒れた。こうなるともうどうにも抗《あらが》いようがない」。長期間にわたって強い苦痛を感じることになるから、脳は、今置かれている状況を何とか生き延びることが先決だと想定し、喜びや快感を与えてくれる物事に関連するシナプスを削ぎ落とし、恐れや絶望に関連するシナプスを強化しようとするかもしれない。苦痛の大元の原因が過ぎ去ったあとでも、うつや不安の状態が何だか固定されてしまったように感じることがしばしばある理由の一つがこれだ。孤独に関して同じ効果が作用していることを発見したジョン・カシオポ——第7章で取り上げた科学者——は、〝雪だるま式〟効果と呼んでいたことを思い出す。

だから、とマークは言う。そうした問題の原因は脳内だけにあると言うことも間違っているけれども、脳内の反応が事態を悪化させることはないと言うことも、同じように間違っているのだ、と。実際は、脳内の反応が事態を悪化させることはあり得るのだ。人生がうまくいかないことで引き起こされる苦痛は、脳内の反応を作動させる可能性がある。その反応が「十分に強いものであれば、〔脳は〕しばらくその状態〔苦痛への対応状態〕に留まり、新たに何かが脳に作用することによってその窮地から脱し、もっと柔軟な状態になるのを待つ可能性があるのです」。だから世界が深い苦悩の原因であり続けるなら、長期間にわたってその状態に囚われたままになってしまうのももっともなのです。むしろ雪だるまが大きくなるように、苦悩も大きくなっていくのです、と。だが、うつを抱えた人びとに、最初からその原因は脳にしかないと伝えるのは、自分がどうしてそんなふうに実際に感じているのか、どうやったら元に戻れるのか、ということを解明しようとしている人にとっては、何の役にも立たない間違った地図を手渡すことになる、とマークは考えている。[*8] その地図は役に立たないどころか、むしろ人を道に迷わせる、と。

ジョン・F・ケネディが、最初にして唯一のものとなった大統領就任演説で次のように語ったことはよく知られている。「国があなたに何をできるか問うのではなく、あなたが国に何をできるか問うてほしい」。マークはぼくに言った。もしもうつの源についてどう考えればよいか、そしてそれが脳にどう関連していると考えればよいか、われわれが過去数十年間聞かされてきたように理解するのではなく、もっと真実味のある理解を求めているのであれば、心理学者のW・M・メイスが数年前にJFKをもじって言った次の言葉が役に立つだろう、と。

「頭のなかに何があるか問うのではなく、頭が何のなかにあるのかを問うてほしい[*9]」。

うつと不安にはもう一つ身体的な原因があるということを、ほとんどの人が聞いたことがあるだろう。ぼくの母親は、ぼくが生まれる前（そして生まれたあとも）深刻なうつ状態に陥っていた期間がある。ぼくの祖母は二人とも、うつ状態だった時期がある。ただしうつという言葉は当時は誰も使っていなかったけれど。だからぼくは自分が抗うつ薬をのんでいた数年間、うつに関連していることとして、脳の機能不全以外に思い付くことと言えば、それがぼくの遺伝子のなかに受け継がれたものだという想定をずっとしていたのだ。ぼくはうつを亡くなった双子のように思うことがあった。ぼくといっしょに子宮のなかに生まれたのだ、と。その後何年か経つあいだ、ほかの人からも同じことを聞くことがよくあった。「うつといっしょに生まれてきたんだ」。この台詞は、長いあいだ自殺念慮を抱いてきた友人と、ある晩、寝ないでずっといろいろなことを話しながら、ぼくは生きる理由を何とかわかってもらおうとしていたとき、その友人から出てきた言葉だ。

そんなわけでぼくは、うつのうちどれぐらいが遺伝なのか知りたいと思っていたのだ。調べてみると、科学者たちはまだ、うつや不安に関係する特定の遺伝子を同定できていないらしい。ただ、うつや不安には遺伝的要因が大いに作用している、ということはすでにわかっている。それはきわめて単純な方法で試験できることなのだ。

一卵性の双子と非一卵の双子をそれぞれ多数集め、二つのグループを比較するのだ。[*10]双子はみんな遺伝的に似ているのだが、一卵性の場合は類似の度合いがはるかに高い。一卵性ということは、同じ一つの卵子が二つに分割したものから発生している、ということだ。だから、たとえば赤毛や依存症、肥満などの性質を双子の両方が持っているか否かに注目して、非一卵性よりも一卵性のグループに大きな割合で共通性が見られるとしたら、その性質は遺伝的要素が大きいことがわかるわけである。両グループでの割合の差から、科学者はその性質がどれぐらいの割合で遺伝するか、大ざっぱに計算することができるのだ。

これをうつと不安について調べた研究がいくつかある。[*11]そこから一線級の学者たちが明らかにした結論は、アメリカ国立衛生研究所による優れた双子研究総覧によれば、うつは三七％が遺伝、重度の不安は三〇〜四〇％が遺伝だという。比較のために言えば、背の高さは九〇％遺伝する。[*12]英語をしゃべれるかどうか、遺伝で決まるのはゼロ％である。うつや不安の遺伝的素地について研究している人たちは、それが本当にあると結論づけているわけだが、遺伝では、起きていることのほとんどを説明できないということでもある。ところが事態はここに来て、意外な展開を見せる。

アヴシャロム・カスピという名の遺伝学者を筆頭とする学者グループが、うつの遺伝に関してこれまで最も詳しい調査を実施している。このチームはニュージーランドの一〇〇〇人の子どもを対象に、その子らが赤ん坊から大人になるまで二五年にわたる追跡調査を行なったのだ。このチームが解明しようとしたことのなかに、うつを抱えやすくなるのはどの遺伝子が関与しているか、ということがあった。

何年にもわたる研究の末にチームが見つけたのは衝撃的な事実だった。うつには、5-HTTと呼ばれる遺伝子の変異がかかわっていることを発見したのである。

だが、落し穴が一つある。われわれはみんな、遺伝子を受け継いで生まれてくる。しかしあなたの遺伝子を活性化させるのは、環境である。遺伝子は、あなたに起こること次第で、スイッチがオンになったりオフになったりするのだ。アヴシャロムは「5－HTT遺伝子が特異な性質を持っていたら、うつを抱えるリスクは飛躍的に増加する」ことを発見したが、ロバート・サポルスキー教授も言うように、それは「一定の環境下での話である」。もしあなたが遺伝子のこの性質を持っていたら、うつ状態になる確率は確かに高いけれども、それは、極端にストレスの多い出来事を体験したり、子ども時代に多くのトラウマ体験をしたりした場合だけであることを、アヴシャロムの研究は示している（ここまでに本書で論じてきた、たとえば孤独などのうつのほかの原因のほとんどについて、アヴシャロムのチームは検証していないので、そういった原因も同じように遺伝子と相互作用するかどうかは不明である）。

そういった悪いことがあなたに起こらなければ、たとえうつに関連する遺伝子を持っていても、うつ状態になる確率は、この遺伝子を持っていない人と変わらない。[*13] つまり遺伝子はあなたの敏感さを、ときに有意に増大させる、しかし遺伝子それ自体が原因ではない、ということだ。

そのことはまた、もしも5－HTTのほかにも同じように作用する――作用しているように見える――遺伝子があっても、その遺伝子によってうつや不安を抱えることを運命づけられている人は誰もいない、ということを意味する。あなたの遺伝子は、確かにあなたを敏感にすることがあり得る。でもあなたの運命を決めるわけではないのだ。そのような遺伝子の作用のし方については、われわれの誰もが体重のことでよく知っている。体重を増やすのが本当に難しいという人がなかにはいるものだ。そういう人はビッグマックを何個もむさぼり喰っても、まだ骨が浮くほど痩せている。逆にどこかの誰かさん（ケホケホ）は、食べきりサイズのスニッカーズを今日一本食べ始めるだけで、年末にはもうクジラのような外見になっている。ぼくらはみんな、ビッグマックをむさぼり喰いながら痩せている奴らが大嫌いだ。でも本当はよくわかっているのだ。たとえ遺伝的に体重が増えやすいのだとしても、その遺伝的傾向が発動するためには、やはりそれぞれの環境で大量に食う必要はある、ということを。もしも熱帯雨林のなかや砂漠のなかに、食べ物を何も持たずに取り残されたとしたら、遺伝的性質がどうであろうと体重が減ることは間違いないのだ。

エビデンスが目下のところ示しているのは、うつや不安もそれにちょっと似ている、ということだ。うつや不安に関与する遺伝的要因は実在する。しかしそれは、環境や心理に誘引がない限り、発動しないのだ。もしそういった引き金が引かれれば、遺伝子はその要因を暴走させる。しかし遺伝子だけでは、うつや不安をつくることはできないのだ。

だが深く掘り下げれば掘り下げるほど、脳と遺伝子がうつや不安に対してどんな役割を演じているのか、という疑問から離れることができなくなっていくことに、ぼくは気付いた。

前にも述べたように、かつての考え方はこうだった。うつには、人生のなかで起きたことが原因で引き起こされるものがある。そしてまた、それとは別に、脳のなかで何かがうまくいっていないことが原因で引き起こされるものもある。前者のようなうつを〝反応性〟と呼び、後者、すなわち純粋に内的なものを〝内因性〟と呼ぶ。*14

そこでぼくが知りたかったのは、うつを抱える人のなかには、ぼくのかかりつけ医が言っていたように、ただ脳の配線がうまくいっていないだけとか、あるいはそれとは別の生まれつきの欠陥だけが原因で、実際に苦痛を感じているというグループが存在するのか、もし存在するなら、どれぐらいの割合なのか、ということだった。

この点に関するきちんとした科学的調査は、ぼくが突き止めた限りでは、前にも言ったようにジョージ・ブラウンとティリル・ハリスによるものしかない。この二人は、サウス・ロンドンの女性たちを対象に、うつの社会的原因を探ったまさに最初の研究を実施した科学者だ。二人が、反応性うつ病として入院させられた人びとと、内因性うつ病とされた人びとを比較したところ、両者の環境は正確に同一であることが判明した。つまり絶望を引き起こすような出来事は、どちらの人びとにも等しい頻度で起きていたのだ。そうだとすればこの区別は、そのときわかっていたエビデンスに基づけば、意味がないということになると、二人は当時考えた。

だがこのことは、内因性うつ病が存在しないということを必ずしも意味しない。当時の医者たちが、違いをうまく見極めることができなかっただけかもしれない。[*15] この点について決定的な研究はない。そこでぼくは、うつの患者の治療にかかわっている多くの人たちに、内因性うつ病——脳ないし身体の機能不全のみによって引き起こされる種類のうつ病——が実在すると考えるか否か尋ねた。するとそれぞれの意見が違っていて、一致することはなかった。ジョアナ・モンクリーフ教授は、まったく存在しないと思うとぼくに答えた。ディヴィッド・ヒーリー先生は、「ほとんどないくらいの少数だ。うつ病と診断された人の一〇〇人に一人か、たぶんそれ以下だ」とぼくに言った。ソール・マーモット先生は、自分のところにうつを抱えてやって来る人の二〇人に一人くらいの割合であり得るだろうとぼくに答えた。だが、もし存在するとしても、うつを抱える人のなかのきわめて少数だという点では、全員が一致していた。このことはつまり、うつ状態にあるすべての人に身体的要因だけに焦点を当てた物語を伝えることは良いことではない、ということを意味している。その理由については、すぐあとで触れる。

それでは、双極性うつ病とか、躁うつ病と呼ばれるものは、どうなのかぼくは知りたいと思った。それはさらに、身体的要因が大きいように思われたからだ。ジョアナ・モンクリーフ教授は、それは正しいように思われると言った。しかしそれを過大評価すべきではない、とも。うつを抱える人のうちのほんの少数ではあるけれども、その人たちについて言えば、「うつが生物学的要因を持っているとわたしは思う」と。躁病エピソードはアンフェタミンの過剰摂取と少し似ていると教授は言う。そしてそれが終わるときに不快感が残るのも、アンフェタミンが切れていくときとちょっと似ている、と。でもだからと言って誤解してはいけないとも教授は言う。この場合がそうであるように、生物学的要素が実在するとしても、それですべてが説明できるわけではない。双極性うつ病や躁うつ病の場合でも、うつや不安の原因となる社会的要因が、そのうつの深刻さや頻度にやはり影響を及ぼすことを示す研究があるという。[*16]

生物学的な変化によってうつを抱えやすくなる別の例が知られている。腺熱や甲状腺機能低下症を患《わずら》っている人は、うつ状態になる確率が有意に高い。

うつや不安に対する生物学的要因が実在する（そしてさらに、われわれが同定できていない生物学的要因がほかにもまだあるかもしれない）ことを否定するのは馬鹿げている。だが、それが唯一の原因だと言うこともまた、同じぐらい馬鹿げているのだ。

それではなぜ、脳や遺伝子だけに焦点を当てる物語に、これほど意固地になって執着するのだろうか。ぼくは多くの人にこの点についてインタビューして、主な理由が四つあると知った。うち二つは理解できる。あとの二つは赦しがたいものだ。

本書を読まれている方々は誰でも、一見したところ不幸になることは何もなさそうなのに、うつや不安に陥ってしまう人がいることを知っているだろう。それは完全に途方に暮れてしまう事態だ。何しろ幸せになるあらゆる理由を兼ね備えているようにしか自分には見えなかった人が、突然、絶望のどん底に落ちていたことを知るのだから。そんなふうになった人を、ぼくはたくさん知っている。たとえば、ぼくのある年上の友人は、愛するパートナーがいて、すてきなアパートメントを持ち、お金も山ほどあって、真っ赤に輝くスポーツカーも持っていた。ところがある日、その人は深い悲しみを感じるようになり、一週間と経たないうちに、パートナーに自分を殺してくれと懇願するありさまだった。突然のことであり、その人の実人生とはまったく関連がなさそうなことだった。となれば原因は、身体的なものに違いないと思えてくる。ほかにこの事態をどうやって説明できようか。

この人のこと、またこの人に似ているほかの多くの人のことを、ぼくがそれまでとは違うふうに考えるようになったのは、偶然の一致なのだが、一九六〇年代以降の初期フェミニストの古典的な文献を読み始め[*17]、あることに気付いてからのことだった。

現代フェミニズムが到来する前、一九五〇年代に生きていた主婦を想像していただきたい。医者のところにやって来て、とても具合が悪いと訴える。こんなふうに言うのだ。[*18]「女が欲しいと思うものは何でも持っています。良き夫がいて、養ってくれています。尖った柵をめぐらしたすてきな家もあります。健康な子ども二人にも恵まれました。車もあります。不幸せになることは何もないのです。それなのに見てください。ひどく具合が悪いんです。何かわたしのなかで壊れてしまったみたい。お願いです。ヴァリウムを出してくださいませんか」。

フェミニストの古典的文献は、この種の女性たちのことを、たくさん語っている。この主婦と同じようなことを言う女性は何百万人といたのだ。そしてその女性たちは、言葉通りのことを考えていた。その言葉に嘘はない。しかし現在から見ると話は違ってくる。もしもタイムマシンでこの時代に行って、その人たちに話しかけるとすれば、こう言うべきだろう。あなたは、女が欲しいと思うものは文化の基準に照らせば何でも持っている。あなたは、不幸せになることは文化の基準に照らせば何もない。しかしわれわれは今や知っている。その文化の基準が間違っていた、ということを。女性には、家や車や夫や子ども以上に必要なものがある。平等と、意味のある仕事と、自律だ。

あなたは壊れていない、とわれわれは言うだろう。壊れているのは、文化のほうだ、と。

そして当時の文化の基準が間違っていたのであれば、現在の文化の基準も間違っている可能性がある、ということにぼくは気付いたのだ。あなたは、われわれの文化の基準に照らして人に必要なものを何でも持っている。しかしその基準とやらが、良い人生を送るために、あるいはせめて耐え得る人生を送るために人が本当に必要としているものなのかどうか、ひどく間違った判断を下している可能性があるのだ。文化は、あなたが幸せになるために「必要とする」もののイメージを描いてみせるのだが、それはありとあらゆるジャンクな価値観を通して流布される。ところがジャンクな価値観というものは、すでに教わったように、あなたが本当に必要としているものには適合しないのである。[*19]

ぼくは再び、突然絶望に落ち込んだ年上のあの友人のことを考えていた。友人は言っていた。誰も自分を必要としていない、誰もこんな老人に興味を持ってはくれない、と思うようになった、と。自分のこれからの人生は無視されることばかりになるだろう、だがそれは屈辱だ、耐えがたい、と。ぼくはそれを脳の機能不全だと考えたがっていたことを、今になって悟る。われわれの文化がその友人にしていることに目を向けるのがぼくは嫌だったのだ。ぼくは一九五〇年代の主婦を前にした医者のようなものだったのだ。医者は主婦に言っただろう。女性が不幸せになる唯一の理由は——仕事でもなければ創造性でもなく、自分自身の人生に対する裁量でもなく——、脳か神経の欠陥だ、と。

うつや不安の原因は脳にしかないという考え方に執着する理由の第二は、もっと深いところに根を張っている。長いあいだ、うつや不安を抱える人びとは、自分たちの苦痛など現実のものではない、本当はただの怠惰だったり弱さだったり、あるいはわがままだったりだ、ということをさんざん聞かされてきた。ぼく自身が、これと同じことを人生のさまざまな場面で言われてきたのだ。イギリスの右翼の自称評論家ケイティ・ホプキンズが最近こう言った。[20]「うつは、「自分に対する執着への究極のパスポートです。しっかりしてください、みなさん」。そして「みなさん」は外に走りにでも行って、苦しみを乗り越えるべきだと付け加えた。

こういったたちの悪い物言いに対してぼくらは、うつは病気なのだと言うことで抵抗してきた。いくら何でもがん患者を立ち直らせるためにいじめる人はいないだろう。そうであれば、うつや深刻な不安という病気を患っている人に同じことをするのは残酷だということになる。汚名から逃れる途は、それが糖尿病やがんと同じく肉体的な病気なのだと我慢強く説明することだった。

だからぼくは、うつの主な原因は脳や身体の問題ではないということを示すエビデンスをこうやって伝えることで、あのような嘲りの言葉への扉を再び開いてしまうことになるのではないかと、心配している。ほらごらんなさい。あなたご自分で、それがかんみたいな病気ではないって認めたんですよ。しっかりしてください！

汚名を逃れる唯一の途は、人びとにこれは純粋に生物学的な原因による生物学的な病気の一つなのだと

郵便はがき

料金受取人払郵便

麹町支店承認

6246

差出有効期間
2024年10月
14日まで

切手を貼らずに
お出しください

102-8790

102

［受取人］
東京都千代田区
飯田橋2－7－4

株式会社 作品社
営業部読者係 行

【書籍ご購入お申し込み欄】

お問い合わせ　作品社営業部
TEL 03(3262)9753／FAX 03(3262)9757

小社へ直接ご注文の場合は、このはがきでお申し込み下さい。宅急便でご自宅までお届けいたします。送料は冊数に関係なく500円（ただしご購入の金額が2500円以上の場合は無料）、手数料は一律300円です。お申し込みから一週間前後で宅配いたします。書籍代金（税込）、送料、手数料は、お届け時にお支払い下さい。

書名	定価　　円	冊
書名	定価　　円	冊
書名	定価　　円	冊
お名前　　TEL　（　　）		
ご住所　〒		

お名前《フリガナ》

男・女　　　歳

ご住所

〒

Eメール
アドレス

ご職業

ご購入図書名

●本書をお求めになった書店名

●ご購読の新聞・雑誌名

●本書を何でお知りになりましたか。

イ　店頭で

ロ　友人・知人の推薦

ハ　広告をみて（　　　　　　）

ニ　書評・紹介記事をみて（　　　　　　）

ホ　その他（　　　　　　）

●本書についてのご感想をお聞かせください。

ご購入ありがとうございました。このカードによる皆様のご意見は、今後の出版の貴重な資料として生かしていきたいと存じます。また、ご記入いただいたご住所、Eメールアドレスに、小社の出版物のご案内をさしあげることがあります。上記以外の目的で、お客様の個人情報を使用することはありません。

説明することだと、ぼくらは信じるようになった。だから、この積極的な動機に基づいて、ぼくらは生物学的な影響を我先に見つけようとしてきたのだ。そしてそれをエビデンスとして掲げ、嘲る者に突き付けたのである。

この問題にぼくは数ヶ月間悩まされた。ある日、神経科学者のマーク・ルイスとこのことを議論しているとき、マークがぼくに、なぜ何かが病気だということを人に伝えることで、それにまつわる汚名が濯《そそ》がれると考えるのですか、と尋ねてきた。AIDSが病気だってことは、最初っからみんな知っていましたよね、とマークは言った。けれどもそのことで、AIDS患者がひどい汚名を着せられることを防げたわけではありませんでした、と。「AIDS患者は今でも汚名を着せられています。ひどい汚名をね」。ハンセン病が病気だってことも誰も疑わなかったけれど、ハンセン病患者は何千年も迫害されてきた。

ぼくはそれまで、そんなことを考えたこともなかった。それですっかり面食らってしまった。何かが病気だと言うことで、本当にその汚名は濯がれるのか。その後ぼくは、一九九七年にアラバマ州のオーバーン大学で、ある研究チームがまさにこの問題を調査していたことを知った。担当教授はシーラ・メータという名で、ぼくはのちにインタビューもしている。シーラは、肉体的な病気だと言うことで、ひとはその患者に親切になるのか、あるいは残酷になるのか突き止めるための実験を組み立てた。

その実験に参加すると、一つめの部屋に連れて行かれ、これは人が新しい情報をどのように習得するかを見るための試験であると説明される。そして準備をするまで少しここで待っているように言われる。待っていると、隣の人物がおしゃべりをしてくる。

話しかけてくるこの人物は、実は俳優なのだが、もちろんそのことは知らされてはいない。この人物は自分が精神病を患っていると、何かのついでに触れることになっている。そしてその後、その病気について二つの話のうち一つだけを話す。一つは、この病気は「ほかのいろんな病気と同じ」で、「生化学」的機能が正常に働いていないせいで起こるのだという話。もう一つは、この病気は自分の人生のなかで起きたこと、たとえば子ども時代に受けた虐待が原因だという話。

その後、二つめの部屋に入る。そこで試験の開始が告げられる。

その部屋でボタンを押すときの複雑なパターンを教わる。そしてそのパターンを実験のなかでほかの人に教えることが課題であると言われる。教える相手は、俳優とは知らずに一つめの部屋でおしゃべりをした人物である。実験者は、自分たちの狙いはこういったことを人がどれぐらいよく習得できるか突き止めることだと説明する。そしてここに落し穴があるのだが、教える相手がもしもボタンを押すパターンを間違えたときには、目の前の大きな赤いボタンを押すように言われる。それによって、その人は電気刺激を受けるようになっている、と。傷付けたり殺したりすることはないが、電気刺激を受けると痛いのだと言われる。

俳優がパターンを間違えるたびに、電気刺激を与えるわけだが、実は、この俳優は刺激を受けているような振りをしているだけである。だがそのことは知らされていないから、自分が知る限りでは、自分がその人物を痛めつけていることになる。

シーラを初めとする実験チームが知りたいと考えていたのはこういうことだ。[*21] 俳優が自分の精神病の理由として話したことに応じて、電気刺激を受ける回数や強さが変わるか。

その結果判明したのは、相手の精神病が人生のなかで起きたことに起因すると信じている場合より、生化学的機能不全に起因すると信じている場合のほうが、痛めつけ方がひどくなるということだった。つまりうつは肉体的病気だと信じることが、憎悪を軽減することはないのである。それどころか、逆に増幅したのである。

この実験が——ほかにもぼくが学んだことの多くがそうだったが——仄《ほの》めかしていることがある。長いあいだわれわれは、うつを考えるときには二つのやり方しかないと言われてきた。心の欠陥——弱さの印——と捉えるか、脳の病気と捉えるか、だ。だがどちらの考え方でも、うつを終わらせることもできなければ、その汚名を晴らすこともできない。ところがぼくがこれまで学んできたことのすべてが、第三の選択肢があることを示唆している。うつを広くわれわれの生き方に対する反応と捉えることだ。

その考え方のほうが良いと、マークも言った。なぜならもしも生まれつきの生物学的な病気だとすれば、ほかの人に期待できるのはせいぜい同情だ。つまり自分はひとと違っているので、他人の寛大な親切に値する、という感覚だ。しかしこれがわれわれの生き方への反応だとすれば、もっと豊かなものが得られるかもしれない。それは共感である。なぜならわれわれの誰にでも起こり得ることだからだ。見も知らないものではないということだ。人類に普遍的な弱さの源、ということになるから、と。

エビデンスはマークが正しいことを示唆している。うつをこのように捉えると、人は自分自身に対しても、また他人に対しても、残酷ではなくなるのだ。

不気味なのは、ぼくが学んできたことのほとんどが、これまで論争の的になったこともなく、また誰にとっても別段新しいことではない、ということだ。前に書いたように、何十年ものあいだ、精神科医は生物心理社会モデルと呼ばれるものを訓練中に教わっている。[*22] つまり精神科医は、うつと不安には、生物学的、心理的、社会的という三種類の要因があることを学習しているのだ。[*23] それなのに、ぼくの知っている限りでは、うつや深刻な不安を抱えるようになった人のなかでこの物語を医者から聞いたという人がほとんどいないのだ。そしてほとんどの人が、脳内化学に関すること以外には、ほかのどんなことに関しても、何か困ったことがあれば力になりますよと言われたことがない。

ぼくはその理由を理解したいと考えて、ローレンス・カーメイヤーに会いにモントリオールに行った。ローレンスはマギル大学の社会精神医学科の科長で、ぼくが読んだなかではこの問題について最も深い考察をしている人の一人だ。

「精神医学の内部でも変化がありました」とローレンスは言った。[*24] そして、われわれが脳と遺伝子だけの物語を聞かされてきた理由として、さらに重要な二つのことをぼくに説明してくれた。「精神医学はこの生物心理社会モデルに制約を受けてきました。今でもこのモデルに口先だけで同意する人はいますが、精神医学の主流派は、すでに非常に生物学的になっています」。ローレンスは眉間に皺を寄せた。「由々しき事態ですが」。われわれは結局のところうつについては「粗っぽく単純化しすぎた一枚の絵」で落着したのだと。その絵は「社会的要因を見ていないのです。……というより、わたしに言わせればもっと深いところで、人間が生きるということとの基本的な作用を見ていないのです」とローレンスは言う。

　なぜそうなったのか。その理由の一つめは、われわれの社会が現在作用しているそのし方が原因でとても多くの人が苦しみを感じている、と言うことのほうが、「政治的な意味ではるかにハードルが高い」からだという。[*25] われわれのシステムである「ネオリベラル資本主義」にはるかにぴたりと合っているのは、このように言うことだ。「ＯＫ。もっと効率的に機能するようにして差し上げましょう。でも、どうか疑問をお持ちにはならないで。……と言いますのは、疑問を持ち始めると、何もかもが不安定になってしまいますからね」。

　そしてこの見解は、もう一つの非常に重要な二つめの理由とも矛盾しないとローレンスは考えている。「製薬会社が、精神医学の多くを形作っている中心的な権力です。というのも、それがビジネスとしてとても大きいからです。数十億ドルというビジネスだ」とローレンスは言う。製薬会社は金を出す。だから方針のほとんどは製薬会社が決めている。われわれの苦痛は化学的な問題であり、化学的な解決法があると思われていたほうが、製薬会社にとって望ましいことは明白だ。その結果、われわれは自分自身の苦痛について、歪められた感覚を一つの文化として手にすることになるのだ。ローレンスはぼくを見た。「精神医学研究の全プログラムがそんなありさまなのです」。ローレンスは言った。それは「本当に困ったことです」と。

　それから数ヶ月後、イギリスの心理学者ルーファス・メイ博士がぼくに言った。人びとにあなたの苦痛はほとんど、あるいはすべて、生物学的な機能不全が原因ですよ、と伝えることは、その人たちにとって危険な影響を及ぼす、と。

　誰かにそれを伝えたとき、まず最初に起こることは、「その人を、力を殺《そ》がれた状態に置き去りにすることになります。その人は、自分自身があまり良くないのだと感じてしまう。なぜなら自分の脳があまり良くないのだから、と」。二番目に起こることは、「その人を、その人自身の一部分と争わせること」だという。つまり頭のなかで戦争が勃発するということだ。片や、苦痛を感じている自分がいる。これは自分の脳かあるいは遺伝子の機能不全によって引き起こされたものだ。片や、正気を保っている自分がいる。こちらは、内なる敵を薬を使って永遠に屈服させることしか望んでいない。

しかし、この二つよりもっと深刻なことが起こるという。自分の苦痛には何の意味もないと思ってしまうのだ、と。それは単に組織の欠陥だと聞かされるからだ。しかし「われわれが苦痛を感じるのは、きちんと理由があるとわたしは思います」とルーファスは言う。

この点が、うつと不安に関する古い物語と新しい物語を分ける最も大きな違いだということにぼくは気付いた。古い物語は、われわれの苦痛は根本的に理不尽なものだ、その原因は、われわれの脳のなかの組織の欠陥だ、と語る。新しい物語は、われわれの苦痛は、それがどんなに苦しかろうと、理に適った、そして健全な現象であると語るのだ。

ルーファスは、深いうつや不安を感じて自分のところにやって来る患者にこう言うという。あなたが苦痛を感じるのは、あなたが狂っているからではないですよ。あなたが壊れているというわけでもないですよ。もちろん欠陥があるわけでもないです、と。そしてときには、東洋の哲学者ジドゥ・クリシュナムルティの説いた言葉を引用するのだという。[*26]「病んだ社会にうまく適応できることが、健康の証しにはけっしてならない」。

ぼくはこれについて、一年以上にわたってずっと考えに考えた。それでもなかなか呑み込めなくて、やっと本当に理解できたのは、同じことをいろいろな角度から、いろいろな場で聞かされてからのことだった。ぼくの目下の課題は、自分自身の痛みの意味を見つけることだった。そしてそれは自分だけでなく、われわれの痛みの意味でもあるかもしれなかった。

第Ⅲ部

絆の再建。

あるいは、

違う種類の抗うつ薬

第14章　ウシ

二一世紀初め、南アフリカの精神科医デリク・サマーフィールド博士がカンボジアに広がる田園風景のなかに降り立った。それは誰もが一度は目にしたことがある東南アジアの紋切り型の風景のように見えた。つまり穏やかな水田の稲穂が、はるか地平線まで風に波打っていたのだ。そこに暮らす人びとのほとんどは、何百年も前から変わらずに稲作農家として生計を立てている。しかし実はその人たちは問題を抱えていた。時折爆発音が水田を越えてこだまするのだ。一九六〇年代から八〇年代の内戦のあいだに埋められた地雷が、いまだにそこいら中にそのままになっているのだ。[*1]

デリクがこの地にやって来たのは、地雷の危険が地元のカンボジア人のメンタルヘルスに与えている影響を調べるためだった（ぼく自身も、本書の調査の一環として、彼の地に赴いた）。偶然にもデリクがここに来る少し前に、抗うつ薬が初めてカンボジアの市場に登場した。それを売ろうとしていた企業は当初、一つの問題に直面した。クメール語に、「抗うつ」という単語を明確に翻訳できる言葉がないことが判明したのだ。カンボジアの人びとにとって、その概念は、よくわからないものだったのだ。

デリクは、それを何とか説明しようとした。うつというのは、自分では振り払うことのできない深い悲しみの感覚のことだと言った。カンボジア人はそれをじっくりと考えて、言った。わかりました。そういう感覚を抱えている人はわたしたちのなかにもいます、と。そして例を挙げた。地雷で左足を吹き飛ばされた農家の男がいて、医者のところで治療を受け、新しい義足も手に入れたが、元通りにはならなかった。

将来について絶えず不安を抱え、絶望感でいっぱいになっていた、と。

でも、わたしたちには、その最新の抗うつ薬とやらいうものは必要ない、なぜならカンボジアには、そういう人たちのための抗うつ薬がすでにあるからだ、という。デリクは関心を引かれ、もっと詳しく説明してくれるように頼んだ。

その男が落胆していることに気付いた医者や近所の人たちは、いっしょに座ってその男の人生のことを、そして事故のことを、とことん話し合った。新しい義足を付けても水田での農作業はその男には難しすぎて、常にストレスを感じていたし、また体の痛みもあった、だからもう生きるのをやめてしまいたくなったし、降参したくなったのだ、ということを知った。

そこで人びとは一つのアイディアを出した。その男は酪農家の仕事なら完璧にこなせるし、そうなれば義足で歩くほど足に痛みを感じずに済むし、事故の記憶に悩まされることも少なくなるだろう、と。そこで人びとはその男に牛乳を採るためのウシを一頭買ってやった。

その後の数ヶ月で、そしてさらに数年で、その男の人生は変わった。男のうつ――かつてはきわめて深刻だった――は、消え去った。「ウシが鎮痛薬でもあるし、抗うつ薬でもあるってことですよ、先生」と人びとはデリクに言った。その人たちにとっての抗うつ薬とは、脳の化学的な状態を変化させることではないということだ。そんな考え方はその人たちの文化からすれば奇妙にしか見えない。それよりも、コミュニティがいっしょになって、うつ状態にある人の人生に変化がもたらされるよう、その人を励ますことなのだ。

デリクはロンドンの一流病院に戻ったあと、このことをつくづく考え直し、自分の精神医学の実践においてもそれが正しいことを悟ったのだった。その病院で自身が手がけた患者のことを考えてみて、思い当たったのだ。[*2]「わたしが患者の病状を少しでも改善できたと思えたのは、患者の社会的な状況に働きかけたときであって、患者の両耳のあいだにあるものに働きかけたときじゃなかったんだ」。デリクはのちに、ビールを飲みながらぼくにそう話してくれた。

化学的抗うつ薬全盛時代の西洋世界に生きているわれわれのほとんどは、この話を変だと思うだろう。ぼくらは、うつというものは化学的不均衡によって引き起こされると聞かされてきた。だからウシがある種の抗うつ薬になったなどという考え方は、ほとんどジョークにしか思えないのだ。しかし求めていたものは現にそこにあったのだ。カンボジア人の農家の男は、社会的条件が変化したとき、現にうつを感じなくなったのだ。それは個人主義的な解決法ではなかった。人びとはその男に、問題は全部頭のなかにあるんだから、しっかりして薬をのめ、などとは言わなかった。それは集団的な解決法だったのだ。その男は自分ではウシを手に入れることはできなかった。自分だけでは解決には至らなかった。ひどいうつを抱えていたし、何しろお金を持っていなかったのだから。だが現にその解決策は、男の問題を解決した。そして男の絶望も解決したのだ。

その後ぼく自身が東南アジアで同じような状況の人びとに実際に会った上で、デリクと長時間話し合っての帰り道、ぼくは歩きながら初めてこう自問し始めた。われわれが抗うつ薬を間違って定義してきただけだったとしたらどうだろうか。われわれは抗うつ薬を、一日に一度（あるいはもっと）のみ込む錠剤とだけ考えてきた。だが、抗うつ薬をもっと違うものとして考えてみたらどうだろうか。われわれの生き方を変えること――明確な意味と狙いを備えていて、もちろんエビデンスにも裏付けられているような生き方の転換――も、抗うつ薬と見なせるとしたらどうだろうか。

われわれに今必要なのは、抗うつ薬とはこれこれこういうものであるという従来の考え方を拡大することだとしたらどうだろうか。

それからすぐ、ぼくは自分が学んだことを全部、臨床心理士のルーシー・ジョンストーン博士に話してみた。博士はそれについて、とても説得力があると言ってくれた。ただし、ここまで来たら、ぼくはもう一つ別の問いに答えなければならなくなった、とも言われた。「もしも誰かが医者のところに行って、『絆の断絶』だと『診断』されたとしたら、今までとは何が変わってくるのか」、そうなったら何が起こるのかという問いだ、と。[*3]

問題を間違った枠組みで考えてきたために、われわれが見つけてきた解決策にも欠陥がある。それが何よりも脳の問題だというなら、解答をもっぱら脳内に探し求めることは理に適っている。しかしそれ以上に有意な度合いで、われわれの生き方にかかわる問題であるとしたら、われわれが解答を探すべきはそこ、つまりわれわれの人生であるべきだ。だが、いったいどこから手を着ければよいのか、ぼくはそれを知りたいと考えた。

ぼくらのうつや不安の主な原因が絆の断絶にあるのだとすれば、絆を再建する方法を見つける必要があることは明らかだと思われた。それでぼくは何千キロも旅をして、その方法を知っていそうな人なら誰でもインタビューをした。

ぼくがすぐさま気付いたのは、この問題がうつや不安の原因にもまして研究対象になってこなかったということだった。うつを抱える人の脳内で何が起きているか調べた研究が、飛行機の格納庫をいっぱいに満たすぐらいあるとすれば、うつや不安の社会的原因を探るために実施された研究は飛行機をいっぱいに満たすぐらいはある。ところが絆の再建に関する研究は、おもちゃの飛行機をいっぱいにするぐらいしか存在しないのだ。

だがぼくは、絆の再建を結局七種類見つけることができた。どれもその初期のエビデンスが、うつや不安を癒し始めていることを示しているものだ。ぼくはこの七つは、社会的ないし心理的なタイプの抗うつ薬と考えるようになった。これまでわれわれが与えられてきた化学的な抗うつ薬とはそこが違っている。ぼくがこの間学んできたこの七種類の解決策を今振り返ってみると、二つのことに気付く。一つは、この七種類の解決策はあまりにも小さく見えるかもしれないということであり、もう一つは、あまりにも大きく見えるかもしれない、ということだ。

ある意味で、絆の再建方法としてこの七種類は、どれも試みの第一歩に過ぎない。暫定的な初期段階の研究に基づくものだからだ。ぼくが強調しておきたいのは、われわれはこうした解決策の理解が始まったばかりの段階にいること、われわれが今経験しているうつや不安の非常に多くの事例がそうした方法で解決され始めていることを示すエビデンスはあるが、同時にそれはまだ緒に就いたばかりに過ぎず、たとえこの解決策の全部を実行に移すことができたとしても、まだまだやらなければならないことがたくさんあるだろう、ということだ。だが、この解決方法をつぶさに検討すれば、われわれは異なる方向に進む可能性をどんどん見つけられるようになっていくと、ぼくは考える。それは唯一無二の治療プログラムを代表しているわけではない。むしろ羅針盤上に示されたいくつもの方位なのだ。

しかしながらまた別の意味では、この七種類の絆の再建法は大胆すぎるように見えるかもしれない。なぜならそのどれもが、個々人の人生においても、またより広くわれわれの社会においても、大きな変化を求めるものだからだ。しかも今は、集団的な変化を成し遂げる力がわれわれにあるのか、その自信がすっかり失われてしまっている時代なのだ。ぼくは時折、多くを求めすぎているのではないかと思うこともあった。だが、よくよく考えてみると、われわれに今必要なのが大胆な変化であること自体は、ぼくが求めようと求めまいと変わりのないことだと気付くのだった。それは単に、この問題がいかに深いところに根ざしているか、ということを物語っているだけだ。求められる変化が大きなものであるように見えるなら、それは問題自体が大きいということに過ぎない。

だが、問題が大きいからと言って、必ずしもそれが解決できないとは限らない。

ぼくは、この解決策を調査しているあいだにどんなことを感じていたか、読者に対して率直でありたいと思っている。ジャーナリストという肩書きで人びとにしつこく質問をしているときには、そういった解決策をとても魅力的だと感じている。でも、ホテルの部屋に戻ると、心が乱れる瞬間がしばしば訪れるのだ。それは、自分自身の人生とのかかわりを考えたときに起こる。学者たちがぼくに話してくれることは——それぞれが、さまざまな言い方で——からすれば、ぼくは自分のうつや不安の説明を大人になってからの人生の全期間ずっと求めてきたけれど、要するに見当違いの場所を探していたんだということだったのか、と思えてきてしまうのだ。それはぼく自身にとって良いことだとは思えなかった。自分の心に何とか折り合いをつけて、やっと苦痛の原因はそんなに単純なものではない、それを学者たちは話してくれているんだと思えるようになるのだった。

ぼくが初冬のベルリンを訪れたのは、そんな精神状態のときだった。なぜそこに行ったのか、本当のところは自分でもよくわからなかった。でも、自分の両親が一番幸せだった土地に、何か説明のしようのない力によって引き寄せられることは誰にでもあるのではないだろうか。ぼくの両親は西ベルリンに住んでいた。まだこの町が分断されていたときで、壁のすぐそばに暮らし、兄もそこで生まれたのだ。あるいはぼくがそこを訪れた理由は、その数年前からベルリンに引っ越す友だちが何人かいたからかもしれない。その人たちは、ロンドンやニューヨークを逃れ、健全な生き方を求めてそこに赴いたのだ。そのなかの一人で作家のケイト・マクノートンはいつも電話でぼくにこんなふうに言っていた。ベルリンは、ぼくらのような人間――三〇代なかばを超えようとしている――が、仕事を少なめにして、もっといきいき暮らすのに良い町だ、まるでずっとパーティが続いているようで、それでも入場料は払わなくていいし、追い出そうとする用心棒もいない、そんなところだから是非ここへ来て、滞在してみれば、と。

そんなわけで、ぼくはベルリン中心部の名もない地区の名もないアパートメントの一室で、ケイトの同居人のネコに毎朝起こされることになったのだ。数週間ぼくは町をぶらぶら歩き回り、目的もなく人びとに話しかけた。この町で一〇〇年近く生き延びてきた年輩のベルリン市民と何時間も話し込んだ。年輩のベルリン市民であるということは、世界が再建され、破壊され、また再建されたさまをその目で見てきたということだ。レギナ・シュヴェンケという名の年輩女性は、少女時代に、自分が家族といっしょに隠れて生き延びられますようにと祈った防空壕に、ぼくを連れて行ってくれた。[*4] 別の年輩のベルリン市民は、ぼくといっしょに壁沿いの道を歩いた。

その後のある日、誰かがぼくに、ベルリンのある場所に関する物語を聞かせてくれた。それがその人の人生を変えた、と。ぼくは翌日にその場所を訪ねた。そして結局そこに長いこと滞在して、十数人にインタビューをし、その後も三年以上にわたって、折を見てはそこを訪れるようになった。

そこは、どこからどうやって絆を再建し始めればよいのか、ぼくに教えてくれた場所だとぼくは思っている。

第15章　この町をつくったのはわたしたちだ[*1]

二〇一一年の夏、ベルリンのコンクリート造りの低所得者向け団地で、頭にスカーフを巻いた六三歳の女性が、車椅子から何とか立ち上がって、自室の窓に貼り紙をしようとしていた。貼り紙にはこう書かれていた。自分は家賃の支払いが滞っているせいで立ち退きをさせられそうになっている、だから、正確に言うとちょうど一週間後に係員がやって来る前に、自殺をしようと思っている、と。助けを求めているわけではない。その女性は求めても助けは来ないことを知っていた。ただ、理由を誰にも知られないで死ぬのが嫌だったのだ。女性はのちにぼくに言った。「わたしはもうおしまいだってわかったの。おしまいがやって来たってね」。

この女性、ヌリエ・ジェンギズは、近所に知り合いがほとんどいなかった。また近所の人たちも、ヌリエのことをほとんど知らなかった。ヌリエが住んでいた団地は、コッティという名の界隈にあった。コッティはベルリンのブロンクスだ。つまり中産階級の親だったら、子どもたちに、夜そこに行ってはぜったいにだめだよと言うようなところだ。この団地は、イースト・ロンドンからボルティモアの西部まで、ぼくが世界中で見てきた低所得者向け団地に似ていた。大きくて、個性がなく、人びとは自室のドアまで急ぎ足で帰って三重の鍵をかけるようなところだ。ヌリエの絶望、ここは生きていく場所ではないという思いは、多くの人が抱える絶望のうちの一つで、それが信号となって発せられたに過ぎなかった。その団地は、不安に覆われ、抗うつ薬で溢れていたのだ。

ほどなくして、ほかの住人がヌリエの部屋のドアをノックするようになった。ためらうようにやって来て、大丈夫ですか？　何か欲しいものはありませんか？　と尋ねた。ヌリエは警戒した。「わたしはただの野次馬だと思ったの。わたしのことをスカーフを被った馬鹿な女だと思ってるんだろうなって」。

ヌリエの住む建物の入口や外の通りでは、何年ものあいだただ足早にすれ違っていただけの人びとが、立ち止まり、たがいに見つめ合った。その人たちには、ヌリエがなぜそんなことをしたか、すぐ理解するだけの事情があった。ベルリン中どこでも、家賃が上昇しつつあった。しかしこの界隈では、その上昇率が特別に大きかったために住民は苦しんでいた。そうなったのは歴史の偶然からだった。ベルリンの壁が一九六一年に大急ぎで造られ、この町を真っ二つに分断したとき、壁の位置をどこにするのかは、かなり恣意的に決められた。その結果、壁は奇妙に蛇行することになり、ここコッティのあたりは西ベルリンの一部となったものの、東ベルリンに出っ張った一本の歯のような形になった。それはつまり、そこが前線となったということだ。もしソ連が侵攻してきたら、真っ先に占領されるのがそこだということだ。そこでこの界隈は、なかば破壊されたままおかれて、その瓦礫のなかに住みたがるのは、ほかのベルリン市民から追いやられたような人だけ、ということになったのだ。それはたとえばヌリエのようなトルコ出身の肉体労働者や、左翼の不法占拠者あるいは反体制活動家、それにゲイの人たちなどだ。

そういった人びとが、このなかば打ち棄てられた場所に移ってきて、トルコ人労働者は物理的にコッティを再建したし、左翼の不法占拠者やゲイの人びとはベルリン当局がこの場所を完全に取り壊して高速道路を建設するのを阻止した。この人たちが、この界隈を守ったのである。

だがその人びとも、グループ間では何年ものあいだ、たがいに疑いの目でにらみ合っていた。もしかしたら貧困ということで団結できていたかもしれないが、ほかのあらゆる点で分断されていたのだ。その後、壁が崩された。そしてコッティは突然、危険な地区ではなくなったのだ。むしろ一等地になったのである。まるでニューヨーク市民がある朝目覚めてみたら、マンハッタンのど真ん中にサウス・ブロンクスがあったようなものだ。それから二年のうちに、六〇〇ユーロだったアパートメントの家賃が八〇〇ユーロにまで跳ね上がった。この団地に住んでいる人のほとんどは、収入の半分以上を家賃に充てていたので、結果的に、月二〇〇ユーロで一家が食べていかなければならないというような家族まで現われるようになった。多くの人が引っ越していくことを余儀なくされた。それは、自分が知っている唯一の界隈を後にしなければならない、ということでもあった。

だからヌリエの貼り紙が建物の前に人びとの足を止めさせたのは、単なる同情からではなく、この女性に自らを重ねたからだったのだ。

ヌリエが窓に貼り紙をする決心をする数ヶ月前から、その界隈では、さまざまな人びとがそれぞれの怒りを表明する方法を模索していた。それはタハリール広場でのデモに端を発したエジプトの革命が起きた年だった（そしてその後すぐ、ウォール街で〝占拠せよ《オキュパイ》〟運動が起こった）。そうした出来事がニュースの端々にちらほら映されるのを見て、この界隈でもあるアイディアを思い付いた者がいた。この団地の前からベルリンの中心部まで貫いている大通りがある。その路上ないし道ばたでは、家賃値上げに抗議する人たちが集まることがすでにあった。

そこでその人たちはこう考えたのだ。この通りを椅子とか材木とかで封鎖して、この界隈から追い出されようとしているヌリエのような住民に、部屋から出てここに来てもらってはどうか、と。ヌリエがその真ん中で、あの大きな電動車椅子に座っていたらどうだろうか、と。そしてわれわれはヌリエとともにそこに立ち、ヌリエが自分の家に居続けることができるようになるまでは、ここをどかないと言ったらどうだろうか、と。

そうしたらわれわれは注目を浴びる、メディアもたぶんやって来る、そしてヌリエも自殺しないですむかもしれない、と。

ほとんどは懐疑的だった。でも近所の数人のグループがヌリエのところへ行き、抗議するために急ごしらえで小さな陣地を作って通りを封鎖しているから、自分たちといっしょに座りに来ないかと誘った。ヌリエはその人たちはちょっと頭がおかしくなったのではないかと考えた。だが、ある朝、ヌリエは外に出て、そこに座った。大きな交差点のすぐそばに。頭にスカーフを巻いた年輩の女性が車椅子に乗って通りの真ん中に陣取り、その隣には即席のバリケード、という光景は奇妙だった。しかし地元メディアがちょうど良いタイミングでやって来て、何が起きているのか取材を始めた。その界隈の本当に多様な人びとがカメラに向かって自分の物語を語り始めた。暮らしの支えがほとんどない、その上郊外に引っ越さなければならなくなったらとても困る、そこはここよりもはるかに偏見が大きい、トルコ人に対して、左翼の活動家に対して、ゲイの人びとに対して、と人びとは語った。三〇年前に貧困のために国を離れざるを得なかったあるトルコ人女性がのちにぼくに語った。「わたしたちは故郷で居場所を一度なくした。もう二度となくすわけにはいかない」と。

赤ん坊は泣かなければオッパイをもらえない、という諺がトルコにある。自分たちが抗議を始めたのは、そうしなければ誰からも耳を傾けてもらえないからだ、と人びとは言う。

だがすぐに警官がやって来て言った。わかった、もう十分楽しんだだろう、だからもう片付けて家に帰るんだ、と。人びとは説明した。ヌリエが家に居続けられるという保証をまだもらっていない、と。それだけではなく、もっと重要なこととして、人びとは今や自分たち全員の家賃凍結の確約を求めていたのだった。サンディ・カルテンボルンという名の、両親がアフガニスタン出身の建設労働者だった男性が言った。「この町をつくったのはわたしたちだ。わたしたちは社会のつまはじき者ではない。わたしたちにはこの町に対する権利がある。この界隈をつくったのはわたしたちだからだ」。この町を住めるようにしたのは、今、家賃の値上げをしようとしている投資家じゃない。「ここのみんなだ」と。

人びとは夜のうちに警察が、自分たちの組み立てた椅子やら木材やらを撤去してしまうのではないかと疑っていたので、どうしようかと計画を練る流れに自ずとなった。コッティに暮らす別の人物――タイナ・ガルトナーという名の女性――がたまたま自室に大きな音の出る警報器を持っていたので取ってきた。そしてタイナの言うには、抗議の陣地に交代で見張りに立つ予定表を作りましょう、そしてもしも警官がやって来るのが見えたら、この警報器を使えば誰でも大きな音を立てることができるから、そうしたらみんなで降りて行って、阻止したらいいんじゃない？　と。

人びとは大急ぎで予定表に自分の名前を書き入れていった。昼も夜もぶっ通しで抗議陣地の見張りに立つためだ。誰といっしょになるかということは考えなかった。ただ偶然同じ組になって、それまで会ったことのない隣人とそこに立ったのだ。

「三日以上もそれが続くとは思いもしなかった」と、その晩そこにいたウリ・ハマンは回想する。そしてほとんど誰も、そんなことを思いもしなかったのである。

ベルリンの凍てつく真夜中に、ヌリエは車椅子に座って通りにいた。人びとは暗くなってからコッティで外にいるのは怖いと思っていたが、ヌリエはこう言う。「わたしはこう考えていたの。どうせやることもないし、お金もない。もし誰かがわたしを殺したいなら死んでやる。だから何も心配することはないって」。

だが抗議者たちの集まりは、その場ですぐにも解体してしまいそうだった。偶然書き込んだ名前の順番に従って、それまで長いあいだおたがいにうさん臭いと思っていた相手と組になることに決まったからだ。ヌリエは最初タイナと組むことになった。タイナは四六歳のシングルマザー、髪を脱色して胸と腕にいくつもタトゥーが入っている。そして冬のドイツだというのにミニスカートをはいている。二人がいっしょにいると、コメディアンの二人組のように見える。ベルリン生活の両極に位置する二人組だ。片や信心深いトルコ移民、片や流行に敏感なドイツ人。

バリケードの見張り役になって、二人はいっしょに座っていた。タイナはこの界隈のことなら何でも知っていると思っていたが、夜の闇のなかで見ていると、違ったふうに見えてくるのだった。夜は何て静かなんだろう、街灯の明かりが何て薄暗いんだろう、と。

タイナは初め、持ってきたノートパソコンのキーをぎこちなく叩きながら過ごすつもりだった。でも夜が更けると、二人はたどたどしく自分の人生を話し始めた。そして二人は発見した。二人ともとても若い頃にコッティにやって来たということ。そしてずっと何かから逃れるようにしてきたことも同じだった。

ヌリエは自分の食べるものを焚火で調理して育った。育ったのが貧しいところで、電気もなければ水道もなかったからだ。一七歳のときに結婚して子どもを産んだ。自分の子どもにはもっと良い暮らしをさせたいと決意したヌリエは、一七歳であるところをいくつか年上に偽ってコッティに来た。そして工場で部品を組み立てる仕事に就くことができた。工場で稼いだ金のなかから、夫に仕送りするために貯金した。あるとき貯まった金を夫に送ると、トルコからメッセージが届いた。夫は思いがけず亡くなった、ということだった。突然ヌリエは、自分がドイツでまったくの孤独だということを悟った。二〇歳前で、故郷から遠く離れて、しかも二人の子どもを育てなければならなかった。

ヌリエは休むことなく働かなければならなかった。工場のシフトが終わると、清掃の仕事に行った。そのあと家に帰ってほんの数時間眠り、夜明けには起きて新聞配達をするという毎日だった。

タイナが初めてコッティに来たのは一四歳のときだった、母親に家から追い出されたのだ。施設に入れられるのは嫌だった、とタイナはぼくに語った。「わたしはずっとクロイツベルク36〔コッティのこと〕に行きたいって思ってたの」。なぜなら母親から、もしもそこに行ったら「背中をナイフで刺される」と聞いていたから。それがタイナにとってあり得ないほどおもしろそうに思えたのだ。実際に来てみると、「どの家も多かれ少なかれ終戦直後って感じで、空き家で、壊れていて……。それでわたしたちはすぐに壁のそばの家を占領し始めた。以前はここいらに住んでいたのはわたしみたいな輩か、そうじゃなければごみみたいな家をあてがわれて住んでいるトルコ人だけだった」。

家の残骸のなかに入っていくと、「ときどき本当のお化け屋敷みたいな家があった。家具とかが何から何まできちんとそろっていて、それなのに家の人はどこかに行ってしまったような。いったいここで何があったの？　って思った」。友だち何人かとコミューンをつくって、残骸のなかで共同で暮らした。「当時わたしたちはパンクだった。政治的なパンクね。それでクラブに改造した家とか、自分たちのバンドのライブをやったりする家があちこちにたくさんあった。お金は大してかからなかった。一マルク、二マルク、三マルクとか、それぐらい。それでバンドは少し稼げるし、ビールもそれ以外の飲み物もとても安かった」。何年かのちに、タイナは妊娠していることに気付く。まだ不法占拠した家に住んでいた。「わたしには最悪の状況だった。突然息子と二人っきりになった。まわりには助けてくれる人は誰もいなかった。本当におかしな状況だった」。

タイナもヌリエも二人とも、それまでは知りもしなかった場所で、孤独なシングルマザーだったのだ。

壁が崩された日、タイナがベビーカーを押して歩いていると、東ドイツのパンクのカップルが、壁の穴をくぐってきたところに出くわした。二人はタイナに尋ねた。「一番近いレコード屋はどこですか？　パンクのレコードを買いたくて」。タイナは答えた。「すぐ近くに一軒あるけど、あんたたちお金がありそうには見えないけど？」。いくらぐらいするのか尋ねるので教えてやると、二人はうなだれてしまった。タイナは当時ほとんど無一文だったが、それでも財布を開けてありったけを二人にあげた。「ほら、これでパンクのレコードを買いに行きなよ」と。

ヌリエはタイナのそんな話を聞いて、「ここにもわたしみたいに頭のおかしな人がいる！」と思った。それまでは誰にも話したことがなかったが、自分の夫がトルコで死んだのは心臓発作ではないと、タイナには打ち明けた。ほかの人にはいつもそう言っていたのだ。でも本当は結核で死んだのだ。「恥ずかしくて言えなかったの」とヌリエは話した。「だって貧乏人の病気でしょ。夫はろくに食べる物もなくて、お医者さんに診てもらうこともできなかったのよ。わたしがここに来たのはそれもあったの。お医者さんに治してもらえば、ここに連れてくることもできると思っていた。でももう手遅れだったの」。

ヌリエとタイナが何時間か見張りに立ったあと、次の番はメフメト・カウラック、一七歳のトルコ系ドイツ人でだぶだぶのジーンズをはいていた。ふだんヒップホップばかり聞いていて、学校から退学にされる瀬戸際にいた。メフメトが組んだ相手は定年退職した白人の元教師で名前をデトレフといった。デトレフは旧態依然たる共産主義者で、メフメトに不機嫌そうに言った。「これはわたしのどの信条にも反することなんだ」。デトレフはこの種の「修正主義的」政治方針――少しずつ変革を成し遂げていこうとする方針――はナンセンスだと見なしていた。それでもやはり、デトレフはその場にいたのだ。何日か経つと、メフメトは学校で問題を抱えていることを話し始めた。少し間を置いてデトレフはこう提案した。学校の勉強をここに持ってきてはどうか、そうしたら二人でそれについて話すことができる、と。何週間か、そして何ヶ月か経つと、デトレフは「自分のおじいさんのようになったんだ」とメフメトはぼくに話してくれた。メフメトの成績が上向きになったので、学校側も退学にすると脅してくることがなくなったという。

小さな即席陣地を覆っている傘は、団地の真向かいに数年前にオープンしたゲイ・カフェ&クラブの〝シュトブロック〟が寄付したものだった。その店がオープンしたときには、トルコ人住民のなかに怒りを露わにする者がいた。そして夜中に店の窓が割られたりもした。「俺の近所にゲイ・カフェみたいなものをオープンするんじゃねぇって思ってた」とメフメトはぼくに言った。

リヒャルト・シュタイン――このクラブをオープンした元看護師――は、小さな尖った顎髭を生やしていた。リヒャルトは、ケルンの隣の小さな村から二〇代前半のときにコッティにやって来たという。そしてヌリエやタイナと同じように、リヒャルトも自分を逃亡者のように考えていた。「もしもあなたがゲイで、西ドイツの小さな村で育ったら、出て行くしかないいんですよ。ほかに選択肢はないです」とリヒャルトは言う。初めてここに来たとき、西ベルリンにたどり着くには、武装した警備兵に囲まれた細い高速道路を走ってこなければならなかった。なぜなら、「西ベルリンは共産主義者の海に浮かぶ島みたいなものだから」。そしてコッティは「壁に囲まれて」、遭難した島のなかのさらにそのなかで遭難した島のようだったと、リヒャルトは言う。生粋のベルリンっ子っていうやつは、みんなどこかよそからやって来た奴なんだ、だからコッティこそ生粋のベルリンなんだ、と。

リヒャルトが一九九〇年代初めに最初にオープンしたバーは、〝カフェ・アナル〟という名前だった（ほかに思い付いた名前の候補は〝ゲイ・ピッグ〟だった）。そこでは〝異性装《トランスヴェスタイト》ナイト〟を開催していた。壁が崩れてから数年は、世界中から人がベルリンにやって来て、この新しいワイルド・ウェストでパーティをしていた。そのなかでリヒャルトの催すパーティは、この町で最も〝ハードコア〟だと評判だった。そのあとリヒャルトがここに来て〝シュトブロック〟をオープンしたとき、近隣の住民をカフェに招いてコーヒーとケーキを振る舞おうとした。すると近所の人たちは警戒した。あるいはもっとひどい態度で反応した。なかにはリヒャルトをにらみ付ける者もいた。

ヌリエの抗議が始まったとき、しかも無料で、リヒャルトを始め〝シュトブロック〟の誰もが椅子や傘を、さらには飲み物や食べ物を提供した。しかも無料で、だ。そしてまたリヒャルトは、住民たちに必要なときにはいつでも〝シュトブロック〟を待ち合わせに使ってもらっていいし、会議をするならいつでも店でやってくれていいと申し出た。「なかにはうさん臭いと考えた者もいたよ」と住民の一人マティーアス・クラウゼンはぼくに話してくれた。「ここには保守的な人もたくさんいるからね」。サンディ・カルテンボルンが付け加える。「そのなかには本物の同性愛嫌悪《ホモフォビック》も多い」。だからみんなが店に来るかどうか心配したという。

だが最初の会合にその人たちはやって来た。もちろん、おずおずと、ではあったが。頭にスカーフを巻いた年老いた女性たち、信心深い男性たちが、ゲイ・クラブのなかでミニスカートをはいた人といっしょに座ったのだ。あらゆる面で緊張がみなぎっていた。ゲイの人のなかにもそのことを心配する向きがあった。そのせいで住民の結束が崩れて、結局トルコ人の抗議者ばかり極端に走らせることにならないか、と。しかし家賃の値上げに対して闘わなければならないという思いが、そういった懸念を乗り越えさせた。「誰もが何歩も何歩も前に進んだのよ」と、ウリ・カルテンボルンが回想する。

住民のなかでももっとゴリゴリの左翼で、それまでも何度も抗議活動に参加した経験のある人のなかに、初めの何回かの会議ですぐにあることに気付いた者がいた。「わたしたちは文字通り違う言語をしゃべっていたのです」と、マティーアス・クラウゼンはぼくに話してくれた。その人たちが左翼運動の決まり文句を使って話をすると、それは仲間内ではいつも使っているいつもの言葉なのだが、ここの住民のようなふつうの人には何をしゃべっているのかまったくわからなかったのだ。左翼の人たちはたがいに顔を見合わせて、どうなってるんだ、と困ってしまった。マティーアスは言う。「わたしたちはどんなしゃべり方をすればよいのか、考え直す必要がありました。みんなが理解できるように。そうするためには、わたしたち……と言うか、ぼくかな、……ぼくは自分が何を言いたいのか考え直さなきゃならなかったし、紋切り型の表現に逃げないようにしなきゃならなかった。紋切り型というのは結局なんにも言ってないのと同じだからね」。そしてそれはまた、自分がそれまでは耳を傾けようとしなかった人たちの声に耳を傾けることにもなった、と。

　家賃が高すぎる、もっと値下げさせる必要があるということが、目標としてみんなの賛同を得た。「それはみんなが『わたしたちはもうこれ以上はがまんできない』ということで一致した瞬間だった」と、住人の一人がぼくに話してくれた。「わたしたちはここにいる。わたしたちがこの界隈をつくったのだ。わたしたちは引っ越したくないってね」。

　コッティに暮らす建設労働者のなかに、これは長い闘いになるのではないかと考えた者がいた。そうだとすれば、椅子や傘でできた抗議陣地は、もっと耐久性のある構造に作り替えないといけないのではないか、と。そこで、そこに住む建設労働者たちが、壁や屋根を設えた。古い美しいサモワールを自室から持ってきて抗議者に提供した者もいた。トルコでよく見るお茶など温かい飲み物を淹れるための湯沸かし器のことだ。人びとはこの小屋を〝コッティと仲間たち〟と名付けた。それまでにも数人の住民が、それぞれ別々に、ベルリンの政治家に接触して家賃の高騰について陳情したことはあった。だがその人たちは、鼻であしらわれたか、肩をすくめて無視されたかでしかなかった。ところが今や、ベルリン中からこの抗議を見に来る人が集まってくるようになった。抗議者たちは新聞の第一面に登場するようになった。ヌリエはシンボルとなった。そうなると政治家たちもやって来るようになって、問題を検討してみると約束するのだった。

　コッティに住む人びとは、以前は完全にばらばらだった。家を出ると、他人の目を避けて足早に職場に向かっていた。それが今や、たがいに目配せをし始めたのだ。「突然、それまでだったら入っていこうと思わなかった空間に入っていくようになったんだ。それも毎日毎日いろいろなところへね」。住人の一人サンディがぼくに語った。「ひとの話に前よりずっと耳を傾けなきゃならなくなった……以前ならぜったい出会わなかったような人と会うようになった」。サンディはある晩、二人の年上の男たちが、トルコでの兵役がどんなふうか語るのに熱心に耳を傾けている自分にふと気付いた。自分の近所の人たちの人生に、そんなふうに思いを致したことはかつてなかったことだった。

ヌリエは自分が窓に掲げた貼り紙に人びとが反応したことに驚いていた。「みんなわたしのことが好きみたいだった。どうしてなのか、本当はよくわからないんだけど」とヌリエはぼくに語った。「みんないつもわたしのところにやって来て、いっしょにいてくれる」と。

数ヶ月が過ぎて、人びとは抗議活動をさらに前進させなくては、と考え、デモ行進を組織するという結論に至った。ヌリエはそれまで体を張った抗議活動に参加した経験がなかったので、自分は後ろのほうに控えていようと思った。でも、ミニスカートをはいたタイナが、そんなの意味ないよと言った。自分たちが最前線で、デモを引っぱらなきゃ、と。それで二人は当日、先頭に立ってデモを率いた。参加者は鍋やフライパンをガンガン叩いてコッティを端から端まで歩いた。通りでは声援を送ってくれる人たちがいた。窓に横断幕を掲げる家族もあった。そこには「わたしたちはみんな、ここに居続ける」と書かれていた。

住人は、なぜ家賃が上がりっぱなしなのか調べ始めた。すると、一九七〇年代に奇妙な不動産取引があったことが判明した。当時人びとは、西ベルリンは生きる場所ではないと見放そうとしていた。しかしそれは、西側諸国にとって厄介な頭痛の種になるということを、西ドイツ政府は承知していた。何しろ共産主義の真っ只中に自由のショールームとして存在するこの町が空っぽになってしまうということなのだから。そこで不動産開発業者に対して、最前線に建物を造る見返りに、何世代にもわたって格安の地代を政府が保証すると提案したのだ。そこで抗議者たちが、それまで数年にわたって支払われてきた家賃を計算してみると、建設費の元はとっくに取れているだけでなく、その五倍にも上ることがわかった。それなのにここの住人は、どんどん上昇する家賃を支払わされているということなのだ。

人びとの抗議活動は何ヶ月経っても終わらずに続いた。たくさんの人が参加するときもあれば、あまり参加者が多くないときもあった。

ある日、最も熱心に参加していた住民の一人ウリ・カルテンボルンが、会合の最中にわっと泣き出した。ウリは疲れ果てていたのだ。夜間の見張りに何度も当番になり、活動にもいっぱい参加した。それなのに家賃についてはほとんど何も進展が見られない。「あなたすごく疲れてるように見えるよ。落ち込ん《ダウン》じゃってる」と、ほかの住民は言った。「わたしたちはやめるべきだと思う。抗議をやめて家に帰るべき。あなたみたいに落ち込んじゃうまでやることはないよ。やめなきゃ。そんなに負担になるなら」。「わたしたちはおたがいに顔を見合わせて、どんなふうにすれば、やっていけるだろうと考えてました」と、ウリは回想する。


抗議が始まってから約三ヶ月が過ぎた頃、ある日、五〇代前半ぐらいの男が一人、〝ゴッティと仲間たち〟の抗議小屋にやって来た。男の名前はトゥンジャイ、歯が数本しかない上に上顎が変形しているので、話すのが難しい。少なくとも少しのあいだホームレスだったことは明らかだった。トゥンジャイは誰も頼んだわけではなかったのだが、小屋の掃除をし始めた。そしてほかに何かボランティアとして自分にできることはないかと尋ねた。

トゥンジャイは二、三日そこいらにいて、細々した用足しをしたり、通りの向こうのゲイ・クラブから水を抗議小屋に運んできたりしているうちに、メフメト――ヒップホップが大好きな若者で夜の見張り当番の一人――がトゥンジャイに、夜、小屋に泊まっていいんだよと言った。そのあと数週間以上にわたって、トゥンジャイは最も保守的なトルコ人一〇人に声をかけた。抗議活動からは距離を置いていた人たちだ。するとその人たちがトゥンジャイに服を持ってきてやったり、食べ物を持ってきてやったりするようになり、抗議小屋のあたりをうろうろするようになったのだ。

ほどなくして、小屋は日中は地元のトルコ人女性によって運営されるようになった。ほとんどの時間を自室に独りで籠っている人たちだ。その人たちはトゥンジャイが大好きになったのだ。

メフメトがある日トゥンジャイに「ぼくらはあんたにずっといてほしいと思ってるよ」と言った。そしてみんなはトゥンジャイのためにベッドを作ってやり、トゥンジャイの暮らしのために募金したりしているうちに、通りの向こうのゲイ・バー〝シュトブロック〟がトゥンジャイをアルバイトとして雇うことになった。トゥンジャイは小屋のキーパーソンになった。誰かが落ち込ん《ダウン》だときにはいつでもトゥンジャイがハグをした。デモ行進のときはいつもトゥンジャイが先頭に立って笛を吹くのだった。

その後のある日の抗議活動の最中に警官がやって来た。人が言い争うのが嫌いなトゥンジャイは、警官と人びとが言い争っていると思ったのだろう、警官の一人のところに歩いて行ってハグしようとした。それで逮捕されてしまったのだ。

そのときになって初めて、トゥンジャイが〝コッティと仲間たち〟にやって来る何ヶ月も前に、ある精神病院から脱走していたことが判明した。トゥンジャイはその病院に、大人になってからの人生のほとんど全期間にわたって収容されていたのだ。警察はトゥンジャイを、元のその病院に戻した。精神病患者がベルリン中に点在している保護施設のどこに収容されるかは、苗字の最初の文字で決まる。トゥンジャイはそれに従って、町のちょうど反対側にある施設に送られたのだ。そこで、ベッド以外に何の家具もない空っぽの部屋に閉じ込められたのだ。部屋の窓は「いつも閉めっぱなしだよ。開けたらすぐそこに監視がいるからね」とトゥンジャイはぼくに話した。「いつも閉めっぱなしだ」。そして付け加えた。「最悪なのは孤立だ。施設ではあらゆるものから孤立してしまうんだ」。

〝コッティと仲間たち〟に戻った人びとは、トゥンジャイがどこにいるか是非とも知りたいと考えた。年輩のトルコ人女性が〝シュトブロック〟に歩いて行って、マネージャーのリヒャルト・シュタインにこう言った。「あの人たちトゥンジャイを連れて行った！　取り戻さなきゃ。トゥンジャイはわたしたちの仲間なんだから」と。

住民たちは警察に行ったが、初めは何も聞き出せなかった。しかしやっとのことで、トゥンジャイが収容されている精神病院を突き止めることができた。〝コッティと仲間たち〟から三〇人がその施設に押しかけ、自分たちはトゥンジャイに戻って来てほしいと思っていると説明した。トゥンジャイは収容する必要があるんだと聞かされたとき、人びとは言った。「あり得ません。トゥンジャイは精神病院に放り込まなきゃならないような人じゃありません。トゥンジャイはここから出て、わたしたちといっしょにいなければならないんです」。

抗議小屋は〝トゥンジャイに自由を〟運動に変貌した。トゥンジャイを外に出すために署名を集め、連日のように大人数で施設に詰めかけ面会を求め、トゥンジャイが自分たちといっしょに家に帰れるようにすることを要求した。この施設は有刺鉄線で取り囲まれ、なかに入るときには空港のようなセキュリティチェックを受ける必要があった。人びとは精神科医に言った。「わたしたちはみんなトゥンジャイがどんな人か知っています。その上でトゥンジャイを愛しているんです」と。

精神科医はびっくりしてしまった。病棟からの解放を求めての集団抗議など受けたことがなかったからだ。「自分のいわゆる〝患者〟のなかに、誰かほかの人の関心を引く者がまさかいようとは、聞いたこともない話だったのですよ」とサンディがぼくに言った。ウリがそれに付け加えて、「わたしたちの断固とした姿勢、それにそんなクソみたいなシステムがそんなに長いあいだ通用していたなんてぜったいに信じられないっていうわたしたちの気持ちが、奴らを動かしたのよ」と言う。人びとはトゥンジャイがそれまでに五度も脱走していて、そのたびに連れ戻され、監禁されたということを知った。「誰もトゥンジャイにチャンスを与えなかった、いかなるチャンスも」ということにサンディは気付いた。「まったくチャンスを得られない人がおおぜいいる。トゥンジャイはその典型的な実例だ」と。

最終的に――八週間にわたる抗議の末に――精神病院当局はトゥンジャイを解放することに同意した。ただしそれには条件があって、住むところがあることと、常勤の勤め先があることが求められた。「トゥンジャイを知っている人はみんなその二つについては考えなきゃいけないとわかっていたのよ」とウリは言う。「トゥンジャイが必要としていたのは、自分がコミュニティに所属しているって感覚、それからそのコミュニティに自分が役に立っているって感覚だったのよ。そういう感覚が必要だった。……そう、社会的な感覚と言うか、トゥンジャイ自身もいいと思っていて、ほかの人とも共有できる目標みたいなもの。それなのに奴らはちっともわかっちゃいなかったのよ」。だが、大丈夫だった。〝シュトブロック〟が、自分たちのところで常勤で働けるようにすると確約したのだ。また、ある年輩の男性が、テレビが火を噴いたことをきっかけに引っ越すことを決めたので、トゥンジャイはその部屋を譲ってもらったのだ。そしてコミュニティがその部屋をリフォームして、トゥンジャイを迎える準備を整えた。

抗議小屋でぼくと座っているときトゥンジャイはこう話してくれた。「あの人たちはわたしにたくさんのことをしてくれた。服もくれたし、温かい食べ物もくれた。居場所もくれた。病院に入れられたときには署名もしてくれた。そういうこと全部にどうやったらお返しができるのかわからない。本当に信じられないことだった」と。もっとあとにはこうも言っていた。「わたしは信じられないくらい幸せだよ。みんなぼくの家族だよ。ウリやメフメトやみんながわたしの支えになってくれる。もうただただ信じられないくらいに幸せだ。……ここにいること、それから向こうの〝カフェ・シュトブロック〟にいること、大事なのはそれなんだ」。

ウリはぼくに言った。「トゥンジャイは五三歳だった。その歳で、初めてわが家を見つけられたの」。コッティでの抗議活動に心惹かれた人びとの多くが、やはり同じように感じていたのである。団地の住人で学生のマティーアス・クラウゼンはぼくにこう語った。「小さいときからぼくは四年か六年おきに引っ越してました。ここみたいにわが家だって思えるところは、それまではどこにもなかったんです。ここみたいに近所の人とたくさん知り合いになった場所もなかったし。ここはすごく特別なんです。今まで生きてきて、ここみたいに近所の人と何かを共有するなんてことはなかった。ほかの人たちも、そんな経験をしている人はほとんどいないですよ」。

家賃値下げを求める闘いを通じて、トゥンジャイのための闘いを通じて、抗議者たちは、たがいのおかげで変わっていった。トゥンジャイという一人のトルコ人が困っているところを救うためにはせ参じたのがゲイ・クラブだったことは、近隣のトルコ人全員に強く印象に残った。メフメト――ゲイ・クラブがオープンしたときには怖気立っていた――がぼくにこう言った。「あの店の人たちと知り合いになってみると、誰だってやりたいことをする権利があるってことに気付いたんだ。ぼくらは〝シュトブロック〟からたくさん支援を受けてる。……それでぼくは決定的に変わったんだ」。そして広く抗議活動全般に話が及ぶと、メフメトはこう言った。「ぼくが一番びっくりさせられた人は誰かと言うと、自分自身なんだ。ぼくは自分が何ができるか、自分自身の能力に気付いたんだ」。

ムスリムとゲイが連携していること、不法占拠活動家とヒジャブを被った女性たちが連携していることがいかにも奇妙だという言い方をする人がいると、コッティの人びとはあざ笑うのが常だった。「どうでもいいわよ、そんなこと！　言いたい連中に言わせとけばいいんじゃない？」と、ヌリエはぼくに言った。「わたしには関係ない。誰かがタイナのスカートが短いことや、わたしが被っているスカーフのことを気にしたとしても、そんなこと知ったこっちゃない。わたしたちはどっちも似合ってるって思うだけ」。ヌリエは笑う。「それがあんたは正常だと思えないなら、心理学の先生のところに行きなさい！　わたしたちは友だちなの。わたしはまだ実家にいたときも、そのあと生きてくるなかでも、ずっと教えられてきたの。外見を気にしちゃいけないって。大事なのは中身だって」。

たがいに寛容になるまでは、平坦な道のりではなかった。凸もあれば凹もあった。ヌリエはぼくにこう言った。「誰だってしたいようにすべきなのよ。わたしを改宗させようなんてしない限り。でももしも自分の子どもたちがぼくはゲイなんだって言ったら、どういうふうに反応すべきかわたしはわからない。わからないわよ、そんなこと」。〝シュトブロック〟は、一〇代のトルコ人女子サッカーチームのスポンサーになることを申し出た。選手の親たちは言った。それはそれは大きな一歩だったよ、このゲイ・クラブの名前を自分の娘のジャージに貼り付けるってことに踏み出したのはね、と。

抗議活動が始まってずいぶん経ったある日のこと、リヒャルト・シュタインが自分の店のバーにいると、最も保守的なトルコ人住民の一人――ニカーブと呼ばれる顔全面を覆うタイプのヒジャブの一種を着けた女性――が入ってきて、ケーキをくれた。リヒャルトが箱を開けると、アイシングされたケーキのてっぺんに、小さなレインボーフラッグが立っていた。

だが〝コッティと仲間たち〟が結束を固めていく一方で、立ち退きは続いていた。ある日ヌリエは、自分のような一人の女性に出会った。ローズマリーという名で、六〇代、車椅子にほぼ座りっぱなしで、ベルリンの別の地区で自宅から立ち退かされそうになっていた。家賃が払えなくなったからだ。「ローズマリーは東ドイツで本当にひどい目にあったの。あの〔共産党〕政権下でね。拷問をされたのよ。それで健康でなくなった。精神的にも病気だったし、身体的にも病気だったの」。ヌリエは回想する。「わたしはやる気になった。こんな女性が放り出されようとしているなんて聞いてね」。それでヌリエはもっと直接的な行動に出ることにしたのだ。立ち退きがあると聞けば駆けつけて――多くの場合タイナもいっしょだった――、自分の大きな電動車椅子を使って出入口を物理的に封鎖してしまうのだ。そうすれば係員もなかに入れない。

「わたしは本当に怒ってた。だからドアを塞ぐためならできることは何だってするって決めてたの」とヌリエは言う。警官が来て強制的に排除しようとしたときは、わたしは胆嚢摘出の手術を受けたばっかりなんだよ、と言うのだった。それは本当の話だ。「わたしは言ってやったのよ。もしあんたがわたしに触れたら、それでもし何かわたしに起こったら、ここには証人もいっぱいいるんだからね、あんたにとってすごく悪いことになるんじゃないかな……わたしは抵抗するつもりはない。わたしはあんたに悪いことを言うつもりもない。でもあんたがしようとしていることは、間違ってる。わたしに触らないでって」。

「警官たちの顔を見れば、まさかそんなことがあるとは思ってもみなかったって考えていることは誰にでもわかったよ」とタイナ。「そんな抗議があるとはね。ムスリムの女が車椅子に乗って、てこでも動かない、警官も怖がらない、なんてね。みんなダースベーダーみたいな恰好してるのに、この人はただ車椅子に座ってニコニコしながら『わたしは動かないよ』って言ってるんだから」。

だが、ローズマリーは家から追い出された。二日後、ホームレス向けのシェルターの寒さのなかで、心臓麻痺で亡くなった。

ヌリエ自身も、それからほどなくして、自室を出ることを余儀なくされた。だがコミュニティが必死になって長いこと捜し回って、元の部屋からすぐのところに別の部屋を見つけてやったのだった。

そうやって〝コッティと仲間たち〟は運動を前進させていった。もっと多くの抗議活動をするようになったし、もっとたくさん議論するようになったし、もっとデモ行進をするようになったし、もっと多くのメディアの関心を引くようになった。そして自分たちの家の所有者である企業の財務状況についても、もっと深く調べていった。するとベルリンの市議会議員ですら、もう何年も前に書かれた馬鹿馬鹿しい契約書のこと[*2]を何も理解していないことがわかったのだった。

その後、抗議が始まって一年が経ったある日、知らせが入ってきた。政治的圧力によって、コッティの人びとの家賃が凍結されることになったのだ。同じ家賃に据え置かれると保証された。これはベルリンのほかの低所得者向け団地のどこでも起きていない、ここだけに起きた出来事だった。つまりコッティの人びとの運動の直接的な成果だった。

誰もがこの知らせに胸を震わせた。それでもぼくが話したときには、もうこの抗議活動を家賃に関することだけとは思っていない、と人びとは言った。コッティに住むトルコ系ドイツ人女性のネリマン・トゥンジェルはぼくにこう語った。自分は家賃据え置きよりもはるかに重要なものを獲得した、と。この活動のおかげで自分は「どれほどおおぜいのすばらしい人たちが自分の周りで、ご近所さんとして生きているか、気付くことができた」のだと。その人たちは、前からずっとそこにいた。でもたがいに目を向けることは一度もなかった。でも今は、みんながここにいる。トルコに住んでいたときは、女たちは自分の住んでいる村のことを「わが家《ホーム》」と呼んでいた。ところがドイツにやって来ると、〝わが家《ホーム》〟と考えてよいのは四つの壁とそれに囲まれた小さな空間だけだと教えられた。〝わが家《ホーム》〟がずいぶん小さく縮んでしまったという感覚だった。でもこの抗議活動が始まってから、〝わが家《ホーム》〟はまた元の大きな広がりを持つようになっていった。団地全体が、そしてここに住む人たちの濃密なネットワーク全体が、〝わが家《ホーム》〟になった。

ネリマンのこの話を聞きながら、ぼくは思った。〝コッティと仲間たち〟の基準で言えば、われわれ――われわれの文化に生きている人びと――のうちどれほど多くが、〝ホームレス〟であることか、と。そしてもしもわれわれが家から放り出されたり、無理矢理精神病院に入れられたりしたら、味方になって自分を守ってくる人が何十人も何十人も次から次へと現われるなんて人が、われわれのなかにいったいどれほどいるだろうか、と。「この抗議活動の核心はね、垣根を越えて、たがいにケアし合うってところにあるんだよ」と、抗議者の一人がぼくに言った。「たがいにケアし合うことでわれわれは成長するんだ」。

サモワールで淹れたお茶を飲みながら、メフメトはぼくに話してくれた。この抗議がなかったら、高校を退学させられていた、と。でも抗議活動のおかげでわかったことがある。「ここには頼ることのできるものがある。それでいっしょにいれば、強くなれるってこと。……こんなすごい人たちとおおぜい知り合いになれてぼくは本当に幸せなんだ」。タイナはぼくに言った。「わたしたちはみんなたくさん学んだ。わたしは他人の目で物事を考えられるようになった。そうすると、物事はまったく新しい意味を持つの。……わたしたちは一つの家族みたいなもの」。

また別の抗議者サンディはぼくにこう語った。抗議によってはっきりしたのは、われわれがたがいに知らん顔でいるべきだという考え方がどんなにおかしいかってことだ、と。自分自身のちっぽけな物語を追いかけて、自分だけのちっぽけなテレビを見て、自分のまわりにいる人を誰一人知らないなんて、おかしすぎるんだ。「あなたが他人のことを気にかけるのなら、そっちが正常ってもんだよ」とサンディは言った。

ぼくは〝コッティと仲間たち〟の面々が、ぼくのことを頭がおかしいと思っているだろうなと思うことがある。なぜなら何度も何度もやって来ては、いっしょに座って話を聞きたがり、場合によっては泣き出したりするのだから。

抗議活動の前から、サンディは「多くの人がうつを抱えている」ことに気付いていたという。「引き籠もって、……ひどいうつ状態だった。薬をのんでいた。……みんな病気だった。家賃とかいろいろの問題のせいでね」。ヌリエはひどいうつ状態になって、自殺をしようとしたのだ。でもその後、「抗議活動のおかげで、みんなとても政治的な人間になれた」。サンディは優しく言った。「それはわたしたちにとってセラピーみたいなものだったんだよ」。

抗議者の一人ウリがぼくに言った。コッティの人びとは「公になった」と。ウリがそう言ったとき、最初ぼくは、ウリは完璧な英語を話す割におかしな翻訳をしたものだと考えた。でもその後、その言葉をもっとよく考えてみると、コッティの人びとがやり遂げたことを言い表わすのに、実はウリはこれ以上ない言葉を見つけたんだということに気付いた。人びとは、独りで個人でいることをやめたのだ。独りで座っていることをやめたのだ。そうして自分を公の存在にしたのだ。そしてそうすることが唯一の途だった。自分自身よりも大きな何かのなかに解き放たれて初めて、苦痛から解放されることができたのだ。

ヌリエが助けを求める貼り紙を窓に掲げてから二年後に、ぼくはまたそこを訪れていた。そのとき知ったのは、コッティの人びとが今度はベルリン中のほかの活動をしている人たちと協同で、闘いをさらに前に進めているということだった。ここ、ドイツの首都では、ふつうの市民が誰でも、町で賛同者の署名を一定以上集めれば、全市民の住民投票を実施させることができる。そこでぼくがコッティで会った人たちは、町中に散らばってほかの地区のベルリン市民に、すべての人の家賃据え置きを求める住民投票に賛同してくれるよう呼びかけた。そしてそれは広範囲にわたる改革の一環でもあった。たとえばさらなる助成金、住宅供給システムを裁量する市民から選ばれた委員会の設置、住宅供給システムから得た収益は、すべて、もっと格安家賃で提供する福祉住宅に振り向けること、貧困に喘ぐ人びとに対する立ち退き要求を停止すること、などと並んで訴えたのだった。

人びとは、長い長いベルリン史上最多の、住民投票に賛同する署名を集めた。ベルリン市議会の議員たちは、その要求の過激さのためにパニックに陥り、コッティの人びと、そして住民投票に向けて運動したほかの地区の人びとに、取引を持ちかけた。もしも住民投票の要求を引っ込めてくれたなら、あなたがたの要求のほとんどを呑みましょう、と提案したのだ。もしも引っ込めないで住民投票が実施された結果、あなた方の勝利ということになったら、われわれはその結果について、自由競争に関する欧州法違反として欧州裁判所に提訴します、そうなれば、改革は何年も何年も棚上げにされますよ、と。

政治家たちは多岐にわたる改革を申し出た。たとえばもしも貧しくて家賃が払えない場合には、月に一五〇ユーロの特別助成を受けられるようにする、とか。それは貧困家庭にとっては大した金額だ。あるいは立ち退きについては、もう本当に最後の最後の手段ということにして、めったに執行されないようにする、とか。あるいは住宅供給会社の運営を、今後は住民から選ばれた委員会に一任することにする、とかだ。「正確に言えばわたしたちの求めていたものと完全に一致はしない。でも十分大きな成果なんだ。もう本当に、大きな成果だ」と、マッティはぼくに言った。

コッティ滞在の最終日、ぼくは〝カフェ・シュトブロック〟の外に座っていた。この物語の登場人物の多くがぼくのまわりを行ったり来たりしていた。ぼくのそばにはタイナがいた。タイナは寒々しい陽の下で矢継ぎ早に、でも嬉しそうに煙草を吸っていた。通りの向こうの抗議小屋は、そのときにはもう、いつまでも持つような頑丈なものになっていた。もう取り壊される心配はなくなっていた。そこではトルコ人女性が何人かコーヒーを飲んでいた。まわりでは子どもたちがボールを蹴って遊んでいた。

タイナは煙を大きく吸い込むと、ぼくにこう語った。現代社会では、もしも落ち込《ダウン》んでしまったら「それは自分の家のなかだけで起きていること」だと思わせられてしまう、と。「おまえは独りだ、なぜならおまえが負け犬だからだ、もっとたくさん稼げる仕事に就くことができなかったじゃないか、おまえ自身が悪いんだ、おまえは父親失格だ」って思わせられてしまうのだ、と。「でも突然、通りに出てみると、多くの人が気付いたの。何だよ、俺も同じだったよって。自分は独りだって思ってたけど……。同じことを言う人がたくさんいた。わたし自身、もう自分を見失ってうつ状態だった。でも今は大丈夫。……わたしは闘士だ、わたしはいい感じだって思える。もうおまえは隠れて泣いていた隅っこから出てきたんだ、闘い始めたんだってね」。

タイナは煙がぼくにかからないように、遠くの空に吹き飛ばした。タイナは言った。「そうしたら人は変わる。変わったら、強くなったって感じれるんだよ」。

第16章　絆の再建その1――ほかの人びとに再び繋がる

西洋世界のほとんどで、ヌリエのような人は脳内の化学的機能に何か間違いが起きていると言われてしまうだろう。コッティの住民の誰もがやはり同じように言われるだろう。そして薬を処方されて、小さな自室に独りで過ごし、最終的には放り出され、追い立てられることになっただろう。ぼくはコッティで感じたほど痛切に、この物語が間違っていると感じたことはそれまでなかった。コッティの人びとはぼくに教えてくれた。みんながたがいを再発見したら、それまで解決不可能に見えていた問題も、解決できると考えられるようになる、と。ヌリエは自殺しようと考えていた。トゥンジャイは精神病院に閉じ込められた。メフメトは学校を放り出されそうになっていた。そうした問題を解決したのは何だったか。それはほかの人たちが味方になってくれ、いっしょに道を歩もうとしてくれ、問題を集団で解決する方法を見つけようとしてくれたことだったのだ。投薬は必要なかった。必要だったのはいっしょにいることだったのだ。

だが、こうしたことはすべて単なる印象に過ぎない。だからぼくは次のような二つの疑問を抱えることになった。こうした変化が不安やうつを軽減することについて、ぼくがコッティで出会った人びとの逸話的な物語という以上に、科学的エビデンスは何かあるか。コッティというふつうとは言えない環境だけでなく、ほかでも再現されることを追試する術《すべ》があるか。

このことについて重要な研究分野があることを読んだぼくは、カリフォルニアのバークリーに赴いた。その研究を実施した人に会って話を聞くためだ。それはブレット・フォードという名の、才能溢れる社会学者の女性だった。ぼくらはバークリーの繁華街のコーヒーショップで待ち合わせした。バークリーは外の世界からは左翼過激主義の発祥地のように見られているが、ブレットに会いに行く道すがら、ぼくはたくさんのホームレスの若者とすれ違った。誰もがそろいもそろって物乞いをして、そしてまたそろいもそろって完全に無視されていた。ぼくが着いたとき、ブレットはノートパソコンのキーを猛烈な勢いで叩いていた。今、就職活動の真っ最中とのことだった。ブレットは数年前に、同僚のマヤ・タミールとアイリス・モウス――どちらも教授――といっしょに、とても基本的な問題に関する研究を始めたのだ。

三人が知りたいと考えたのは、もっと幸せになろうと意識的に努力することが、実際に効果があるかどうか、ということだった。[*1] もしも今日のたった今、それまでより人生のもっと多くを費やして意識的に幸福を追求することを決意したら、一週間後、あるいは一年後、実際に前より幸福になっているだろうか。研究チームはこの問題を四つの国で調査した。アメリカ、ロシア（異なる二つの場所）、日本、台湾だ。チームは何千人という人びとを追跡調査した。その人たちは、意識的に幸福を追求する決意をする人と、しない人とに分けられた。

結果を比較してみると、思いもよらないことが判明した。もしも幸福になろうと意識して努力すると、前より幸福にはならないのだ。ただしこれはアメリカに住んでいる場合で、もしもロシア、日本、台湾に住んでいるなら、前より幸福になる。なぜそんなことになるのか。研究チームが次に知りたいと考えたのがそれだ。

社会科学者がずっと以前から知っていたことがある。粗っぽい言い方になるが、西洋社会でわれわれが自分のことを考えるときの考え方と、アジアのほとんどの国で人が自分のことを考えるときの考え方のあいだには、有意な違いがあるということだ。このことを確かめる誰にでもできるちょっとした実験がいくらでもある。たとえば、西洋人の友だちを集めて、群衆に何かを訴えかけている男の写真を見せる。そして何が写っているか、説明するよう求める。次に、そのへんで会った中国人旅行者の一団にも、同じ写真を見てもらって写っているものを説明してもらう。すると、西洋人はほとんど常に、群衆の前にいる人物を最初に、そして詳細にわたって説明する。そしてそのあと群衆について説明する。ところがアジア人は、それが逆さまになる。[*2] アジア人は通常、群衆を説明してから、そのあとほとんど付け足しという感じで、前にいる男について説明するのだ。

あるいは小さな女の子が一人、大きく口を開けて笑っているけれども、そのまわりにいるほかの女の子の一団は悲しそうに見えるという写真を使う。それを子どもに見せて、真ん中にいるこの女の子は幸せそうか、悲しそうか、どっちだと思うか尋ねる。西洋人の子どもはその子は幸福だと考える。アジア人の子どもはその子は不幸だと考える。なぜか。西洋人の子どもは個人を集団から切り離しても何の問題も感じない一方、アジア人の子どもは、悲しんでいる子に取り囲まれた子は同じように悲しくなるのが当たり前だと考えるからだ。

換言すると、西洋ではわれわれのほとんどが人生を個人主義的に見ている一方、アジアではほとんどが人生を集団の視点で見ている、ということだ。

ブレットと同僚はさらに深いところまで検討していった。すると、発見された違いを説明するのに最も良いのは次のように考えることだと思われた。アメリカやイギリスで幸福を追求しようと決意したら、それは自分のために追求するのだ。なぜなら幸福とはそういうものだからだ。ぼくもほぼいつもそうしていた。自分のために何物かを手に入れ、自分のために何事かを成し遂げ、そうやって自分自身のエゴを増長させるのだ。だが、ロシアや日本や台湾で意識的に幸福を追求するなら、することがまったく違ってくる。自分の属する集団のため、自分の周りにいる人びとのために物事を良くしようとするのだ。それが幸福の意味だと考えているし、それが当たり前なのだ。ここにはもっと幸せになると言ったときに何を意味するか、ということをめぐって根本的に相容れない見方の違いがある。そしてこれまでに述べてきたさまざまな理由から、幸福に対するわれわれ西洋的な見方は今のところうまくいっていない一方、幸福に対する集団的な見方はうまくいくということがわかってきたのだ。

「幸福とは社会的な事柄だと思えれば思えるほど、うまくやっていけるということなんです」と、ブレットは、自らの発見とほかの社会科学の膨大な成果をひと言に要約してぼくに説明してくれた。

ブレットが自身の研究について余すところなく話してくれているとき、ぼくはコッティで自分が最初からずっと思っていたことが何だったか気付いた。コッティの人びとは生き方に対する個人主義的な見方——自宅に籠って自分のための物をため込む——から、集団主義的な見方——自分たちはグループだ、自分たちはたがいになじんでいる、自分たちのあいだには絆がある——へと転換したのだ。西洋では、自己というものに対する意識を、単に自分たちのエゴ（あるいはせいぜい自分の家族）の大きさにまで縮小してきた。そしてそのことによってわれわれの苦痛は膨らみ、われわれの幸福は萎《しぼ》んだのだ。

ブレットが明らかにしたこのエビデンスが示唆しているのは、われわれの苦痛やわれわれの喜びを、自分の周囲にいる人びとのネットワーク内で共有すべきものだとする見方に回帰するなら、われわれはまったく違うふうに感じるようになるだろう、ということだ。

それでもこのことは、あまり言いたくないのだが、ぼくにとっては実は受け容れがたいことでもあった。この本のための調査を始めた頃、ぼくは自分のうつや不安を即座に解決してくれるものを求めていた。自分独りで即座に試せるような解決策だ。ぼくのために、ぼくの気分を良くするために、今ぼくができる何かを。ぼくは薬の錠剤を求めていた。そして薬が効かないというなら、薬と同じぐらい即効性のあるものを求めていた。今この本を読んでいるあなたも、うつや不安をテーマにした本を選んだぐらいだから、たぶん同じものを求めているのではないかと思う。

ぼくがこの本で展開してきた考え方について、ある知り合いと議論したとき、その人はぼくが単に間違った薬をのんだだけだと言った。そして代わりにザナックス〔抗不安薬アルプラゾラムのアメリカでの商品名。日本ではソラナックスなど〕を試してみろよ、と言ったのだ。ぼくは気をそそられた。でもそのとき気付いたのは、ぼくがこれまで述べてきたような、感じて当たり前の苦痛の解決が精神安定薬をのむことだなんてどうして言えようか、新たに何百万という人に対して薬をのめ、それも永遠に、などとどうして言えようか、ということだった。

それでも正直に言うと、その種の解決策をぼくは切望していたのだ。何か個人的なもの、独りで、何の努力の必要もなくできること、毎朝二〇秒かけてのみ込めばよいもの、そうすれば以前のようにうまく人生をやっていけるようになるもの、だ。それが化学的なものじゃだめだというなら、ぼくはほかのどんなトリックでもよかった。押せばすべてが良くなるようなスイッチのようなものを、とにかく求めていたのだ。

それなのに、このエビデンスはぼくに、そういう個人的な即効性のある解決策を求めること自体が落し穴なんだと語りかけてくる。実際、個人的な解決策を求めることが、当初の問題へとわれわれを引きずり込む元凶の一部なのだ。われわれはそうやって自分のエゴのなかに閉じ込められる。自らを壁で囲い込んで、本当の絆が届かないようにしてしまうのだ。

ぼくはこの世で一番陳腐ではっきり紋切り型とわかる言い方のことを考え始めた。「あなたでいればいい」とか「あなたらしくしなよ」という言い方のことだ。われわれはこの言い方をいつでもたがいに使っている。それが意味するところも共有されている。困り果て、落ち込んでいる人を励ますために言うのだ。シャンプーのボトルにすら書かれている。「あなたにはその価値があるから」と。

だがぼくが学んだことは、うつ状態を脱したいなら、「あなたでいてはだめだ」「あなたらしくしてはだめだ」[*3]ということだ。「あなたにはその価値があるということに執着してはだめだ」。何でもあなた、あなた、と自分のことばかり考えることは、気分を最悪にすることにしか役立たないからだ。「あなたでいてはだめ」「われわれでいればいい」「われわれらしく」「集団の一員になりなよ」「集団にその価値があるようにしなよ」ということなのだ。エビデンスがぼくに語りかけてくるのは、幸福に至る本当の道は、エゴの壁を取り払うことから始まる、ということだ。それはあなた自身をほかの人びととの物語に合流させることから始まる、ほかの人びとの物語をあなたの物語に合流させることから始まる、あなたのアイデンティティを持ち寄ることで始まる、あなたはあなたではなかった、独りで英雄で悲しいあなたでは最初からなかったことに気付くことから始まる、ということだ。

「そうだ、あなたでいてはだめだ」「あなたの周りにいるすべての人と絆を持つのだ」「全体の一部になるのだ」「群衆に呼びかける人になろうとして争うのではなく、群衆になろうとすべきだ」。

　うつや不安を乗り越える最初の第一歩、そして最も重要なことの一つでもあるのが、いっしょになるということだ。コッティの人びとがしていたように。実際、コッティの人びとはこんなことを言っていた。これまでわれわれが持っていたものでは十分ではない。これまでわれわれが強いられてきた生き方、伝道されてきた生き方は、われわれの心理的ニーズ――絆、安定、共生――を満たさない。われわれはもっと良い生き方を求める、そしてもっと良い生き方のためにいっしょになって闘うつもりだ、と。こうした言い方、こうした考え方のなかにあるキーワードは、「われわれ」だ。集団での闘いこそが解決策なのだ。あるいは少なくとも解決のための不可欠の礎《いしずえ》だ。コッティの人びとは、当初要求していたことのうち獲得できたものもあるが、すべてを獲得できたというわけではない。それでも目標のためにいっしょになって闘う過程から、人びとは自分たちがばらばらの個人ではなくて集団なんだという意識を得ることができた。

　ぼくはこの本が、書店によっては〝自助自立〟のコーナーに並べられるだろうと思っている。でもぼくは今、そういう考え方全体が問題の一部なんだと思っている。これまでは、自分が落ち込んだときは、ほとんどの場合、自分で何とかしようとしてきた。自己に向かっていった。ぼくは自己のどこかがおかしくなっているんだと思っていた。そして自己を修復し、自己を増強することが解決の第一歩だと思っていた。でも自己は解決策ではないことがわかってしまった。解決は、自己を超えたところにしかない、と。

　個人的な解決策――心理的な作用をする薬のようなもの――を求めていたこと自体が、実は、そもそもぼくのうつや不安の原因となった物の考え方の、一つの徴候だったのだ。

　このことを知ったあと、ぼくは意識してこれまでとは違うふうにやってみることに決めた。それを知る前は、うつや不安が始まったと感じたとき、ぼくはうろたえてしまって、とにかく何とかして沈みつつある頭を水から上に出さなきゃ、ともがいたものだった。それで自分のために何かをしようとした。物を買ったり、好きな映画を見たり、好きな本を読んだり、友だちと自分のうつについてしゃべったり、だ。それは孤立してしまった自己を癒やそうとする試みだったのだが、ほぼいつも効果がなかった。それどころか、そういう行為をきっかけにしてさらなる深みに落ち込んでいくこともよくあったのだ。

でもブレットの研究についてひとたび知った以上、自分は間違いを犯していたことがわかった。今は、落ち込み始めたと感じたときに、自分のために何かするのはもうやめている。それよりも、誰かほかの人のために何かしようとしている。友だちに会いに行っても、その友人が今どういう気分なのかということにがんばって集中し、友人の気分がもっと良くなるように努力している。あるいは自分の属しているネットワークやグループのために何かしようとしている。さらには自分の知らない人でも、うつを抱えているように見える人を助けようとしている。それでぼくがまず最初に学んだのは、思いもよらなかったことが可能であるということだ。たとえ自分自身が苦痛を感じていても、ほかの人の気分が少しでも良くなるように努力することは、ほとんどいつでも可能だった。さもなければ、もっとはっきりと政治的な活動、社会を良くするための活動に努力を向けることにしている。

このテクニックを採用してみると、どんどん深みに落ち込んでいくのは阻止できることがよくある――いつもではないけれど――ことがわかった。このテクニックは、独りで自分を立て直そうと努力するよりはるかに効果的だったのだ。

この頃ぼくは、この問題に密接な関係を持つ研究分野がほかにもあることを知って、その研究対象を自分の目で見に行くことにした。

インディアナ州のだだっ広く真っ平らな平野のなかを時速一一〇キロで走っているとき、ぼくは生まれて初めてアーミッシュのバギー［一頭立て四輪馬車］を見た。ぼくらの車はその横をすっと通り過ぎたのだが、高速道路の端を行くウマに引かせた馬車の一番前には長い顎髭を蓄えた黒服の男が座っているのが見えた。後ろには子どもが一人、ボンネットを被った二人の女たちがいて、BBCの、一七世紀が舞台の歴史ドラマから逃げてきた人たちのようにぼくには見えた。アメリカ中西部の広大で真っ平らな風景は、地平線の向こうには地平線以外何もなく、それを背にしたその人たちは、ほとんど幽霊のようだった。

ぼくらは最寄りの都市フォートウェインから車で二時間走ってきていたところで、その後エルクハート＝ラグレンジという名のアーミッシュの町に着いたのだった。ぼくらと言うのはぼくとジム・ケイツ博士。ジムは法を犯したアーミッシュ・メンバーに対する心理鑑定に携わる心理学者だ。ジムは〝イングリッシュ〟――アーミッシュの言い方で、自分たちの集団に属さないよそ者は誰でもこう呼ばれる――にもかかわらず、何年にもわたってアーミッシュのコミュニティにかかわってきた希有な存在だ。そのジムがぼくをそこに暮らす人びとに紹介してくれることになったのだ。

ぼくらは町を歩き始めた。たくさんのウマや女性たちとすれ違った。女性たちはその先祖が三〇〇年前に着ていたのときっちり同じスタイルの服装をしていた。アーミッシュはその頃アメリカにやって来たのだ。そしてキリスト教の単純化された信条を厳格に遵守して生きること、その信条に抵触する可能性のあるいかなる進歩も拒絶することを決意したのだ。この決意がずっと続いている。だからぼくがこれから会おうとしている人びとは、電線を通って送られてくる電気は使わない。テレビも持っていないし、インターネットもない。自動車もない。消費財というものがほとんどない。母語として話すのは、ドイツ語の一種だ。アーミッシュは非アーミッシュとほとんど交わらない。独自の学校制度を持ち、アメリカのほかの人たちとは根本的にかけ離れた価値観で生きている。

ぼくが子どもの頃住んでいたところの近くに、超正統派ユダヤ教徒のコミュニティがあった。その人たちもある意味でアーミッシュに似ていた。ぼくは道でその人たちとすれ違うたびに不思議に思ったものだった。なんであんなふうに生きようとする人がいるんだろう、と。大きくなるに従って、現代社会の恩恵を拒絶するようなどんな集団に対しても、ぼくは、正直に言ってしまうと軽蔑の念を深めていった。そういう人たちは頭のおかしい時代錯誤集団だと思っていたのだ。[*4] でも今は、ぼくたちの現在の生き方には何か欠陥があるのではないかと考えているところだから、そういった人たちは結局のところ何かぼくにとって学ぶべきものを持っていたのではないかと思うようになったのだ。とくにこの本の調査のためには、欠かすことのできない重要な要素となるだろう、と。

フリーマン・リー・ミラーが、一軒のダイナーの前でぼくたちを待っていてくれた。二〇代後半で、顎髭は中ぐらいの長さ。アーミッシュの男性は、結婚すると顎髭を伸ばし始めるのだ。ぼくらがほとんど何も話さないうちに、フリーマン・リーは少し離れたところを指さした。「すぐ向こうに赤と緑の屋根の小屋が見えますか？　ぼくはあそこで育ったんですよ」。子ども時代をそこで、たがいに寄り添うように建てられた家が少し集まっているところで、曾祖父の世代から四世代がいっしょになって暮らしていたという。そこには蓄電池かプロパンガスで発電した電気以外はなく、徒歩かバギーで行けるところより遠くには誰も行ったことがなかった、と。

それはつまり、自分の周りの大人が誰か一人いなくなっても、「ほかに自分を正しく導いてくれる大人たちがいる」ということだ。いつでも大人たち、そしてほかの子どもたちが周りにいる。「そう。だからぼくは本当によく面倒を見てもらいました」とフリーマン・リーは言う。アーミッシュには家族と過ごすという概念はない。なぜならいつも家族といっしょにいるからだ。「家族と過ごすとあえて言うなら、いっしょに外に出て畑仕事をしたりウシの乳を搾ったりすること」だったりする。そうでなければ、いっしょに食事をしたり、あるいは人が集まるいつもの何かのイベントのことだ。アーミッシュの家族というのは、イングリッシュの家族とはちょっと違うのだと、フリーマン・リーは説明する。母親がいて、父親がいて、兄弟姉妹がいて、というだけではない、だいたい一五〇人くらいから成る、たがいに繋がっている大きな集団なんだ、と。そしてその全員がアーミッシュで、自分の家から徒歩かバギーで行ける範囲にみんな住んでいる。アーミッシュには物理的な教会の建物はない。かわりばんこに誰かの家で日曜のミサが行なわれるのだという。恒久的な階層秩序《ハイアラーキー》というものは一切ない。牧師の役を務めるのもかわりばんこで、それも任意に割り当てられるのだ。

「今度の日曜日にはわが家が教会になるんですよ」とフリーマン・リーは言った。そこには直接の家族はもちろん、アーミッシュのほかのグループもやって来るという。よく知っている人もいれば、少ししか知らない人もいる。「だから新しい人間関係をそのとき築くことができます。……教会と言えば、絆がすべてです。ぼくらのコミュニティではそれを愛情と呼んでいますが。ぼくらは何か危機に陥ったら、すぐに誰かがやって来てくれるというふうに思っています」。

一六歳になると、アーミッシュは誰でも旅に出なければならない。アーミッシュがわれわれの文化について一家言持つほど精通していることに不思議に思わされることがあるが、このしきたりもその理由の一つだ。しきたりによって、数年間、「イングリッシュ」の世界で暮らさなければならない。これは〝ラムスプリンガに行く〟と呼ばれている。外の世界では、平均二年間、アーミッシュの厳格な掟に従わなくてもよくなる。酔っ払いもすればストリップを見に行きもする（少なくともフリーマン・リーは見に行った）。電話も使うしインターネットも使う（リーは、誰か〝ラムスプリンガ〟というラム酒ブランドを立ち上げればよいのにといつも考えていると話してくれた）。そしてその後、若者時代を全速力で終えたあとに、選択をしなければいけない。外の世界のそういったものをすべて捨てて故郷に戻り、アーミッシュの教会の一員になるか、あるいは外の世界に留まり続けるか、だ。外の世界に留まることを選択しても、故郷を訪ねることはできる。しかしその選択をしたら、もはやアーミッシュではない。ほぼ八〇％がアーミッシュの教会に加わることを選ぶという。[*5] この自由の体験があるからこそ、アーミッシュがカルト集団と見なされることは一度もないのである。それは正真正銘の選択なのだ。

フリーマン・リーは外の世界で好きなものはたくさんあると話してくれた。今でもテレビで野球の試合を見たくなるし、最新のポップな歌を聴きたくもなる。でも、ここに戻った理由の一つは、子どもを育てる親にとっても、子どもにとっても、アーミッシュのコミュニティのほうが良いと考えたからだった。外の世界の人びとは「いつもただただ無理している」ようにリーには思えた。「家族のための時間もないし、子どものための時間もないでしょう」と。そんな文化で育ったら、子どもにどんなことが起こるか見当もつかない、どうやって育つのか、どんな人生を送ることになるのか、と。ぼくはもしも（たとえば）テレビが今手に入ったら、子どもとの関係はどう変わると思うか尋ねた。「いっしょにテレビを見るんだと思うよ」と、肩をすくめてリーは言った。「テレビの時間も子どもといっしょに楽しめると思う。子どもといっしょに裏庭に出て、バギーの掃除をするようなことに比べれば、まだちゃんと評価されていないだけだよ。テレビは正当な評価をされていないだけ」。

そのあとぼくは、ローロン・ビーチーに会いに行った。ローロンは三〇代前半で、競売人として働いているアーミッシュの男性だ。差し押さえられた家から引き取った物を売ることが多い。ぼくらが座っていたローロンの家の居間は本に囲まれていた（一番好きなのはウィリアム・フォークナーだという）。ローロンの言うには、アーミッシュは意識的に速度を落とすことを選んだのであって、それをわたしたちは少しも喪失だと思っていないということを理解しない限り、アーミッシュの世界と外の世界の違いを理解することはできないという。ぼくがここまで何千キロも飛行機で飛んで来たことは知っている。「わたしも聖地に飛んで行きたい。でもわたしたちの教会は飛行機は使わないことで合意しているんです。そのおかげでわたしたちはいつもゆっくりになる。そのおかげで家族はもっといっしょにいられる。もしも飛行機を使ってもよいとなったら、わたしはカリフォルニアまで飛んで行ってオークションに参加し、また飛んで帰ってくるようなことになるでしょう。それに比べると、今はとても不便だけど、その分家にいることが多いわけです」。

だがなぜ、あなたがたはゆっくりすることを選んだのか、ということがぼくは知りたかった。速度を落としたら失うものがあるのではないですか、とぼくは尋ねた。ローロンは言った。でも得られるものはもっと多いと思います、と。得られるのは、「地元のお隣さん同士のコミュニティの感覚ですね。もしも自動車があったら教会の管区は三〇キロ四方とかいうことになるでしょう。そうなればわたしたちはたがいにすぐそばで生きている、というふうにはならない。お隣さんも、そう頻繁には夕飯に来ることはなくなる。……つまり物理的な近さがあって、その結果として、宗教的にも精神的にも親密になれるということなのです。自動車や飛行機は、それはもう便利です。わたしたちはその速度が便利さだと考えている。

でもその速度に抵抗することを決めた集団は、〔その代わりに〕緊密な網の目でできたコミュニティを手に入れることができるのです」。

　車にせよインターネットにせよ、どこでも行けるということは、結局どこにもいないということになってしまうとローロンは考えている。アーミッシュはそれとは正反対で、常に「わが家にいる《アット・ホーム》感覚」を持つことができる。ローロンはそれがどういうことか説明するために、一つのイメージをこう語った。人生は赤々と燃える石炭の火のようなものです、でもそこから石炭を一つだけ取り出すと、すぐに燃え尽きてしまいます、わたしたちはたがいに暖め合っているのです。自分がいるのは、自分がほかの人といっしょにいることによるのです。「わたしは長距離トラックの運転手になって、国中を見て、金を稼いで、それでも汗をかかない、というふうになりたかったんです。毎晩NBAのプレイオフをテレビで見たいとも思います。『ザット'70sショー』も見たい。ああいうのは本当におもしろいと思う。でもそういうものは、諦めるのに少しも苦労しないんです」とローロンは言う。

　長く話すうちに、ローロンはアーミッシュをイングリッシュの世界のほかのグループになぞらえ始めた。たとえば、〝ウェイトウォッチャーズ〟などだ。そこには減量をしたい人が集まってきて、たがいに助け合っている。自分だけだったら、そこら中にある食べ物を全部拒むことなどぜったいにできないだろうが、グループでなら結束して、たがいにチェックし、たがいに励まし合い、自分にもそれができることがわかる、と。ぼくはローロンをじっと見つめて、言っていることを整理しようとした。

「つまり、アーミッシュのコミュニティは個人主義的な文明の誘惑に抵抗するための互助組織みたいなものだと言いたいのですか」とぼくは尋ねた。

　ローロンはしばらく考えて、にっこり笑い、そして言った。「それはすごくいいことですね。その通りです」。

　これまでに自分が身に着けてきたことがあるので、アーミッシュの人たちのなかにいるとどう考えればよいのか混乱してしまった。もっと若ければ、アーミッシュなんて遅れてるだけだと一蹴していただろう。だが、一九七〇年代にアーミッシュのメンタルヘルスについて実施された大規模な調査[*6]によって、アーミッシュはほかのアメリカ人に比べてうつの度合いが有意に低いことが明らかにされたのだ。しかもその後実施されたいくつもの比較的小規模な調査も、この調査結果を追認することになったのである。

エルクハート＝ラグレンジでぼくは、現代世界でわれわれが失ってしまったものを、この上なくはっきりとこの目で見たと思うことができた。だが同時に、現代世界でわれわれが得たものも見えたのだ。アーミッシュの人たちが抱いている、何かに所属しているという感覚や、生き甲斐の感覚は、とても強いものである。だが、アーミッシュの生き方が万能薬だと見なすのは馬鹿げているということぐらいはぼくにもわかる。ジムとぼくはある日の午後ずっと一人のアーミッシュ女性と話をして過ごしたが、この女性は、夫から息子たちともども暴力的な虐待を受けてコミュニティに助けを求めたことがあった。ところが教会の年輩者たちは、アーミッシュの女は何でも夫に従うことが務めだとその女性に言ったのだ。それでその女性はその後何年も暴力的な虐待を受け続けることになったのだが、最終的にはコミュニティを去ることにしたのだった。そしてそのことは、コミュニティにとって一大スキャンダルとなったのだ。

アーミッシュがどうやって団結しているかという点には学ぶべきところがたくさんあるのは確かだが、しばしば極端で野蛮なその神学も、団結の源の一つではあるのだ。女性は従属的立場に置かれ、ゲイの人びとはぞっとするような扱いを受け、子どもを殴ることが良いことと見なされる。エルクハート＝ラグレンジは、ぼくに父の生まれ故郷であるスイスの山のなかの村を思い出させた。その村も、コミュニティやわが家《ホーム》の感覚に満ち溢れたところだった。だがそのわが家《ホーム》は、しばしば良くない家の掟《ハウス・ルール》に支配されているのだ。この家の掟《ハウス・ルール》が加わることで、コミュニティやわが家《ホーム》が現実以上に重視されればされるほど、またそうした問題が引き起こす深刻な痛みを越えて優れたものと見なされれば見なされるほど、そうしたコミュニティやわが家《ホーム》は強い力を持っているということになるのだ。

これはもう避けられない交換条件なんだろうかと思えてきてしまう。個人の尊厳や権利を獲得することは、必然的にコミュニティや生き甲斐を弱めることになるのか。ぼくらは、エルクハート＝ラグレンジのすばらしいけれど野蛮な団結か、あるいはぼくが育ったエッジウェアの町のように開放的だけどうつに満ちた文化か、そのどちらかを選ばなければならないということなのか。現代世界を棄てて、多くの点でたがいに絆を持っているけれど、それ以上に多くの点で野蛮なはるか遠い昔に帰ることなどぼくは嫌だ。今よりもっとアーミッシュ的な連帯感に近づきながら、息苦しくて死んでしまうようなことも、ぼくの大嫌いな極端な思想に走ることもないような、そんないいとこ取りができないものか、ぼくは知りたい。その境地に至るためには何をぼくたちは諦めなければならないか、そしてその代わりに何を得ることができるのか、ということも知りたい。

そう考えて旅を続けていくうちに、それに対する答の一端を示してくれそうな場所やテクニックが、ぼくには見え始めた。

フリーマン・リーとぼくは、アーミッシュの世界のど真ん中に座って話していた。その世界がどれほどぼくに奇妙に見えるか、ということはわかっているんだとフリーマン・リーは言った。「あなた方がこの世界をどんなふうに見ているか、ぼくにはとてもよく理解できるんだ」と。「でもぼくらはこう考えるんだ。この世でも、たがいにちょっと交わることで、小さな小さな天国を味わうことができる。なぜならぼくらはこんなふうに考えているんだ。人生が終わって、天国に行ったら、そこでは人びとがたがいに交わり合っているだろうって。ぼくらは天国ってそういうもんだって考えているんだ」。死後の完全な世界を、そんなふうにいつも愛する人といっしょにいることだと思い描くなら、どうしてそれを今から始めて悪いことがあるだろう、とフリーマン・リーはぼくに尋ねてきた。生きている今のうちから、愛する人に実際に寄り添って生きることをどうして選ばないのか、と。どうしてあえて、一時の気晴らしの靄《もや》のなかに迷い込もうとするのか、と。

第17章　絆の再建その2――社会的処方箋

コッティでは、どうしてあれほどたくさんの人たちが、うつや不安から解放されたのか、ぼくにはよくわかった。でもあの人たちが置かれた環境は、ふつうではないと思う。どうしたらふつうの環境でも、あのコッティの人たちのように、孤立状態を脱け出して、たがいに絆で結ばれた状態に移ることが可能になるだろうか、ということをぼくはずっと考えていた。そしてその答が――少なくとも答の一つに至る最初のヒントが――、実はぼくがうつをずっと抱えていた場所からほんの数キロしか離れていない、ロンドンの最も貧しい地区の、ある小さな診療所にあったのだ。その診療所は自らがモデルとなって、その答をもっともっと世のなかに広めたい、広めることができるはずだと信じて活動していた。

リーサ・カニングハムはイースト・ロンドンのある病院の診察室に腰かけて、自分がうつ状態に陥るなんてことはあり得ないのだと医者に向かって説明していた。すると突然涙が溢れてきて、自分では止めることができないことに気がついた。医者は言った。「ああやっぱりあなたは、現にうつ状態にあるようですね」と。苦痛がすっと引いていったあと、リーサは思った。こんなことあり得ない、わたしはメンタルヘルスの看護師よ、わたしの仕事はこういう問題を解決することであって、こういう問題にやられちゃうことじゃない、と。

そのときリーサは三〇代なかば。そしてもはやその状態に耐えることはできなかった。一九九〇年代なかばのそのときまで、リーサは数年間にわたって、ロンドンでも有数の病院の精神科病棟に看護師として勤務していた。それはロンドン史上一、二を争うほどの暑い夏だったのだが、リーサの勤める病棟にはエアコン設備はなく――明らかにお金をケチっていたのだ――、汗まみれになりながらリーサは事態がどんどん悪化していくのをじっと見つめていた。病棟の患者たちは、メンタルヘルスに抱えている問題が、入院が必要なほどまで深刻な人たちだった。問題とは、統合失調症から双極性障害まで、ありとあらゆる精神病だ。リーサが看護師になったのは、そういう人たちを救いたいと思ったからだった。でもだんだんと、自分がいる病院はそういう人たちを目の玉まで薬漬けにしているだけだ、ということがわかってきた。

精神病の若い男性が一人入院してきた。その患者は大量に投薬されたために四六時中足が震えるようになって、歩くこともできなくなってしまっていた。それで食事のときにはその男性の兄弟が病室から背負って連れ出して、椅子に座らせて、食べさせてやるのだった。リーサがその様子を見ていると、同僚の一人がモンティ・パイソンの古いスケッチを引き合いに出しながらこの患者を馬鹿にして言った。「〝バカ歩き省〟みたいじゃない？　見てあの足！」。またそれとは別のとき、失禁症になってしまったある女性患者に対して、別の看護師がほかの患者がみんないる前でこう叱りつけた。「ああおしっこ漏らしちゃってる！　どうして前もってトイレに行っておけないかなー」。

あの人たちは患者を人間扱いしていないと申告すると、神経質になりすぎていると言われ、ほどなくしてほかの看護師が急にリーサに敵対するようになった。リーサは喧嘩の絶えない家庭で育ったので、誰かを目の敵《かたき》にして貶《おとし》めるというこの力学には慣れっこであると同時に耐えがたいものを感じた。「ある日職場に行ったら、わたしはもうそこにいることが耐えられないと思った」のだとリーサはぼくに話してくれた。「自分の席に座ってパソコンの画面を見ていたけど、何もできなかった。体が動かなかった。それでわたしは、ちょっと具合が良くないので、家に帰ったほうがいいと思うんですと言ったのよ」。家に帰ると、リーサは玄関の扉を閉めるやベッドに潜り込み、泣いた。それから七年のあいだ、リーサは基本的にずっとそこにいた。

この長いうつの期間の、リーサのよくある一日はこんなふうだった。正午に目を覚ます。不安で具合が悪い。「本当の本当の不安」とリーサは言った。その頃は「人はわたしのことをどう思うだろう、わたし外に出られるだろうか」と取り憑かれたように考えていた。「わたしが住んでたのはロンドンのイーストエンドだったんだから、出かけようとするとぜったいに誰か人に会うわけ」。来る日も来る日も、リーサは化粧をして何とかドアを開けて外に出ようと固く決意をするのだが、すぐにそんな決意はすっかり萎《な》えてしまい、ベッドに再び倒れ込むことをくり返した。もしも飼い猫にご飯を食べさせなければならないということがなかったら、リーサはずっと引き籠もったままだんだん衰弱していったことだろう。でもそれがあったから、リーサは五軒先の小さな商店まで駆けて行ってネコの餌と大量のチョコレートとアイスクリームを買いだめして走って家に戻ってくるのだった。病気のために仕事の契約を打ち切られる以前から、すでにプロザックをのんでいたので、薬の副作用でものすごい勢いで体重が増え始めてはいた。それでついに、一六ストーン（約一〇〇キロ）にまで膨れ上がってしまったのだ。それでも取り憑かれたようにリーサは食べ続けた。「チョコレートアイスクリームケーキとチョコレートバーを食べ続けた。ほかのものは本当にちょっとしか食べなかった」。

それから何年も経って、座ってぼくと話しているリーサは、それでも当時のことを説明するのがまだ辛そうだった。「わたしはうつのせいで完全にダメ人間になっていた。その時点まではとても自信を持っていたようなことも、まったくできなくなっちゃったの。前は踊るのが好きだった。最初にロンドンに引っ越してきたときは、真っ先に踊り始めるって評判を取ったのよ。それでクラブに只で入れてもらったりしていたの。『ああリーサじゃないか。入れてあげて。チャージは取らなくていいよ。リーサは率先して踊ってくれるから』ってね。でもそういうことは全部、うつといっしょにどっかに消えた。自分が自分でなくなったみたいな感じだった。……自分のアイデンティティを完全になくしちゃったのよ」。

ある日リーサの医者が言った。ある人が思い付いた画期的なアイディアがあるんだけど、参加することを検討してみないかい？　と。

一九七〇年代なかば、ノルウェー西部の灰色の海岸沿いにあった造船所で、一七歳の少年が二人働いていた。二人は大きな船を建造するチームの一員だった。前日の夜は風がとても強かったので、クレーンが倒れてはいけないと、引っかけ鉤《かぎ》のついたワイヤーで、巨大なぜったい動きそうもない岩にそれを固定していたのだが、その日の朝、クレーンがまだ繋がれていることを忘れてしまった誰かが、クレーンを動かそうとしたとき、二人の少年はギーギーときしむような大きな音を聞いた。と思う間もなくクレーンが突然、自分たちのほうに倒れかかってきたのだ。二人のうちの一人——サム・エヴァリントン——はからくも身をかわした。そうしつつも、自分の隣でもう一人がクレーンの下敷きになって姿が見えなくなる一部始終をじっとその眼で見ていた。

「人生が変わった瞬間だった。それはそうでしょう、死にかけちゃったんですからね」と、サムはぼくに言った。友だちが死ぬところを見つめる瞬間が過ぎると、サムは自分に誓ったという。ぼーっと生きるのは金輪際やめだ、思いっきり生きるぞ、と。それはつまり、ほかの人が書いたシナリオを拒否するということ、本当にたいせつなものに向かって突き進むということを意味していた。

イースト・ロンドンで若き医師となったあと、自分が気付きたくもないことにずっと気付いてしまってイライラしているようなとき、サムはそのときのことを考えるという。多くの患者がうつや不安を抱えて自分のところにやって来る。そんな人たちにどう答えればよいか、訓練期間中に教わっている。サムは説明する。「医学部に進学すると、そこではすべてが生物医学的なのです。つまり、うつとはどんなものかと言えば、それは神経伝達物質〔に由来するもの〕だと。化学的な不均衡だということになる」。そしてその解決は投薬だ。だがそれは、自分が目の当たりにしている現実にはそぐわないのではないか。患者と向き合って、真摯にその声に耳を傾けたなら、最初に設定した問題、すなわち何かが脳内でうまくいっていないのではないかという考え方が、「やっぱり最後までその患者にとって最重要の、真の問題であり続けたまま終わるということなど滅多《めった》にないのです」。ほぼいつでも、もっと深いところに何かがある。それについて患者は、尋ねなければ何も語らないものなのだ、と。

ある日、イーストエンドの若い住人がひどく落ち込んでやって来た。サムはメモを取り出して、この男性に薬を処方するか、それが嫌ならソーシャルワーカーを紹介しようとした。男性はサムを見ていった。「クソみたいなソーシャルワーカーなんかいらない。おれに必要なのはソーシャルワーカーが稼ぐぐらいの給料だ」。サムは男性を見て考えた。「この男が正しい。間違っているのは自分だ」と。そして自分が受けてきた訓練のことを思い返し、悟った。「自分は何かを見落としているんだ」と。自分が受けてきた訓練は、「解決策の大部分を見落とす」ためだけにあったようなものだと、のちにサムはぼくに語った。自分の患者たちのうつは、人生から生き甲斐を剝ぎ取られてしまっていることが原因になっている場合が多いことに気付いたのだ。そして若い頃の誓いを思い出した。それでサムは考えた。もしもうつに誠実に対応しようとするなら、今自分は何をなすべきか、と。

リーサは初めてサムが運営を手伝っているヘルスケアセンターのなかを歩いていた。そのヘルスケアセンターを含むブロムリーバイボウ・センターは、イースト・ロンドンの醜い団地に挟まれたコンクリートの割れ目のようなところで、近くにはものすごい交通量のトンネルの出口もあった。リーサは痛いほど人目を気にしていた。もう何年もほとんど家から出たことがないのだ。髪の毛は伸び放題でカールしてぼさぼさだった。自分がマックのドナルドみたいに見えるんじゃないかと思った。今回のこのプログラムが役に立つのかどうかについても、自分が人のそばに長時間いられるかどうかについても、懐疑的だった。

サムの計画——リーサのみならず、同じような精神状態にある一群の人びとを対象としていた——は、単純だった。うつ状態にある患者は、脳内や身体のどこかに不具合があるというよりも、まず何よりもその人生がうまくいっていないんだとサムは信じていたから、その人たちを良くしようと思うなら、その人生を変える手伝いをしなければならないと考えたのだ。その人たちに必要なのは絆の再建だ、と。それでサムは、ブロムリーバイボウ・センターをイースト・ロンドンのあらゆるボランティア・グループの拠点にするというプロジェクトの推進チームの一員となった。[*1] サムの計画は前代未聞の実験の一部でもあった。そのヘルスケアセンターの医者に診てもらうとする。そうすると、ただ薬を処方されるだけではない。一〇〇種類以上の絆再建プランのなかからも、何か一つ処方されるのだ。それは周りの人びととの絆の再建であり、社会との絆の再建であり、本当にたいせつな価値観との絆の再建でもある。

リーサが処方されたのは、傍目《はため》から見れば馬鹿らしいほどささやかな活動だった。保健センターからすぐのところに、コンクリートで造られた何かの残骸に、ところどころ草がぼうぼう茂った見すぼらしい一角があった。地元の人はそこを〝イヌ糞通り〟と呼んでいた。それは壊れてしまった屋外ステージで、今は草と（あだ名通りの）イヌの糞以外何もない汚らしいところだった。サムが手伝って立ち上げたプログラムの一つが、この見すぼらしい廃虚を花や草木で溢れた庭園に変えるという計画だったのだ。調整係としてスタッフが一人派遣されて来ていたが、それ以外は二〇人くらいからなるボランティア患者のグループにすべて任された。ほかの患者たちもうつ状態にあるか、あるいは何か別の形で苦しみを抱えている人たちだった。スタッフは言った。ここはあなた方のものです。ここが美しいところになるよう手伝ってください、と。

初日にリーサはこの草ぼうぼうの場所と、ほかのボランティアを見て、ここを何とかする責任が自分とこの人たちにあるんだという考えで不安になり、立ち尽くしてしまった。週に二度の活動で自分たちがここを何とかするなんて、無理。心臓がバクバク言い始めた。

リーサはおずおずと、そしてたどたどしく、グループのほかの参加者と話をしてみた。[*2] 白人の労働者階級のフィルという名の男は、まだぜんぜん小さいときに学校から落ちこぼれたんだ、と言った。あとで医者たちから聞いたところによると、この男はもう何年も保健センターに通ってきているが、ずっと脅迫的かつ攻撃的態度だったので、このプログラムに参加させるのも考え物だと思っていたという。シンさんは年寄りのアジア人で世界中を旅して回ったそうだ。そうして自分が行ったことのある土地の信じられないような話を語り始めるのだった。学習に深刻な困難を抱えている人も二人いた。ほかには憂うつな気分をどうしても振り払えない中産階級の人たち。リーサはそんなメンバーを見て考えた。わたしたちはみんな、ここじゃなかったらロンドン中のどこでもたがいに話したりしない者たち同士だ、と。それでもメンバーは、一つの共通の目標——メンバーは種や植物のことを勉強していった。そして公園をどんな見た目にしたいか話し合った。

最初の数ヶ月間、メンバーは種や植物のことを勉強していった。そして公園をどんな見た目にしたいか話し合った。みんな都会人だったから、何を糸口に話し始めればよいのかすら誰もわからなかった。ゆっくりとした足取りだった。ある週には、ある植物を植えて、大きく育ってくれないかと期待したが、何にもならなかった。自分たちで地面に指を突っ込んでみて初めて、その場所には粘土質のところがあり、ちょうど自分たちが植物を植えたのがそうだった、それが失敗だったということに気付いた。何週間も経って、やっとそれぞれが、季節の移り変わりや足もとの土のことを学ばなければだめなんだということをわかり始めた。

メンバーはラッパスイセンを植えることにした。それから公園に欠かせない低木を何種類か、また季節の花も。最初は進行がとても遅く、しかも困難続きだった。「自然にかかわっているんだ」ということにやっと気付いた、とリーサはぼくに話してくれた。「それが自然なのであれば、どうしようもないでしょう。天候次第、季節次第なんだから。何か植物を植えることは誰にでもできる。でもうまくいくときもあれば、うまくいかないときもある。どうすればうまくいくかは、習得していかなきゃいけない。つまり我慢することを学ばなきゃいけない、ということ。だって即効性の解決法なんてないから。庭園を一つ造るということは時間がとてもかかるし、労力をいっぱい注いで手を掛けてやらないとできないことなのよ。たった一回のガーデニング作業に参加しただけだったら、自分がすごく役に立ったというふうには思えないかもしれないけど、毎週来て、それである程度の期間が過ぎれば、きっと変わったことが実感できる」。リーサは「とても時間のかかることに取り組んで、実現を急がずに忍耐強くすること」を学びつつあったのだ。

うつや不安を抱えている人が、薬を越えた処置を施されるとしたら、自分の気分がどんなかを話さなければならない立場に立たされるのがふつうだ。でもそういう人にとって、それについて話すことが一番やりたくないこと、というのはよくあることなのだ。自分の気分が自分にとって耐えがたいものだからだ。でもここでは、ゆっくりと着実にやるべきことがあり、そのこと以外のことについては何も話すよう迫れることもない。それでもたがいに信用するようになるにつれて、自分がどんな気分でいるか、たがいに話すのが常となった。それだけ居心地の良い場所になったのだ。リーサは好きになったメンバーに、自分の物語を語った。すると相手は、今度は自分のことをリーサに語った。

それでリーサは気付いたのだが、ここのメンバーはみんな、ひどい気分を抱えてしまうに至るもっともな理由がある人たちばかりだった。メンバーの一人の男がリーサに静かな口調で語ったところによると、毎晩二五番のバスのなかで寝ているのだという。運転手はその男がホームレスだということを知っているので、放り出そうとはしないのだ、と。リーサはその男を見て考えた。そんな状況でうつ状態にならないほうが不思議じゃないか、と。カンボジアの医者たちが農家のあの男に必要なのは一頭のウシだと悟ったように、リーサもまた、そのガーデニング班のうつ状態のメンバーは実用的な解決が必要な人ばかりだと悟ったのだった。それでリーサは、地域の委員会にさんざん電話を掛けまくって、ついにこの男に住む家を提供させた。それから数ヶ月後には、その男のうつは軽くなったのだ。

時が経ち、花が咲き始めた。人びともこの公園のなかを散歩するようになってきた。そして作業をしているメンバーにいつも感謝の言葉を口にするのだった。引き籠もり、何をやっても自分はダメだと思い込んでいたメンバーたちに、だ。ある白人の年寄りの女性は、買い物帰りにいつも立ち寄って、メンバーのベンガル人女性にもっと花が植えられるようにとお金をくれるのが常だった。年寄りのベンガル人のシンさんは、自分たちの植えた植物がいかに万物と繋がっているか、いかに大宇宙の一部分であるか、ということを班のみんなに語って聞かせた。班のみんなは、それぞれ控えめに、自分たちにも目的が持てるんだ、自分たちにもできることがあるんだ、と感じ始めた。

ある日ほかのメンバーからどうしてうつ状態になってしまったのか聞かれたリーサがいきさつを説明す

ると、「君は職場でいじめに遭ったんだね。ぼくも職場でいじめに遭ったんだ」とその相手は言った。それからもっとあとになって、その男はリーサに言った。そういうふうにリーサに言ったことで人生が変わった、「君もぼくと同じなんだということに気付いたんだよ」と。

この話をぼくにしているとき、リーサの目に涙が溢れてきた。「あぁどうしよう、でもそれこそがあのプロジェクトの肝《きも》だったわけ」。

班のメンバーの多くが、それぞれが抱える深い絆の断絶を、二つの面で癒やされることになった。一つめは、ほかの人との絆の断絶だ。ブロムリーバイボウ・センターにはサムが運営しているカフェがある。ガーデニング作業を終えたメンバーは、そこでいっしょに座ってくつろぐのが習慣になった。数ヶ月後、リーサはふと、自分がほとんど叫ぶように大きな声でしゃべっていることに気が付いた。もうずいぶん長いあいだ他人としゃべらずにいて、それがまた再び心からの会話をできるようになったことが、それほどまでの解放感だったのだ。前は玄関から外に出ることが怖かった。人前に出ればぺちゃんこになりそうなほど人目が気になった。でもその最初の関門を越える後押しをしてもらったのだということが今ではわかっている。「わたしは本当はひととの絆をもう一度持ちたいって死ぬほど思ってた」という。ほかの人の抱える問題を気にかけたり、その喜びにかかわったりするうちに、「自分のことにあんまり拘《こだわ》らなくなった。それより気にかけなきゃいけない人たちができたから」。

怒りっぽい白人の若者フィルは、医者まで少し怖がってこのプログラムに参加させるのをためらっていたほどだったが、学習困難を抱える二人のメンバーの面倒を見るようになった。この二人が何にでもちゃんと参加できるように真っ先に気を配ったし、率先して手助けをする。園芸の資格取得を目指す――そのとき班がいっしょになって取り組んでいた課題――に当たって、みんなでいっしょに勉強しようと提案したのもフィルだった。

このプロジェクトによってだんだん癒やされていった絆の断絶の二つめは、自然との絆の断絶だとリーサは考えている。「自然の環境にかかわることには何かがある。たとえそれが都会のど真ん中の草ぼうぼうの小さなスペースであってもね」。リーサは言う。「わたしはただ土との絆を取り戻しただけ。でもそれで、些細なことだけどいろんなことに気付いたの。たとえば飛行機の音とか車の音とかが聞こえなくなる。それから、自分がいかにちっぽけで大したことのない存在か、わかってくる」。もっとあとになってこうも言った。「実際に手を汚すこと、もちろん文字通りの意味で」、そのおかげで自分が見つけることができたのは「居場所があるって感覚だった。自分だけじゃない。空があって、空には太陽があって……わたしだけの話じゃないなって。わたしだけが何か不正と闘っているとかそういうことじゃなくて、もっともっと大きな景色がここにはある。それでわたしはもう一度その一員になる必要がある。この庭の敷石の上に座って花壇に手を突っ込みながら、そんなことをわたしは感じてた」。

このとてもささやかなプログラムのおかげで、「わたしが完全に失ってしまっていた二つの絆〔――ひとと、自然との――〕が、もう一度わたしの人生に戻って来たの」。

庭が生き返ってくるにつれて、班のメンバーも生き返ったようにリーサは感じた。メンバーは自分のしたことに、ここ数年では初めて、誇りを感じた。メンバーは何かを美しくすることができたのだ。メンバーの造りあげたその庭を歩くと、心が澄み切ってくる感じがする。ぼくは長いこと住んでいたことがあるけれど、このイースト・ロンドンの汚れきった打ち棄てられた界隈にあって、そこは噴水まである小さな緑のオアシスだった。

リーサはガーデニング・プログラムに参加して数年経ったときに、プロザックをのむのをやめ、その後数年間で四・五ストーン（三〇キロ）も体重が減った。またある庭師と出会って恋にも落ちた。その男の名はイアンと言った。それからさらに数年後、リーサはウェールズのある村に引っ越した。ぼくがリーサに会ったときには、自分のガーデニング・センターをその村に開業しようとしているところだった。リーサは今でもプロジェクトのガーデニング班のメンバーと連絡を取り合っている。メンバーは助け合っているのだと、リーサはぼくに語った。メンバーも土も、だ。

ぼくとリーサはイースト・ロンドンで、ソーセージとポテトというそこではよくある朝食を食べながら何時間も話をした。リーサは言った。ガーデニング班で得た教訓について誤解する人がいるかもしれない。「ただ偶然起きたことだとは思わないでほしいってこと。もしもうつ状態だったら、外に出ることすらままならないんだから、どこかに小さな庭を見つければ、そこで作業に夢中になって、気分が良くなれる、なんて思っても実際は無理。世話をしてくれる人、助けてくれる人がいないと」という。もしも人がただ「ああ公園に行ってただ座っているだけでいいんだ、そうしたら気分も良くなるから。森に散歩に行けばいい、そうしたら気分も良くなるから」などと言うだけだったら、「そりゃそうだ。もちろんその通り。でもそうするためには誰か手伝ってくれる人が必要なの」とリーサは言う。

もしも独りだったらわたしにはできていなかっただろう、と。それを処方してくれる医者が必要だった。それが医学的に価値があることだということを、優しくきちんと説明してくれて、背中を押してくれる医者が。そうでなければ、実現しない、と。もしあのとき医者が勧めてくれなかったら、わたしは今でも家に引き籠もってアイスクリームをむさぼり喰い、人目に付くことを怖がって、だんだん体が動かなくなっていってたんじゃないかとリーサは考えている。

初めてブロムリーバイボウ・センターに行って知ったのだが、そこの受付では、まず診察を申し込むこともできるし、センターの外で実施されている一〇〇種類以上もある社会活動プログラムから何か紹介してもらうこともできる。それはたとえば陶芸教室や体操教室に始まって、地域コミュニティでほかの人の力になることまで、実に多岐にわたっていて何でもそろっている。もしも診察を受けるなら、そこの診察室はぼくが今まで行ったことのあるどこともちょっと違っていた。医者の先生が目の前のパソコンの画面を見ながら患者と対面するという形ではない。医者は患者と隣り合って座るのだ。これは、健康に対する考え方の微妙な違いを表わす小さな目印の一つだと、サムはぼくに言った。

サムは医者として、「知識を持っている人間」として行動するよう訓練を受けた。患者が入ってくれば、どんな症状があるか話をさせて、いくつか検査をしたら、どこどこが悪いです、解決法はこうです、と告げる。そういうやり方がふさわしいケースももちろんある、とサムは言う。「あなたは胸部感染症ですね、抗生物質をのむ必要があります。一件落着、間違いなしってね」。でも「ほぼすべての場合」そうはいかない、と。医者に診てもらいに来る人のほとんどが苦痛を抱えている。たとえそれが身体的な痛みであっても――たとえば膝が痛いとか――、もしも人生に何も生き甲斐がなかったりしたら、何の絆も持てないでいたら、その痛みははるかに烈しく感じられることだろう。わたしの診察のほぼすべてにおいて、患者の心の健康に話が及びます、とサムは言う。医者の最大の務めは耳を傾けることです、と。

とりわけうつや不安の場合は、「どうしましたか?」と尋ねるのではなく、「あなたにとって何がたいせつですか?」と尋ねるようにしなくてはならないということを学んだとサムは言う。解決策を見つけたいと思うなら、うつや不安を抱えた人が、人生で何をなくしてしまっているのか耳を傾け、なくしてしまったものを取り戻す途を見つける手助けをしなければいけない、と。

ブロムリーバイボウ・センターの医者たちも、もちろん化学的抗うつ薬を処方する。それを支持しているし、効果があると信じてもいる。ただ、それは全体のなかの小さな一部分でしかない、長期にわたる解決策ではない、と見ているだけである。センターの別の医師ソール・マーモットはぼくに言った。患者の痛みを止めるために「絆創膏を貼っても、無駄だ。やらなきゃいけないのは、そもそもその人たちがなぜここに来ているのか、その理由に取り組むことだ」と。そしてもっとあとでこうも言った。「もしも何も改善が見られないのなら、抗うつ薬を使い続けるのは無駄だ。そうなれば抗うつ薬をやめるしかないが、そのとき患者は、元々いた地点から一歩も前進していないことになる。……でも何かが改善しないとだめなんだ。さもなければ逆戻りなんだ」と。

患者はたいていの場合――ぼくがまさにそうだったように――自分のうつは純粋に身体的なもので、脳の機能不全だと思い込んで病院にやって来る。サムはその患者に対して、二つのことを説明するのだという。どちらも患者をびっくりさせるかもしれないことだ。まず初めに伝えることはこうだ。うつや不安のことをよくわかっていない医者はたくさんいる、そして、うつや不安というのはとても複雑な問題だ、だからその真相を突き止めるためには、医者は患者といっしょになってがんばらないといけないのだ、と。「〔医者にとっての〕根本的な哲学として、『わからない』と言うのは恥だ、ということがあります。でもそれはとても重要なことです。医者が言うべきことのなかで一番重要なことなんじゃないでしょうか。それを言うことで、医者に対する患者の信頼は増すのです」。

次に患者に伝えるのは、自分も数年前に離婚したあと数年間は、四六時中深い不安を抱えていたと話すのだという。つまり誰にでも起こり得ることなのだ、と。あなたは独りではない、と。「『大丈夫』と伝えることには何かがあるんだと思います」とサムは言う。「わたしは『正常』という言葉をあまり使いたいとは思わないけど、でもそれは正常なことなんです」。

もしもそれとは逆に、サムがそれは脳のなかで起きている問題ですとしか言わなかったとしたら、そのあとこういうふうに言うしかない。「それをどうにかしようとしても無理です、と。でもそんなことを患者に言うのは明らかに馬鹿げた話です。だってそうしたら、もっと長期的な治療計画をいったいどうやって患者に提案できるんでしょう」とサムは問いかける。「うつというのはとても暗いところに閉じ込められているようなものです。もしもその人に、ほんの少しでも快復の兆しを示したいと思うなら、たとえそれがどんなに小さな兆しでも、その本当に小さな希望が決定的に不可欠なんです。そしてそんな希望がどこから生まれてくるか、ということはけっしてわからないんです」。だからサムは、絆の再建に向かう小さな初めの一歩として、膨大な数のメニューを準備しているのである。

サムは患者と話すとき、自分がその絆の模範となるように努めている。サムは言う。「友だちになることも自分の務めの一部だと。サムはセンターから数百メートルのところに住んでいる。いつでも会えるようにしている。それからもう一つ、センターの方針として重要なことがあると、サムは言う。「何でもパーティを開く理由になる」という方針だ。センターのスタッフはいつでも何かお祝いすることを見つけ出して、患者をみんな招待するのだという。

サムはこの方法を「社会的処方箋」と呼んでいる。そしてそれは侃々諤々《かんかんがくがく》の論争を引き起こしてきた。[3]理がありそうなのがどちらかは、明らかだ。サムのヘルス・トラストだけで、年間一〇〇万ポンド（約一億三四〇〇万円）を費やして一万七〇〇〇人の患者に抗うつ薬を処方しているが、それでも効果は限られている。社会的処方箋の方法なら、もっと費用がかからずにそれと同じか、もっと効果があるとサムは考えている。そこで数年にわたって、ブロムリーバイボウ・センターと、社会的処方箋を実施しているほかのグループは、辛抱強くデータを収集してきた。学界が自分たちのしていることを調査しに来てくれることを期待しているのだ。ところが研究はさほど進んではいない。

なぜか。これもまた、ぼくがいたるところで耳にするのと同じ物語だ。要するにうつや不安に薬を投与するのは世界で最も巨大な産業の一つだということだ。だからそれを研究しようとすればジャブジャブ溢れるほど出資を受けることができるのだ（しかもそういった研究は、しばしば歪められていることをぼくは学んだ）。一方社会的処方箋のほうは、仮に効果があったとしても、大した金にはならない。それどころか、数十億ドルという製薬市場に風穴を開けて、その利益を小さくさせかねない。そうだとすれば、既得権益を握る者が知りたがるわけがないのである。

それでも、「園芸療法」を研究する一連の学術調査があるにはある。[4]メンタルヘルスの改善のためにガーデニングをさせてみるという研究だ。そうした研究のうち、十分な数の被験者を対象に、十分長期間にわたって実施された調査はないし、調査手法の組立ても完全とは言いがたいものばかりだから、その研究結果を扱うに当たっては懐疑的になる必要はあるけれども、それでもそこには、われわれがもっとよく見てみるべき何かがあることがわかる。ノルウェーでうつを抱えた人を対象に実施されたある調査では、ガーデニング・プログラムによってうつ病尺度で平均四・五ポイントの改善が見られた。これは化学的抗うつ薬の効果の倍以上である。深刻な不安を抱える若い女性を対象にした別の研究でも、結果は同様だった。このことから最小限言えることは、社会的処方箋という試みが、研究の種を播き始めるのにもってこいだということだ。[5]

ぼくは再びマイケル・マーモットに会いに行った。意味のない仕事がうつの原因になることを最初に発見した社会科学者だ。読者も覚えているだろう。マイケルの研究の旅路は、シドニーの診療所で、悲惨な人生のせいでうつを抱えてやって来る人びとが、プラセボ代わりの無害の混合薬を渡されただけで家に帰されるのを見たときから始まったのだ。そのマイケルが、ブロムリーバイボウ・センターを訪れて、何年にもわたって非公式に助言をしていたことをぼくは知っていた。それでぼくは、マイケルがセンターについてどんな意見を持っているか聞いてみたいと思ったのだ。センターがやっていることはとてもシンプルなことだとマイケルはぼくに言った。身体に問題を抱えてやって来た人には、その身体の問題に対処する。でも人が医者のところに来る理由の多くは、いやたぶん一番多い理由は、そういうものではない。「センターにやって来る人びとは人生に問題を抱えているんだ」とマイケルは言う。「生きる上でのその問題を何とかしようとして、やって来るんだよ」と。

この保健センターを変身させることに尽力した医者のサムは、ぼくにこう語った。今から一〇〇年後なら、うつや不安を抱えた人に快復してほしいと願うとき、そういう人たちの心のニーズに応えるために必要なものが何か、初めて発見されたときのことを医学史上の画期的事件として振り返ってくれるかもしれない、と。一八五〇年代まで、コレラの原因を誰も知らなかった。[*6]それによって膨大な数の人間が死んだ。その後、ジョン・スノウという名の医師が、コレラは水が媒介して伝染することを発見した（偶然にもサムの診療所から数キロと離れていない場所でのことだった）。それでわれわれは、適切な下水処理施設を建設し始めた。その結果、コレラの爆発的流行は、西洋ではやんだのである。

サムたちが知ったのは、抗うつ薬は錠剤だけではないということだ。絶望を取り除いてくれるものなら、何でも抗うつ薬なのだ。化学的な抗うつ薬はほとんどの人に効果がないというエビデンスがあるからと言って、ぼくらは抗うつ薬という考え方を諦めるべきではない。逆にもっと良い抗うつ薬を探し求めるべきなのだ。その抗うつ薬は、これまで巨大製薬会社が抗うつ薬とはこういうものだとぼくらに思い込ませてきたものとは違った見た目をしているかもしれない。

ここで一般医をしているソール・マーモットはぼくに言った。ブロムリーバイボウ・センターが開発した方法の効果は「あまりに明らかで、自分が今までどうしてそれに気付かなかったのかまったくわからない。そして社会全体が、そのことに目を向けようとしない理由もまったくわからない」と。

サム・エヴァリントンとぼくは、センターの混雑するカフェに座って話をしていた。そのあいだ中ずっと、人びとがひっきりなしにやって来ては、サムに声をかけ、ハグをするので会話が中断された。あの人は、窓のペンキの塗り方をみんなに教えている女性だよ、とサムはぼくにひと言だけ教えてくれる。あの人は、元警察官でここに初めて来たときは職務で来たんだ。でもここがすっかり気に入ってしまって、今ではここで働いているというわけ。あの人のところに一〇代の若者がやってきて、仮にの話なんだけどこれこれの犯罪が起こりそうだとして、誰かがそれを避けるためには、たとえば仮にどんなことをすべきかアドバイスをしてほしいとお願いしたりするんだ、傑作だろ、とサムは言う。

サムはまた別の人にさよならと手を振りながらぼくに何か話している。サムが学んできたことは、自分の周りにいる人と絆を結ぶことができたら「人間性を取り戻すことができる」ということだという。このセンターで再び活気を取り戻した絆の網の目の真ん中で、ぼくらのテーブルの隣に座ってぼくらの会話を聞いていた女性がにっこりと微笑む。その微笑みは、サムに、そして自分自身に向けられたものだろう。

サムはその女性を見て、にっこりと微笑み返した。

第18章　絆の再建その3――意味ある仕事に再び繋がる

こうした絆の再建が、ベルリンのコッティやイースト・ロンドンのブロムリーバイボウ・センターのように個別に希望の光を灯しているその地点を越えて、広く行きわたる可能性はあるのではないかと楽天的に考えるたび、いつもぼくは巨大な障害物の前に引き戻され、どうやってそれを越えればよいのか皆目見当も付かないという期間が長く続くのだった。われわれは目覚めている時間のうち、働くことに最も多くの時間を費やしている。そしてわれわれのうち八七%が、仕事から突き放されていると感じたり、仕事が原因で憤りを覚えたりしている。自分の仕事を憎んでいる人の割合は愛している人の倍だ。それなのに電子メールにかかる時間も計算に入れると、人生のなかで仕事に費やす時間はどんどん多くなる一方である。週に五〇～六〇時間に上る勢いだ。これは見過ごしてよい問題ではない。われわれのほとんどにとって、人生のど真ん中に位置する大問題だと言ってもよいぐらいだ。われわれの時間、われわれの人生は、仕事を中心に進行しているのだ。

それだったらみんな、別の生き方を試してみればよい、摸索してみればよいのだ、などと言うのはたやすい。いったいいつ、そんなことに着手できる時間があるというのか。次の日に再びやって来る、同じことのくり返しに備えてベッドに這い上がる前、ソファの上でぐったりしたり、子どもと何とかかかわろうとがんばる四時間のあいだに、というのか。

でもぼくが考えていた障害物というのは、そのことではない。ぼくが言う障害物とは、意味がない仕事でもやらなければならない、ということだ。これは、ここまで話してきたうつや不安のほかの原因、たとえば子ども時代のトラウマだとか、極度の物質主義とはちょっと違う。これまで話してきた原因は、どれも大きなシステムのなかの、うまくいっていない、本来不必要な部分だった。ところが労働は欠かすことができない。ぼくは自分の親類たちがやってきた仕事のことを考える。母方の祖母はトイレ掃除を仕事にしていた。母方の祖父は港湾労働者だった。父方の祖父母は農家だった。父はバスの運転手、母はDV被害者のシェルターで働いていた。姉妹は看護師、兄弟はスーパーの在庫管理の仕事をしている。こうした仕事はどれも必要なことだ。こうした仕事が滞れば、社会の一番重要な部分が機能を停止してしまう。こうした仕事——たとえ威張り散らされながらする仕事だろうと、いやいやする仕事だろうと、退屈だけど必要だからやりなさいと市場から躾《しつ》けられてする仕事だろうと——もしそれが不可欠なのであれば、うつや不安の原因になろうとも、続けなければならない。それは罠だとはわかっているんだけど、必要な罠なんだと思う。

個人のレベルでは、少数ながらそうした仕事を免れる人はいるかもしれない。さほど厳しい支配を受けずに済むような、自主性を重んじられるような職場に移るとか、自分にとって意味があると信じられるようなことをする仕事に転職することが可能なんだったら、そうすればよい。そうすれば、うつや不安の数値があっと言う間に下がる可能性はある。だが、自分の仕事が意味があると感じている人がたったの一三％しかいないような状況を考えれば、そんな助言をすること自体、冷酷な行ないに思えてくる。今日のこのような状況下では、われわれのほとんどは個人的に意味があると思える仕事にたどり着くことはできないだろう。ぼくは今これを書きながら、一人の女性のことを思う。ぼくの知り合いで、ぼくはその人のことをとても好きだ。アパートでいっしょに暮らす三人の子どもを育てるために、好きでもない低賃金の職に就いているシングルマザーだ。あの人はそんな職でも失わないように奮闘しているところなのに、もっと充実した職に就くことが必要だなどと言えるだろうか。そんなことを言うのは意味がないだけじゃなくて、陰険だ。

ぼくがこの障害物を違ったふうに考えることができるようになったのは、そしてそれを乗り越える途が見え始めてきたのは、どちらかと言えば平凡な、ある場所に行ってみてからのことだった。それはボルティモアの小さな自転車修理販売店だ。その店の人たちがぼくに一つの物語を聞かせてくれたのだ。その物語のおかげでぼくは、それまでよりはるかに広い視野で物事を考えられるようになったし、自分たちの仕事にもっと大きな意味を吹き込むことは可能なんだ、うつを招くようなものでなくなるよう仕事を根本から変革することが可能なんだ、しかもそれが特権的な一部の個人だけでなく、社会全体にとって可能なんだ、ということを示すエビデンスを目の当たりにすることができたのだ。

メレディス・ミッチェルは辞表を提出した日、われながら頭がおかしくなっちゃったかも、と思った。メレディスはメリーランド州にある非営利活動団体の資金調達部門で働いていた。典型的な事務職だった。仕事を割り当てられ期限を切られる。そしてせっせと言われたことをこなすのが役目だった。ときにはもっとうまく仕事を回す方法を思い付くのだが、そのアイディアの実現に向かって前に進もうとすると、割り当てられたことをさっさと済ませろと言われてしまうのだった。上司は悪い人ではないのだが、すぐに激高するタイプの女性だった。だからメレディスは上司がどんな気分でいるのか読むことが結局一度もできなかった。メレディスは、自分の仕事がたぶん何かの役に立っていると頭ではわかっていたが、その何かと自分とのあいだに絆があると感じたことは一度もなかった。まるでカラオケのような人生だった。[*1] つまり誰かほかの人から与えられたメロディーに乗って、示された歌詞をただ歌うだけ、それが仕事だった。自分で自分の歌う歌を作ることなど、一度も叶わない人生だ。二四歳になったとき、これからの四〇年間、自分の前に広がっているのがどんな人生か、メレディスには見えてしまったのだ。

この頃からメレディスは、自分ではまったく訳がわからない不安感が広がるのを感じるようになった。日曜日の夜になると、心臓が胸のなかでバクバク言っているのを感じ、明日から始まる一週間が怖くて仕方がないのだった。[*2] そしてすぐに、平日に眠ることができなくなりもした。身動きが取れないほどイライラしながらずっと起きていた。なぜそうなるのか、自分ではわからなかった。

上司に辞めると言う段になっても、自分が正しいことをしているという確信がぜんぜん持てなかった。実家は政治的に保守的な家庭なので、メレディスがやろうとしていることを過激だしおかしいことだと家族は思った。そして正直に言えば、自分でもそう思っていた。

メレディスの夫のジョシュには計画があった。ジョシュは一六歳から自転車店で働いていた。そこで働く何年も前から自転車に乗るのが趣味だった。好きなのは二〇インチのBMXだ。この自転車なら町をビュンビュン乗り回すこともできるし、建物の傾斜などを使って離れ技を決めることもできるのだ。だが自転車店で働いて生計を立てるということは、つくづくたいへんなことだと思い知った。低賃金労働そのものだった。労働契約などないし、病気手当や有給休暇もない。ひどく単調なことも時折ある。しかも雇用はどんどん不安定になってきた。これからのことなど何も計画できないし、上昇する見込みもない。基本的にはどん底に貼り付いたままでいるしかない。昇給も、欠勤も、病気で家にいることも、どれも上司にお願いして認めてもらわない限りけっして実現しない。

ジョシュが何年間か働いていたのは、よくある町の自転車店だった。オーナーは人間としては悪い奴ではなかったが、自分がこの人の経営する自転車店で働いてこれからも生計を立てていくと考えると——さっき言ったような諸々のことがあるので——かなり悲惨だ。一〇代だったら何とか耐えられる。でも二〇代に突入したら、将来のことを考え始める。目の前には大きな落し穴が開いているとしか思えないのだ。

ジョシュが最初に解決策として取り組んだのは、アメリカではすでに広範囲にわたって人生の風景から消え失せてしまった事柄だった。同僚——その店では一〇人の店員が働いていた——に呼びかけて、いっしょに労働組合を立ち上げて、労働条件の改善を正式に要求する気はないか訴えたのである。説得には時間がかかったが、ジョシュは熱意に溢れた男だ。最終的にはその店で働く全員が同意のサインをした。そして生活の改善に繋がると思われた基本中の基本の要求をリストアップした。求めたのは全員の契約書の締結と、従業員のうち二名の賃金を引き上げて、みんなと同じ水準にすること、それから年一回の賃金交渉会議だった。求めすぎと言うほどのものではない。だがこれで自分たちのうつや不安は軽減されるだろうと考えた要求だった。

だが要求のリストは、実際にはそれ以上の意味を持っていた。それはある意味で、自分たちはただの機械の歯車じゃない、自転車修理に使うネジのようなものじゃない、という宣言でもあったのだ。自分たちは人間だ、人間には必要なものがあるんだ、と。自分たちは仕事のパートナーだ、パートナーなら尊重されてしかるべきだ、と。当時はそこまで考えていなかったけど、あれは尊厳を取り戻す試みだったと、のちにジョシュはぼくに話してくれた。基本的に大した価値などない存在、いつでもポイ捨て可能な存在なんだとさんざん聞かされてきた労働者階級の人びとの尊厳だ。ただしジョシュは、自分たちの立場はもともと強いと思っていた。なぜなら自分たちなしには店は回らないことははっきりしていたからだ。

ジョシュの上司は要求を突き付けられたとき、心底驚いたようだった。だがそれでも、検討してみようと言った。数日後、オーナーは腕利きの組合潰し弁護士を雇った。その店の店員には結社の権利がないということを主張するために、それから長い手続きに入ったのだ。何ヶ月もの時間がだらだらと過ぎていった。アメリカの法体系はどこをとっても組合を組織するのが難しくなるように、組合を解体するのは簡単なようにできている。それに労働者の側はどんな種類の弁護士にせよ雇う余裕がなかった。オーナーは新しい従業員を雇い入れ、組合員に揺さぶりをかけようとした。ジョシュはオーナーが自分やほかの従業員を解雇するならそれは違法だということを法律的には承知していたが、その権利を主張するために法に訴えるなら、それは長期にわたる争いとなって従業員には耐えられないということを、オーナー側は重々承知していたのだ。

ジョシュがあるアイディアを思い付いたのはこのときだった。自分は自転車店の運営のやり方はよく心得ている。従業員はよくわかっているのだ。なぜなら文字通り、ほとんどすべての仕事を担っていたからだ。そこでジョシュは考えたのだ。ぼくらならできる、と。ぼくらなら、こういう店を自分たちで、オーナーなしでも運営することが可能だ、と。この本がアメリカの伝統的な物語であったなら、ジョシュは今ごろ店を辞めて自分のビジネスを立ち上げ、自転車界のジェフ・ベゾスになっていたことだろう（少なくともジャージー海岸に別荘を持つぐらいの身分にはなっていただろう）。だがジョシュは、まわりのみんなに命令を下す立場になりたいとは考えなかった。自転車店で数年のあいだ働くうちに、あることに気付いたのだ。ボスは孤立している、ということだ。たとえ人間として立派であっても、ほかの人びとを支配するという、この奇妙な立場に立たされると、通常のやり方ではひととの絆を持てなくなってしまうからだ。そしてこのシステム――頂点に立つ一人が命令を下すシステム――が、ジョシュには大して効率的には見えなかったのだ。店の現場で働いている従業員たちは、ビジネスを改善するにはどうしたらよいか、山ほど良いアイディアを持っていた。オーナーの目には入らないことも、従業員には見えていた。しかしそういったアイディアが影響力を持つことはなかった。従業員の考えが問題にされることなどなかったのだ。このことが実は、ビジネス自体に悪影響を与えているのではないかとジョシュは考えていたのだ。

ではジョシュが求めたものは何だったか。アメリカのもう一つの理想、すなわち民主主義に則《のっと》って運営されるビジネスの一翼を担いたいと考えたのだ。ジョシュは協同組合と呼ばれるものの歴史について書かれた本を読んで勉強した。その結果わかったのは、われわれの誰もが今当然だと考えているような働き方――頂点に立つ一人の人物が配下の部隊に命令を下す、部隊の側には発言権がない、という軍隊式に運営される会社――が現われたのは、つい最近だということだった。そういう働き方をすることが人類の標準となったのは、一九世紀後半になってからのことだったのである。ボスが運営する会社という形態がだんだん幅をきかせるようになってくると、強力な抵抗が起きた。それによって〝賃金奴隷〟のシステムがつくり上げられたと指摘する者がたくさんいたのである。〝賃金奴隷〟は四六時中支配を受け、惨めな思いをすることになる、と。そうした指摘をする者のなかに、自分たちの職場をまったく違う原則に基づいて組織することを提案した者がいることをジョシュは知った。[*3] 民主的協同組合と呼ばれるもので、実際に成功した例もいくつかあるらしい。

そこでジョシュは、何人かの親友やずっといっしょに働いてきた人たち、それに妻のメレディスにこのアイディアを話してみた。自分たちで自転車店を経営する、それも協同組合としてやるのはどうか、と。つまりそれは、仕事を分かち合い、利益も分かち合う、ということだ。決定は民主的にする。ボスは置かない。自分たちみんながボスだ。仕事はたいへんだと思うけど、今までとはまったく違う働き方になる。それによってもしかすると、気持ちも変わって上向きになるかもしれない、と。メレディスは魅力的な提案だと考えた。それでも以前からの職場を辞めてしまうと、この計画は現実的だろうか、どうしたらうまくいくのだろうか、という思いが止むことはなかった。

ダウンタウンの角を曲がったところから見えた〝ボルティモア・バイシクルワークス〟の外観は、ほかの自転車店と何も変わりはなかった。一階はコンクリートの床で、キラキラ光る自転車と、その周りに自転車のさまざまなパーツがそろっている。それからレジがあって、ぼくが訪ねたときにはメレディスはそのレジのところで働いていた。メレディスに連れられて二階へ行くと、滑車で吊るされているのか、何台もの自転車が一列にぶら下がっている。そしてそれぞれの自転車の傍《かたわ》らに、店の人たちが立っている。その光景はまるで原始的な外科手術か何かが行なわれているかのようだった。自転車は一部がばらされ、今まさに手を施されているところだ。使われているのはドライバーのほかにはぼくが見たこともないような道具だ。『ER』のなかでジョージ・クルーニーが患者の心臓を修復している映像が頭のなかにちらちらよぎった。

アレックス・ティコは二〇代後半の、口髭をもじゃもじゃ生やした男だ。自転車修理の作業を続けながら、ここのパートナーになる前のことをぼくに話してくれた。前はケータリング会社で働いていたという。当時は二週に一度は女上司からいろいろ言われたもんだよ、と。「いつもはまず朝電話がかかってくるんだよ。俺に向かって怒鳴りつけてくるか、失望したと嘆いてみせるかのどっちか。それから夜遅くなってまた電話がかかってくるんだ。やっぱり怒鳴るか、嘆くかのどっちかで。……でも俺が何をしているかなんて、ぜんぜんわかっちゃいなかった。だからどうして俺に失望できるのか、こっちもまったく理解できなかったね」。ふつうに仕事をしていれば多くの人が感じることだが、アレックスもやはりこう言った。「イライラして真夜中に目が覚めるんだ。すごく嫌なもんだよ。そのせいで、何もかもが悪くなる」。

ここではやり方が違うんだとアレックスは言う。〝ボルティモア・バイシクルワークス〟では、毎週木曜日の朝、会議が開かれる。そこで、ビジネス上決定しなければならない事柄をみんなで議論する。またここでは、ビジネスが大きく七つの塊《ブロック》に分けられていて――マーケティングから自転車修理サービスまで――、みんなそれぞれ少なくとも二つの塊の共同責任者になっている。もしも何か改善策を閃いたり、うまくいっていないことをやめる必要があると思ったりしたようなときには、この会議で提案することができる。その提案に乗っかる人が誰かいれば、みんなで議論する。そのあと投票にかけて決定する。だからたとえば、新しいブランドの自転車の取扱いを開始したいというようなときには、このプロセスを通じて決定するのだ。

ここには正パートナーが六人いる。この六人で利益を等分している。そのほかに、ぼくが訪ねたときには三人の見習いがいた。見習いは業務を部分的にこなしながら一年間過ごす。そしてここに合っているとみんなが思えば、そのとき正パートナーになる。また毎年、年の終わりに各人が、ほかの全員それぞれに対する年次評価を発表する。全員に課せられている目標は、協同組合に平等に関与していると思えるようにすることと、協同組合に最大限貢献するためにどうすればよいか、それぞれがやり方を見つけることだ。

新しいビジネスを立ち上げるのは本当にたいへんな労力が必要だったとメレディスはぼくに説明してくれた。最初の一年は、毎日一〇時間働いていたそうだ。この職場は、前の職場に比べると責任が大きくなった。それなのに、自分でもびっくりしたことがあったという。ここにきてすぐ、例の心臓がバクバク言うことや、真夜中に不安で目が覚めてしまうようなことが、消えてなくなったのだそうだ。そして二度と起きていないのだ、と。

それはなぜなの？　とぼくは尋ねてみた。メレディスは自分なりに考えたその答としていくつかぼくに話してくれたのだが、それは、うつや不安の研究としてぼくがそれまでに学んできていたことと、まさにピタリと一致したのだ。ここより前にやっていた仕事はどれも、「自分ではどうにもできないという体験」だったとメレディスは言う。前は「いいアイディアを思い付けるかどうか、などということは問題にもされなかったの。各自に割り当てられた職務をはずれるようなことだったら、誰も一切関心を持ってくれない。仕事を与えられたんだから、その仕事をこなすしかない。そうやって列に並んで待っていれば、五年後には昇格できるかもしれない。そうしたら新しい立場で与えられた仕事をさらに五年こなすのよ」。でもここでは、わたしのアイディアが――そして誰のアイディアでも――考慮に入れてもらえるのだとメレディスは言う。「違うなって思うのは、何かいいアイディアを思い付いたり、何かもっと推し進めてやってみたいと思ったりしたとき、わたしにはそれをやってみる自由があるんだ、それを実現させる自由があるんだって感じられることなんだよね」。たとえば何か違う広告戦略を提案するとか、ある特定の種類の自転車の修理方法がまったく間違っていたことを解明したとか、まったく新しいアイテムを在庫しておくことを考えるとか、そういったことはいくらでもあり得て、そのアイディアがどういうふうに実を結ぶか結ばないか、試してみることができるのだ、と。

ぼくは自分の周りで自転車の修理がどんどん進められていくのを見ながら、座ってメレディスと話していた。そのとき思い出していたのは、マイケル・マーモットがぼくに教えてくれたことだ。マイケルは、イギリスの公務員の調査をして、働き方によって人は身体的にも精神的にも病気になり得るということを解明した社会科学者だ。マイケルはぼくにこんなふうに解説してくれたのだった。人を病気にするのは仕事そのものではない、それ以外の三つのことだ。まず、支配されているという感覚、システムの取るに足らない一枚の歯車に過ぎないと感じること。それから、どんなに一生懸命仕事をしても同じ扱いしか受けられないと感じること、マイケルの言葉で言うなら努力と報酬の釣り合いが取れていないことに誰も気付いてくれないこと。そして階層秩序《ハイアラーキー》の下のほうにいると感じること、個室にふんぞり返っている重役と比べて、自分がいかにもどうでもいい、身分の低い人間でしかないと感じることだ、と。

〝ボルティモア・バイシクルワークス〟では、みんながみんな、以前働いていたわれわれの社会では主流のトップダウン式の組織に比べて、ここへ来て劇的に幸せになった、うつや不安に陥ることも少なくなったと口をそろえて言う。

でもここでぼくが一番感心したことは別にある。そしてそれこそが、越えられないと思っていた例の障害物を乗り越える途をぼくに示してくれたのである。ここにいる人たちにとって、日々こなしている実際の業務自体は、以前の職場に比べて根本的に変わったと言うほどではない。前にも自転車の修理をしていた人たちが、今ここでも自転車の修理をしている。前にも広告の仕事をしていた人たちが、今もここで広告の仕事をしている。根本的に変わったのは仕組みであって、それが仕事自体に対する人の意識を変えたのだ。ぼくは別の日にジョシュからも話を聞いたのだが、そのときジョシュが、どうしてそう考えるかぼくに話してくれた。「うつとか不安とかは、人が本当に心底困っているのにぜんぜん助けが得られないっていう現実と関連しているってことが、ぼくにははっきりわかる。……何についても裁量権の持てないような社会で生きていくのは本当につらいことだと思うよ。……職に就けるかどうかということ自体が完全に不安定だとしたら、自分の人生の経済面に対して自分ではまったく裁量できないということになるでしょう。そんななかでもしも仮に職に就けたとしたら、もう職場に歩いて通って週に四〇時間、五〇時間、六〇時間、八〇時間ってそこで働くしかないわけでしょう。自由に発言する権利なんてまったくないし、たとえ小さなことですら意見を求められることなんて一切ない」。うつとか不安とかは、「そんな状況に対するすごく理性的な反応だと思う。生物学的な故障みたいなもんじゃなくてね」とジョシュは言う。

ここでの生き方、働き方は、そういった問題に何とかして対処する一つの試みなんだと、ジョシュは説明してくれた[*4]。自分の仕事に何の発言権も持てなければ、その仕事はおしまいだ、何の意味もなくなる。でも自分の仕事に裁量権を持てたら、そこに意味を吹き込むことができるんだ、と。それは自分の仕事になる。もし仮に、仕事のなかで、うつを感じさせるような何かがあるんだとしたら、それを終わらせるべきだと主張すればよい、あるいはそれをもっと意味のある何かに置き換えるよう主張するんだ、それこそひとに耳を傾けてもらういい機会になる、と。

こういうのは、小さな自転車店の話としてはちょっと小賢《こざか》しすぎるんじゃないかと思われる人もいるかもしれないが、ぼくがここの人たちが見つけ出した働き方を見て思ったのは、人類が何千年も前にアフリカのサバンナで進化する途上で編み出した、全員参加型の集団生活に一番似ているんじゃないかということだった。その集団では誰もが必要とされていて、誰もが全員にとって意味のある役割を担う（それに〝ボルティモア・バイシクルワークス〟には、原始人にはなかった利点がある。襲いかかってきて自分たちを喰おうとする猛獣がいないこと、三〇代を越えて長生きできる見込みがあること、だ）。

ここの働き方は、絆の再建のいくつもの種類を同時に実現してしまうということに、ぼくは気が付いた。まずは自分の仕事との絆の再建だ。なぜならここでは、自分で自分の仕事を選んだと実感できるから、そして仕事が役に立っていることを目の当たりにできるし、自分がする仕事から直接利益を得ることもできるからだ。次に、確たる地位に自分がいるという感覚との絆の再建だ。誰かから指図されまくり、何をすべきか一々命じられるような、屈辱的な思いはここではしない。そして未来との絆の再建だ。いつでも解雇され得ると思いながら仕事をするのと正反対に、自分が選択してがんばれば、一年後、五年後に自分がどこにいるか、見込みを持つことができるのだ。

もちろん調子の悪い日もあるよと、そこのみんながぼくに言った。たとえばおたがいに、おまえあれやれよ、おまえがこれやれよと、突っつき合うような日もある、と。あるいはぜんぜん仕事をする気にならない日もあるし、雑用ばっかりだと思うような日もある。元からのパートナーの一人は、ビジネス全体の責任を分担させせられるのは、ちょっと責任が重すぎると言って、もっと昔ながらの事務職に戻って行ったという。つまりはここが、万能の妙薬というわけではない、ということだ。でも、「ここで働き始めたら、眠れなくて困ることがなくなった」というメレディスの言葉に、職場の何人もが賛同して同じ言葉をくり返したのは事実だ。

そしてここのように、良い自転車店を実際に所有してしまうほうが効率が良いということも、みんなの実感だった。古いシステムでは、あらゆる問題を解決するのに一つの脳しか使えないし、その脳がそれ以外の人の言うことに耳を傾けるとしたら、それはラッキーというものだが、ここでは、九つの脳であらゆる問題に対処できるのだ。

バーやパーティでメレディスがこの職場の話をすると、聞いた人たちは信じられないという顔をすることが多いそうだ。「いつもみんなびっくりするの。誰でもこんなふうにビジネスを運営していくことができるってことを理解できないのよ」とメレディスは説明する。しかしそんな人たちにはこう言うのだそうだ。みんな集団の一員として生きてきたじゃないの、家族の一員だったり、チームの一員だったり。だからそれがうまくいくってことは、わかってるはず、と。「でも話がお金を稼いだり、ビジネスの経営ってことになると、みんな突然そのことで頭がいっぱいになっちゃうのね。でもわたしはそんな複雑な話じゃないと思ってる。みんな実際より物事をずっと複雑に捉えたがるみたい。……全員でやるって言ったって、いったいどうやればいいのかわからない、簡単な決定を下すことすら想像もつかない、ってなっちゃう。……民主主義に基づいているだけだってわたしは言いたい。民主主義は外国の考え方じゃないじゃない。ここはアメリカだよ。アメリカは民主主義の国だなんてみんな口では言うけれど、物の考え方としては、みんなからすっぽり抜け落ちちゃってるのよね」。

政治家たちが民主主義は最善のシステムだと讃えるのをぼくらはいつも聞いている。ここで起きていることは、その民主主義を、ぼくらがほとんどの時間を過ごす場所に拡大適用しただけの話だ。それなのにみんな信じられないと思うのは、要するに布教宣伝《プロパガンダ》がびっくりするぐらいうまくいっているということなんだとジョシュは言う。耐えがたく思うことが頻繁にあるような環境下で仕事をすること、人生のなかで目覚めている時間のほとんどをその仕事に当てること、自分の労働の成果を誰か頂点に立つほかの人間が吸い上げるに任せること、そしてそんな状態なのに「自分自身が自由な人間だと考える」こと。われわれが疑いもせずこういったことすべてを受け入れているのは、布教宣伝《プロパガンダ》の勝利以外の何物でもない、と。

パーティでメレディスが話をする相手はこんなふうに言う。もしも上司がいなければ、誰だって何もせずに座ってるだけになるに決まってる。それに対してメレディスはこう説明する。「ビジネスはわたしたちの生活の糧なのよ。もしも何もしないでずっと座ってるだけだったら、ビジネスは何も生まないし、わたしたちは何も得られないだけ」。でも本当はもっと深い話なんだとメレディスは考えている。この職場での経験から学んだのは、「人は働きたがっているということ。誰でもみんな、働きたいのよ。自分が役に立ってるって感じたいし、やりがいを感じたいものなんだよ」[*5]と。それなのに屈辱的な扱いや支配を受ける職場があまりに多いから、そういう気持ちが抑え込まれてしまう、あるいはどこかに行ってしまうのだ、と。でもそういう気持ちは、本当はいつでもあるんだ、正しい環境に置かれさえすれば、それは再び湧き上がってくるんだ、という。人は「誰かほかの人に良い影響を与えられたと感じたいものなの。そうやって自分なりに少しでも世の中を良くすることができたと感じたいの」。

そして事実、長期的に見るとこうした働き方のほうが効率が良いということをはっきりと示すエビデンスがある。小さなビジネスをしている三二〇のケースを調査したコーネル大学の研究者による大規模な研究がある。そのうち半分はトップダウン式支配の職場、あとの半分は〝ボルティモア・バイシクルワークス〟の民主的なシステムに近いタイプで、自分が何をするか働く者自身が決めるに任せる職場だった。民主的なモデルに近いビジネスは、平均してほかの四倍以上の成長を示した[*6]。なぜか。アレックス・ティコはあい変わらず自転車の手術を続けながらぼくにこう話してくれた。この職場で初めて「自分は自分のしていることに誇りを感じることができたんだ」。もう一人の自転車メカニックのスコット・マイヤーズはこう言った。「たとえば自分が建設に携わった建物だったら、たとえその建物が、自分自身が利用するようなものではないとしても、そこへ行って、それを見るだけで、十分にやったかいがあったと感じられるものなのさ」。

一階に並べられている自転車を二人で見下ろしながら話しているとき、メレディスは言った。「文化が今まさに変わろうとしている瞬間に自分たちは立ち会っているんだと思う」ことがある、と。〝ボルティモア・バイシクルワークス〟の人たちは、古いやり方で働いている人たちが、どうしてそんな気になれるのか不思議だ、と言う。そういう人たちが自分の仕事に対する裁量権を取り戻して、それを意味あるものにすることができるのは、いったいいつのことだろう、と。

世界には、〝ボルティモア・バイシクルワークス〟のような民主的な職場が数万もあるということをぼくは学んだ。名だたる社会科学者が、そのような民主的な職場で働く人のメンタルヘルスに起きていることを調査するため研究助成金を申請してきたが、いずれも却下された。[*7] そのため、参照できるデータは多くはない。しかし、職場で裁量権がなく、すべてを命令されるままになっているという感覚、そして階層秩序《ハイアラーキー》の底辺にいるという感覚によってうつや不安は深まることを示すエビデンス[*8]は膨大にあるのは前にも述べた通りだ。そうすると、全体をもっとよく調査する必要はあるとはいえ、協同組合的な性質が普及することで抗うつ薬の効果があるかもしれないと仮定することは正当だということになる。

メンタルヘルスに対するこの処方箋は、煎じ詰めれば要するに「自分のボスは選挙で選べ」ということだ。われわれの文化を共有している人なら、誰でも本能的にこの言葉の意味は理解できるだろう。この処方箋に従えば、仕事というものが自分に課せられた試練だったり耐えなければならないものだったりすることはなくなる。そして民主的な集団に属することになって、ほかのメンバーとともに自分がその集団の裁量権を持つことになる。過去数年の政治スローガンのなかで最も人気のあったのが「裁量権を取り戻せ」だった。このスローガンは、裁量権を失ってしまった人びと、それを取り戻すことを切に望んでいる人びとにこそふさわしい。ところが実際は、ブレグジットやドナルド・トランプを支持する者たちがこのスローガンを使ってきた。その勢力は、本来このスローガンがふさわしい人たちの裁量を、むしろ少なくしようとする者たちなのだ。だからぼくは思い当たったのだが、この処方箋こそが、このスローガンを取り戻すための一つの方法なのであり、人びとが望んでしかるべきものを取り戻すための一つの方法なのだ。

最後にメレディスに会ったとき、別れ際にぼくはこう言われた。意味のある仕事への切望、人生のほとんどを費やしてやることに対する発言権への切望は、外から見たらわからないかもしれないけれど、実は誰もが持っているものだとわたしは信じている、と。「幸せって、他人に対して良い影響を与えることができたって心底思えたときのことなんだよ。自分の仕事がそういうものであってほしいと願っている人たちはたくさんいる」。そう言ってメレディスは、自分と仲間たちが築き上げ、裁量している職場を見回し、それからぼくのほうに振り返って言った。「でしょ？」

第19章　絆の再建その4——意味ある価値観に再び繋がる

ぼくは学んできたことのすべてを自分に当てはめて実践し、何とか変わりたい、変わってこのうつを軽減させたいと思っていたが、そう思って努力するたびに、何かぼんやりとした、それでいてしつこいものに引きずられるような感覚を覚えるのだった。幸せになるのはもっと簡単なことだという信号を、ぼくはずっと受信し続けていたのだ。物を買えばよい、それを見せびらかせばよい、格差をひけらかせばよい、何でも手に入れればよい。そういう衝動からの呼びかけが、いつもぼくに届いていた。接する広告はどれもそんな呼びかけを発していたし、社会的な交流のなかでもそういう呼びかけを受け取る機会はとても多かった。そんなものはジャンクな価値観に過ぎない、むしろうつや不安を増大させるばかりの落し穴に過ぎない、ということをティム・キャッサーから学んでいたはずだった。だがそういう価値観を乗り越えるにはどうすればよいのかがわからなかったのだ。ジャンクな価値観に反対する主張はよく理解できた。それは確かだ。ぼくは納得していた。だがそういう価値観は目の前に、ぼくの頭のなかに、ぼくの身の回りのそこいら中に現に存在して、ぼくを引き戻そうとするのだ。

だがそういう価値観から何とかもがいて脱出するために、手始めに二つのことからやってみるようティムがずっと提案していたことをぼくは知った。一つめはそうした価値観から身を守るための方法、二つめは予防的な方法——違う価値観を自分のなかに喚起すること——だ。

大気が汚染され、そのせいで人びとの健康が損なわれたりすれば、汚染の原因となったものを禁ずるものだ。たとえば工場は鉛を大気中に放出することを禁じられている。広告は心の汚染物質の一つだとティムは言う。それならその解決策は明らかだ。心の汚染源を制限するか禁じればよい。物理的な汚染源を制限したり禁じたりするように、と。

これは抽象的な話ではない。現に多くの場所ですでにそれが試みられてきている。たとえばブラジルのサンパウロの町は、増える一方の看板でだんだん窒息しそうになっていた。[*1] どんな隙間も看板で埋め尽くされていった。看板にはロゴやブランドのマークがけばけばしく描かれていて、どこを見回しても目に入ってきた。そのせいで町の外観は醜くなり、人びとは不機嫌になった。人びとはどこにいても、どっちを向いても、消費しなければいけませんよと、絶えず呼びかけられていた。

これに対してサンパウロ市政府は二〇〇七年に大胆な一歩を踏み出した。屋外広告を禁止したのだ。全面的に、である。市当局はこれを都市浄化条例と呼んだ。看板が一枚ずつ取り去られていくと、長いあいだすっかり隠れてしまっていた美しい古い建物が姿を現わし始めた。四六時中お金を使うように言ってきてエゴを刺激するものはなくなった。代わりに芸術作品が飾られた。町の住人の約七〇%が、この変化によって良くなったと言っている。ぼくも現地に見に行った。そしてぼくが話を聞いたほぼすべての人が、以前に比べて心理的な意味でもきれいになったしすっきりしたと言っていた。

これに関連する事例は挙げようと思えばもっとたくさん挙げて論じることができる。実際、スウェーデンやギリシャを含むいくつかの国で、子どもに直接訴える広告は禁じられている。また、この本を執筆している最中にも、ダイエット製品を売っているある企業の広告が論争の的となった。[*2] ロンドンの地下鉄駅構内に掲げられたその広告は、「ARE YOU BEACH BODY READY?［ビーチで見せるボディ、準備できてる?］」と問いかけるもので、このキャッチコピーの傍らには現実にはあり得ないほど締まった体の女性の写真があしらってあった。広告の意味するところはこうだ。もしもあなたが、この写真よりもゆるんで見える人類の九九・九九％の一員であるなら、あなたは浜辺で自分の肉体を他人に見せる「準備ができていない」ということです。これに対して猛烈な反発が起きた。そして結局このポスターは禁止されたのである。この騒ぎで、ロンドン中に抗議の波は広がった。なかにはこのポスターに「広告は見る者の脳内にクソを垂れる」と落書きする者もいた。

この出来事からぼくはこう考えた。強力な広告規制を敷いて、人の気分を害するようにつくられたものはいかなるものであっても許可しないようにしたらどうだろうか。そんなことになったら、いったいどれだけの広告が生き残ることができるだろう。これは実現可能な目標になる。そうなった暁には、ぼくらの心のなかから精神を汚染する物質の多くが取り除かれるだろう、と。

この目標自体が価値あることであるのはもちろんだが、この目標に向かう闘いによって、より深い対話が促されるだろうとぼくは思う。広告は特定の経済制度の利益になるようにPRすることを主眼とした活動だ。それが機能するのは、ぼくらが広告を見て、自分は不適格者だ、それを解決するには絶えずお金を使うしかないと思い込むからだ。広告がぼくらの感情面での健康にどれほどの悪影響を与えているか真剣に対話をし始めたら、それは小さな最初の一歩かもしれないが、のちにはきっと大規模な変化をもたらすことになると思うのだ。

こうした対話をどうしたら始められるのか。そのヒントが、ある実験のなかにあった。その実験とは、単にぼくらの欲求をジャンクなもののほうに向ける害のあるメッセージを遮断するだけでなく、自分たちの建設的な価値観をつくりあげることは可能か、という深い問題に迫るものだった。この実験によって、ティムが開いた第二の途、よりエキサイティングなほうの途が導かれたのである。

その子たちは、ネイサン・ダンガンに一つのことをくり返しくり返し訴えていた。いかに自分たちが物を必要としているか。物というのは売られている商品のことだ。そしてそれを手に入れられないために、自分たちがいかに欲求不満になっているか、いかにかんかんに怒っているか。その子たちの両親は、買い与えることを拒否しているというのだ。スニーカーだとか、デザイナーズブランドの服だとか、最新の道具だとか、とにかく自分たちが手に入れる必要がある物を、だ。そのせいで自分たちは、自分の存在意義が失われてしまうほどのパニックに陥っている、と。両親は、そういう物を持つことがどれほど重要か、知らないのだろうか、と。

ネイサンはまさかこんな会話をかわすことになるとは思っていなかった。ネイサンはかつてはペンシルヴェニア州の金融業界で、個人に投資アドバイスをする仕事をしていた中年男性だ。ある日、中等学校の教師と話しているとこんなふうに言われた。わたしが受け持っている子どもたち――中産階級で、金持ちではない――は問題を抱えている、物を買うことによってしか満足は得られないし、それ以外のことに意味はないと考えているのだ、と。だから親がそれを買ってやることができないとなると、心底落ち込んでしまうのだ、と。それでお願いがあるんですが、学校に来て子どもたちに金融の現実を話していただけないでしょうか、とネイサンに言ってきたのだ。

ネイサンは慎重に考えて、引き受けた。だがこの決断のために、初めのうちは大いに試行錯誤を強いられることになった。しかしやがては自身がそれまで当然と思っていたことの多くに、自ら疑問符を突き付けることになったのである。

ネイサンは自分がすべきことははっきりしていると信じてその場に赴いた。自分がすべきことは、子どもたちとその親に対し、どうやって予算を組めばよいか、どうやって自分の財産の範囲内で生活していけばよいか、教えることだ、と。ところがあのさし迫った欲求という壁にぶち当たってしまったわけである。死ぬほど物が欲しいというあの壁のことだ。ネイサンにとってそれはきわめて不可解なことだった。どうしてあの子たちは、あれほどまでに物を欲しがるのか。ナイキの羽根のマークの入ったスニーカーと入っていないスニーカーにどんな違いがあるというのか。パニックに陥るほど子どもたちにとってその違いが重要なのはなぜなのか。

ネイサンは、予算の立て方など話している場合ではないのではないか、まず最初に、一〇代の子どもたちがどうしてそういう物を欲しがるのか話さないといけないのではないかと、考え始めた。そしてこの考えはさらに先まで進んでいった。見たところ意味のない物を一〇代の子どもたちがあれほど熱心に欲しがるのを見ているると、そこには何かあるのではないか、その点についてわれわれ大人は、子どもたちとそんなに違わないのではないかと考えるに至ったのである。

だがそういう話をどうやって始めたらよいのかネイサンには皆目見当が付かなかったから、一か八か、場当たり的に始めることにした。そしてそのことがたいへん衝撃的なある科学的実験に発展することになり、その実験でネイサンはティム・キャッサーとチームを組むことになるのである。

それからしばらくして、ネイサンはミネアポリスのある会議室で、実験の対象となる家族と顔を合わせていた。集まったのは親とその一〇代の子が六〇組で、今、ネイサンの目の前の椅子に座っている。これからこの親子たちとともに、三ヶ月以上の長きにわたって、先ほど述べたような問題と、それに代わり得るものを探求するために、会合を何回か開くつもりだった（それと並行して、ネイサンとは顔を合わせないし、そのほか何の助言も受けない同じ人数の別の集団に対する実験も同時進行する手はずだった。これは実験手法の一つで、こういう集団を統制群と呼ぶ）。

ネイサンは、終わりが空欄になっている文を列挙した調査用紙をまず配ってから対話を始めた。最初に、その用紙に書かれている文に正解というものはないこと、こういった問題について考えるきっかけにしてほしいだけであることを説明した。一例を挙げるなら、「わたしにとって、お金とは――――――」という文があり、最後の空欄を参加者に埋めてもらうという具合になっていた。

参加者たちは最初はまごついていた。それまで聞かれたことがないような質問だったからだ。お金の文には、「足らない」と書き込んだ参加者が多かった。あるいは「ストレスの元」とか「なるべく考えないようにしている事柄」と書いた者もいた。そのあと全体を八つのグループに分け、自分たちの回答をよく考えてみるという段取りだったが、始まりはたどたどしいものだった。子どもたちの多くは、自分の親がお金の心配について話すのを今回初めて聞いたと言った。

そのあとグループごとに、質問をめぐって討論をした。たとえば、「なぜ、わたしはお金を使うのか」という質問については、まず必需品を買う理由をリストアップしてみた（答は明らかだ。食べなければならないからだ、とか）。次に、必需品ではないものを買う理由を列挙した。落ち込んだときに、必要不可欠でないものを買うと言った参加者もいた。一〇代の子どもたちのあいだでは、集団に所属するためにそういう物をすごく欲しいと考えると言う者が多かった。ブランド物の服を着ていれば、集団に受け入れてもらえるし、身分が高くなったような気持ちになれる、という。

こういったことを対話のなかで探求していくと、ネイサンが誘導したというわけでもないのに、すぐさま明らかになったのは、お金を使うことで気分が良くなるのは買う物自体がどうこうという問題であることは多くない、むしろ心理的なものだということだった。このような思考はそれまで深く隠されていたというわけではない。参加者はすぐさま、そうした考え方を開陳したのだ。ただしそれを声に出して言うことについては、少しばかり自分で驚いているような節《ふし》はあったけれども。つまり見た目とは裏腹に、みんなそのことがわかっていたのだ。ただ、表には出さないその感情を言葉にしてくれと頼まれたことがそれまで一度もなかっただけなのである。

そのあとネイサンは、本当に価値があると思うもの、人生で最も重要なものをリストアップするよう言った。多くの参加者は、家族の世話をすること、嘘をつかないこと、他人を助けることなどを挙げた。一四歳の少年がただ「愛」と書いて、それを発表したとき、部屋中が一瞬、時間が止まったようになった、「針が落ちる音も聞こえるようでした」とネイサンはぼくに言った。「その子が言おうとしていたのは、自分にとってひととの絆がどれほどたいせつか、ということだったのではないでしょうか」と。

次の二つの質問を投げかけると、その回答のあいだに大きな隔たりがあることに多くの参加者がすぐさま気付き、討論が始まった。「何にお金を使いますか」という質問と、「本当に価値があると思うのは何ですか」という質問だ。お金を貯めて買っている物は、結局、自分たちが心からたいせつだと思っているものではない。だがどうしてそんなことになっているのだろう。

ネイサンは、われわれがなぜこうした物を渇望するようになるのかを示すエビデンスについて、すでに読んで勉強していた。それで知ったのだそうだが、平均的なアメリカ人は、日に五〇〇〇もの広告の影響に晒されているという。それは看板から始まってTシャツに描かれたロゴやテレビのコマーシャルまで、すべてを合計した数字だ。そういう海をわれわれは日々泳いでいるのだ。「広告のメッセージは、もしもこれを買ったなら、もっと大きな幸せがもたらされるだろうというもの。つまり日に何千回もそういうメッセージに取り囲まれているわけです」とネイサンは言う。「だが誰がそういうメッセージをつくっているのか。わたしたちを幸せにしてくれるものを本当に発明した人というわけではありません。よいニュースを広めることを慈善事業でやっている人でもありません。自分たちの製品をわたしたちに買わせるということだけを、ひたすら動機にしている人たちです」。

だからネイサンは、こんなふうに考えるようになったという。われわれの文化は結局、物質主義に則《のっと》って自動操縦するようにわれわれを仕立て上げるのではないだろうか、と。われわれは、これこれの製品を買うだけで、気分がよくなりますよ（臭くなくなりますよ、うんざりするような体型がましになりますよ、どこから見ても価値がないというほどではなくなりますよ）というメッセージを絶えず爆撃されている。もっと買えばこうなる、もう一度買えばこうなると、次から次に。そして最後は家族があなたの棺桶を買って終わるのだ、と。それにしても、とネイサンは言う。もしも実験の参加者がやったように、このことについて考えたり、別の可能性を議論したりしなくなってしまったら、われわれはこの自動操縦装置のスイッチを切ることができるのでしょうか、われわれ自身に対する裁量権を取り戻すことができるのでしょうか、と。

その次の会合のときに、ネイサンは実験参加者にちょっとした課題を課した。まず、すぐにも手に入れなきゃと思った商品を挙げてもらう。そして、それが何であるか、それについてどうやって最初に知ったか、なぜそれが欲しいのか、それを手に入れたときどう感じたか、それを入手してしばらく経ってからはどう感じたか、を説明してもらったのだ。課題に沿って、順番に一通り話していくと、多くの参加者が、あることに気付いた。喜びは多くの場合、欲しがっていること、期待していることのなかにある、ということだ。ぼくらは誰しも経験しているのではないかと思うが、欲しかった物をついに手に入れて、家に持って帰ってくると、なぜか気が抜けたようになり、ふと気付けばまた別の物を渇望するサイクルが始まっている、ということはよくある。

参加者は、自分たちが今までどんなふうにお金を使ってきたか、ということを話し始めた。そしてだんだんと、何が問題なのかがわかってきた。多くの場合――いつもではないが――問題は「穴を埋めることだった。お金を使うと、孤独が生み出す隔たりのようなものを埋めることができる」。だが、このすぐにも雲散霧消してしまう恍惚状態に向かって無理にも進んでいくなら、それは同時に自分が本当に価値があると思っている物事、長期的には自分に満足を与えてくれる物事から遠ざかることでもあったのだ。だから自分がとても空虚な存在になったと感じてしまっていたのだ。

しかし一〇代の子のなかにも大人のなかにも、このことを頑として認めない人がいた。そういう人たちは物が自分を幸せにしてくれるんだ、自分はいつまでも物にしがみついていたいと言った。だが、この実験に参加したほとんどの人は、それとは違う考え方を熱心に求めていた。

参加者は、広告についても話し始めた。最初はほぼ全員が、広告はほかの人に影響を与えているかもしれないが、自分は広告にあまり支配されていないと豪語していた。「誰もが広告よりも自分は賢いと思いたがるんです」と、ネイサンがのちにぼくに言った。だがネイサンが参加者に、自分たちがかつて欲しがった商品を思い出すように促すと、ほどなくして参加者たちは、たがいにこんなことを言うようになった。「もしも人に影響を与えられないなら、何十億ドルもかけて広告するわけがない。すぐにやめてしまうはずだ。広告を打つ会社なんてなくなるはずだ」と。

ここまでのところは、参加者に対して、われわれのことをかくも長いあいだ煽ってきたジャンクな価値観に疑問を抱かせることが問題だった。

だがこの次に、いよいよこの実験の最も重要な部分が始まる。

ネイサンはまず、第8章で触れた外発的な価値観と内発的な価値観の違いを説明した。そして参加者に、自分の内発的価値観をリスト化するよう言った。つまりその外にあるものを手に入れることが理由ではなく、それ自体が目的であるから重要だと考える物事を挙げるように言ったのである。そのあとネイサンは、もしもこれまでの価値観と違って、今列挙したような別の価値観に則って行動するとしたら、今までとは違ってどんなふうに生きることになると思うか、と尋ねた。参加者は討論に入った。

まず参加者は自分で驚いてしまった。自分たちはいつも外発的な価値観についてだったらいくらでも話すようにけしかけられているけれども、内発的な価値観について声高に話すことを求められる機会はほとんどないということに気付いたからだ。たとえば、もっと仕事を減らして愛する人といっしょに過ごす時間を増やすと言った人がいた。ネイサンは、そういう発言のどれに対しても、賛成だと言うことはしなかった。ただいくつか自由回答式の質問をするだけで、参加者のほとんどは自らそこにたどり着いたのである。

ネイサンは気付いた。われわれの内発的動機付けはいつでもそこにあるのだ、と。「ただ眠っているだけなんです。それがこの実験で、目覚めたのです」。だがこの実験のような対話は偶然には始まったりしないこともネイサンは気付いた。「とくに今日のわれわれの文化のなかでは。このように本当に重要な対話をするための場はありませんし、そういう場をつくることも許されません。許されるのは、孤立を深めることばかりなのです」。

ここまで来ればもう参加者たちは、自分がそれまでジャンクな価値観にどうやって騙されてきたか認識したし、自分自身の内発的価値観も認識した。そこでネイサンが知りたいと考えたのは、参加者のグループが内発的な目標に向かっていっしょにスタートを切るという決断をできるかどうか、ということだった。広告に対してではなく、自分自身が最も重要だと考える価値観に対して真摯に向き合い、また同じ目標に向かって努力するグループに対しても真摯に向き合うことができるかどうか、意味のある価値観を意識的に養い育むことができるかどうか、ということだった。

参加者たちは、それぞれ自分自身の内発的な目標はすでに思い描いているので、そのあとの数回の会合で、その目標に向かってどんなことをし始めたか振り返って報告するということになった。それはグループのメンバー同士のあいだで交わされた約束でもあった。こうして参加者は、人生で本当に必要なものは何か、それを実現するためにはどうすればよいか、深く考えるための場を持つことができた。そして次の会合では、たとえばどうやって仕事を減らして子どもと過ごす時間を増やす方法を見つけたか、あるいはどうやって楽器を始めたか、あるいはどんなふうに物を書き始めたか、話すことになった。

こうした対話が何か現実的な効果をもたらすのかどうか、誰も知らなかった。こうした対話によって、はたして人は物質主義を弱め、自身の内発的な価値観を増大させるのだろうか。

この実験の参加者については、利害関係のない社会科学者が、実験開始時と終了時に物質主義の度合いを測定した。その測定結果を待ちながら、ネイサンは気が気でなかった。生涯にわたる絶え間ない消費主義の爆撃に比べたら、ほんのちっぽけな介入でしかない。そんなものが何か少しでも影響を与えることがあるだろうか、と。

結果がすっかり明らかになったときには、ネイサンもティムもどちらも興奮してしまった。ティムはすでに、物質主義の度合いと、うつや不安の深さのあいだに強い相関関係があることを示していた。この実験で初めて示されたのは、人びとの人生に介入して物質主義の度合いを弱めることが可能だということだった。実験に最後まで参加し続けた人たちは、物質主義の度合いが有意に低く、自己評価が有意に高かったのである。これは大きな、そして測定可能な効果だった。*3

この研究は、ぼくらを不幸にしている価値観を逆転するために決然と努力するなら、それは報われるということを示す証拠の最初の一撃だった。

実験に参加した人たちは、独りではこうした変化を実現できなかっただろうとネイサンは考えている。

「ひととの絆の力、コミュニティの力が、孤立や恐怖を振り払うに当たって大いに助けになったのです。この問題に取り組むのはとても怖いことであるはずですからね」。グループでいっしょにやったからこそ、あの場にいた人たちは「表面の皮を剝ぎ取って、芯にある意味に到達することができたのです。意味というのは生き甲斐のことです」。

ぼくはネイサンに、これを日常生活に組み込むことはできるかどうか尋ねた。つまりジャンクな価値観から脱出するためのAA《アルコホリックス・アノニマス》のようなものをつくることができるのか、ということだ。そのような場があれば、ぼくらはそこに集まって、うつを生むような考え方に対して、いっしょに立ち向かうことができる。ぼくらは自分の内発的な価値観の代わりに、そんな考え方をずっと教え込まれ、耳を傾けるよう躾《しつ》けられてきたのだから。ネイサンの答はこうだった。「わたしなら、言うまでもなくイエスだと答えたいです」。わたしたちのほとんどは、あまりに長いあいだ間違った物事に価値を置いてきたことに気が付いています、わたしたちを精神的に病に陥らせてきたようなジャンクな価値観に「対抗するリズム」をつくりあげればよいのです、と。ネイサンが、ミネアポリスの何もない会議室から証明してみせたのは、あの価値観は、ぼくらをかくも長いあいだ、かくもひどい気分にさせてきたけれども、ぼくらはそれにすっかり囚われてしまっているわけではない、ということだった。ほかの人たちといっしょになって、深く考え、本当にたいせつなものとの絆を再建することで、意味ある価値観に戻るためのトンネルを掘り始めることができる、ということだった。

第20章　絆の再建その5——〝喜〟、自己への依存症を乗り越える[*1]

三年近く会っていなかった友人のレイチェルが、アメリカ中心部の小さな町に滞在しているぼくのホテルの部屋に入ってきて、ベッドの上に寝転がって笑い始めた。

ぼくが初めてニューヨークでニューヨーク大学である授業に出たとき、レイチェル・シューバートが最初に仲良くなった一人だった。ニューヨーク大学である授業に出たとき、ぼくらは隣同士の席だったのだ。二人とも、この町とそれから人生に、少しばかり居心地の悪い思いをしていたところだった。レイチェルは結婚していたが、うまくはいっていなかった。理由は、それこそ何もかもだ。それで一人でも生きていけるよう、学歴を積んでおこうとしていたところだったのだが、最初の子を妊娠していることがわかった。ぼくはと言えば、ひどいことが続いていて、ぼろぼろにくたびれ果てていたところだった。そんなぼくらはいろんな点で仲良くなれたのだ。つい愚痴ってしまうところも、そのうちの一つだった。レイチェルはスイスに二年間住んでいたことがあった。ぼくの父はスイス出身で、子どものときは夏休みのたびにぼくは父の実家に追

◆〝喜〟　原語のSympathetic Joyは、仏教用語（パーリ語）の「ムディター」を英訳した語で、日本語では「喜」とされる。仏教で説かれる「四無量心」と呼ばれる徳目の一つ。「四無量心」は慈、悲、喜、捨の四つで、慈とは他者への慈しみ、悲とは他者へのいたわり、喜とは他者の喜びを自身の喜びとすること、捨とは一切の感情を離れて他者のすべてを平等にみること（松田愼也「四無量心」、『小学館 スーパー・ニッポニカ 日本大百科全書』小学館）。

いやられていたから、ぼくらはスイスについて愚痴り合った。それから同級生のことでも愚痴を言い合い、先生のことでも文句を並べ合った。そうやってぼくらは大いに笑ったものだ。でもそれは多くの場合——いつも、というわけではなかったけれど——苦い笑いだった。後口の悪い笑いというか。それでもぼくらの友だち付き合いはとても楽しいものだった。レイチェルはイギリスのコメディが大好きなのだが、そのことでもぼくらは生涯の友だった。だが同時に、たがいに対して烈しい怒りを抱くことも実は多かった。

結婚が大炎上して終わると、レイチェルは出身地のイリノイ州の田舎の小さな町に戻って行った。そうしてしばらくのあいだ、ぼくらの連絡は途絶えた。だが会いに行ったとき、ぼくはすぐにレイチェルの性格が変わったことに気付いた。前よりも陽気になっているようだし、うつに苛《さいな》まれてなさそうなこともはっきりわかった。いったい何があったんだいとぼくが尋ねると、レイチェルはこんな話をしてくれた。

故郷に戻ってきたときは、抗うつ薬を試してみた。最初はバンッて効いたんだけど、そのあとはただ気分が悪いだけだった。医者はのむ量を増やすことを奨めたけれど、それよりもレイチェルは、自分の人生への向き合い方を反省してみようと思い付いた。それでいろんな本を読んでわかったのは、生き方を変えるために役に立つ道具はいくつかあって、それぞれ科学的なエビデンスもしっかりしている、ということだった。

レイチェルは、自分が多くの時間を、怒るか妬《ねた》むかして過ごしていることに思い当たった。その例として、これを話すのは恥ずかしいんだけど……だって嫌な奴だと思われちゃうから、と言いながら話してくれたのは、ある親戚のせいで、自分はもう何年も頭がおかしくなりそうになっていたという。その女性はいい人だ。レイチェルが嫌う理由は一つもない。でもその人があらゆる点で成功していること——仕事の上でも家族のことでも——が、何か自分が下に置かれたような気がしてどうしてもその親戚を嫌ってしまうのだ、と。そしてそのことで、今度は自分で自分が嫌いになるのだ、と。そんなふうに嫉妬心が人生のあらゆる局面にまで広がっていき、そのせいで毎日毎日落ち込んでしまうのだ、と。それが自分のうつや不安の最大の原因のようだった。フェイスブックも耐えがたいものになり始めた。まるでみんなが自分よりも格上であることをひけらかしているように見えるからだ。そして自分のなかの「嫉妬魔」がどんどん獰猛になってきている気がしていた。

もう何年もレイチェルは独りで、何とか気分を良くする術はないものかと探しまわっていた。嫉妬してしまうようなものを持っている人がいたら、その相手が実は大したことがないと思える理由を探した。確かにあなたはすてきね。でも夫は不細工よね、とか。確かにあなたはすごいキャリアよね。でも子どもはいないんだ、とか。それは自分なりの「嫉妬の下手くそな緩和法」だったのだと、レイチェルはぼくに言った。そうするとほっとするのだった。だがそれもほんの一瞬のことに過ぎなかったが。

レイチェルはまた、自分のどこかが悪いんではないかとも考えた。だが嫉妬に関する本を読み始めてみると、われわれの文化が嫉妬を感じさせるようにできているんだということがわかった。自分は絶えず競争をして他人と比較されるなかで育った。「だからわたしたちはものすごく個人主義的なのよ」。だからわたしたちはいつでも人生は「勝つか負けるかだという言い方をするのよ。パイはたくさん切り分けられてはいるんだけど、全体の大きさは決まっているから、誰かが出世とか美とか、何やかや手に入れることができたなら、その分自分のために残された取り分は少なくなるんだよ。そうはならなくて、もしも自分も一切れ同じようにパイを手に入れることができちゃうんだったら、そんな誰でも持っているようなものは、今度は意味がないってことになっちゃう」。われわれは、人生とは稀少な資源をめぐる戦いだと思うよう訓練されている。「頭の良さみたいなものでさえ奪い合わなきゃいけないものだと教え込まれる。本当は、頭の良さの限度なんて世界中のどこにもないのにね」。誰かがより頭が良くなったからと言って、その分わたしが頭が悪くなるわけではないのに、あたかもそうであるかのように思い込まされているのだ、と。

だからレイチェルは、自分がもしも（たとえば）落ち着いて何かすばらしいことを本に書いたら、嫉妬の対象のあの親戚も、やっぱり落ち着いて何かすばらしい本を書いているに違いないと考えた。「本当はわたしのもののはずだったのに、ほとんど横取りされたような気分になるんだと思う。その人が本を書こうが書くまいが、まったく違うことが書いてあるわたしの本の価値が下がるわけじゃないのにね」。結局わたしたちは、自分が誰かに嫉妬を感じるか、誰かに自分を嫉妬させるか、そのあいだを行ったり来たりしているだけってことになってしまう。「わたしたちは何年もかけて、自分が自分のマーケティング担当者だってことを広告主から教え込まれてきたから、今ではもうぜんぜん意識しなくても、自分の人生をいかにプロデュースして、いかに売り込むか、ということに長《た》けているんだよ」。だから誰もが自分の人生をインスタグラムで見せびらかすし、会話でもひけらかす。自分が自分のマーケティング課長になったかのように。「そうやって、わたしはすばらしい、わたしは他人から嫉妬されるだけのことはある、ということ以外のことは考えなくさせるのよ。わかるでしょう?」。

ある日、風の噂で誰かが自分のことを羨《うらや》んでいると聞いて、嬉しくてドキドキしたとき、いいことではないなとレイチェルは悟ったという。

自分ではそんなふうになりたいと思ったことはなかった。それにぼくと同じで懐疑主義と理性の強力な推進者だったから、科学的な研究によって奨められている事実に基づくテクニックが何かないか探してみた。そうやって発見したのが、古くからある〝喜〟というテクニックだったのだ。これは、ある幅広いテクニックの一部をなすものなのだが、そのテクニック全体に対しては、衝撃的な新しい科学的エビデンスが出てきているのである。

このテクニックはとても簡単だとレイチェルは言う。〝喜〟は「嫉妬の正反対のもの」を養う方法で、「要するに、他人の幸福を自分の幸福と感じるだけのこと」だという。レイチェルはどんなふうにやるのか、ぼくに一通り説明してくれた。

まず目を閉じて、自分自身のことを思い描く。自分に何か良いことが起きているところを想像する。たとえば恋に落ちたとか、何か自分の誇りになるようなことについて書くこととか。そしてそれによって自分のなかに溢れてくる喜びを感じ取る。その喜びが自分のなかいっぱいに広がっていくところを想像する。

そうしたら今度は、自分が愛している人のことを思い描く。そしてその人に何か良いことが起きているところを想像する。そしてそれによってその人のなかに溢れてくる喜びを感じ取る。そしてその喜びが、自分のなかにいっぱいに広がっていくところを想像する。

ここまでは良い。簡単だ。その次には、自分があまりよく知らない人のことを思い描く。たとえばいつも自分の相手をしてくれる八百屋の店員さんだ。その店員さんに何か良いことが起きているところを想像する。そしてその人の喜びを自分の喜びとして感じる。それを本当の喜びとする。

さらにその次は、もっと難しくなる。好きでない人を思い描くのだ。そしてその人に何か良いことが起きているところを想像するのだ。そしてその人の喜びを自分の喜びとして感じるようにする。自分だったら感じるだろう喜びと同じ喜びを、あるいは自分が愛している人の喜びであれば感じるであろう喜びと同じ喜びを、感じるようにするのだ。好きでない人がそれによってどれほど気分が良くなるか、それによってどれほど感激するか、想像する。

さらにその次に、自分が大嫌いな人のこと、自分が心底嫉妬を感じてしまう人のことを思い描く。レイチェルだったら、ずっと嫉妬を感じていた例の親戚のことを思い描く。そしてその人の喜びを自分のこととして感じるよう努力する。本当の、真実の喜びとして、だ。「そうやって瞑想しているときには、ぜんぜんそんなふうに感じられなくても構わないの。実際は、ただそういうことを言葉にして言うだけでも、ほとんど死にそうな気分になるんだから。その人も、その人の成功も全部、心の底から嫌っているかもしれない。それでもそれを言葉にして言うの」とレイチェルは説明する。

それを毎日、一五分ずつやる。最初の数週間、レイチェルは何の役にも立っていないと思っていた。何も変わりゃしない、と。でもある程度時間が経つと、「前みたいに腸《はらわた》が煮えくりかえるって感じはしなくなった、そんな気持ちはなくなってしまった」という。毒に満ちた感情がじょじょにやわらいでいくのを感じた、と。かつては受け入れがたいと思っていたその親戚のことを今考えてみると、「もうその人のことで嫉妬を一切感じなくなったというわけではないの。ただもうかなり落ち着いたから、前と同じ痛みを覚えることはないというだけの話」だという。

この種の瞑想は、「違う感じ方をするように心に念じること」が肝《きも》だとレイチェルは言う。「ほとんど

『わたしはあなたのことについて違う感じ方をしたい』と言葉に出して言うのと同じ。あとは本当にそうなるまで、何度でもそれをくり返すのよ。たぶんふつうの意識よりも下のほうに作用するんじゃないかと思う」。

この瞑想を続けていくうちに、レイチェルはもっとほかのことも感じるようになってきた。嫉妬を感じなくなることも〝喜〟の瞑想の効果の一つだが、むしろもっと重要な効果としては、他人の幸福を自分に対する非難とは思わなくなる、そうではなくて自分自身の喜びの源でもあると見なせるようになる。ある日レイチェルは、公園でウェディングドレスを着た花嫁が、花婿といっしょにポーズを取って写真に収まっているところに出くわした。以前だったら嫉妬を感じ、花嫁でも花婿でも、どこか欠点はないかとあら探しをして自分を慰めていただろうが、このときは、喜びの感情に襲われたのだという。そして実際に、その日はそのあとずっと気分が上がって過ごすことができた。その花嫁の幸福のせいで自分の幸福が減ってしまうという気にもならなかった。その花嫁の幸福を、自分の幸福にプラスされるものと感じた。その花嫁を、心のなかで結婚式の日の自分の見栄えと比較することもなかった。レイチェルはこのカップルに二度と会うことはなかったけれど、今でも〝喜〟で目頭を熱くさせていた。

どんな感じなの？　とぼくはきいてみた。「幸せだなって。温かいな、とか。……あと、そういう気持ちを持てたってことは、自分が優しくなれたってことだとも感じる。ひとがほとんど自分の子どもみたいになった感じ。自分の子どもに対して感じるのと同じような、優しくて温かい幸せかな。たとえば子どもがすごく楽しそうにしているときとか、嬉しそうにしているときとか、好きなものを手に入れられたときとかに感じるのと同じ気持ち。こんなこと言っても、まったくわけがわかんないって思うよね。ぜんぜん信じらんないって。でも子どもを愛する親の目を通してひとのことを見ちゃうのよ。ほぼそれに近い。愛する子どもに幸せになってほしい、良いものにめぐりあってほしい、って願う親と同じ。自分が優しくなれたって感じもある」。

レイチェルは自分がそんなふうに変われたことに驚いていた。「固まっちゃったものには柔軟性なんてないって思ってるでしょ」とレイチェルは言った。「ところがあるのよ、完全に。全身嫉妬魔になることもできるし、それが自分の一部だって思うこともできるんだけど、初歩的なことを少ししてみれば、それを変えることができるっていうことがわかるよ」。

　レイチェルとぼくは何日かいっしょに過ごした。あちこち歩き回ったり、ディナーをいっしょに食べたりした。そうしているうちに、レイチェルが本当に変わったことがわかった。それでぼくは、すぐに皮肉なことだと気付いたけど、レイチェルのその変化に嫉妬してしまった。レイチェルはぼくの顔を見て言った。「わたしはそれまで生きていたあいだずっと独りで幸せを追求してた。それで疲れ果ててしまったの。ぜんぜんそれに近づいた気がしないから。だって幸せのゴールってどこにあるんだろう？　ゴールのテープもずっと後ろに遠ざかっていってるんだよね」。だが、それまでとは違うこの考え方によって、本当の喜びの感覚を与えられた、それまでずっと悩まされてきた、うつや不安を生む考え方から逃れる途を与えられた。そういう気がするとレイチェルは言った。「人生には、不幸の種になるようなクソみたいなことがいつでも起こり得る。でももしも他人の幸せを自分の幸せと思えるなら、いつでも自分に幸せのお裾《すそ》分《わ》けがあるということになるでしょ。他人の喜びを自分の喜びにするということは、たった一日で何百万回も喜びのお裾分けがもらえるってこと。ほかの人の幸せを見て、その人たちのために自分も幸せになるなら、たった一日で自分も幸せになれる。たとえそのとき自分の人生に何が起きていようともね」。

　これを実践するようになって、レイチェルはそれまで教えられてきたことと完全に縁が切れたと気付いた。レイチェルは、自分の話を敗者の哲学のように思う人がおおぜいいるだろうということは承知している。おまえは成し遂げることができなかった。だから誰かほかの人が成し遂げるのを見て喜ぶしかないんだな、というふうに。おまえは丸くなってしまった、おまえは終わりのない成功へのレースで遅れをとってしまった、と。だがそれは、間違った二分法だとレイチェルは思っている。どうして他人のことで喜ぶことが同時に自分の喜びであると思えないんだろう、どうして嫉妬に呑み込まれてしまうことで自分が強くなれると思えるんだろう、と。

すでに手に入れている人に対して嫉妬するように、文化によって教え込まれてきた物事は、本当はわたしたちの持っているもののなかで一番価値のないものだったということがだんだんわかってきた、とレイチェルは感じていた。「ほかの人の性格の良さに嫉妬する人なんている？　連れ合いに対する態度がすばらしいからって嫉妬する人がいる？　嫉妬なんかしないでしょう？　褒めることはあるかもしれないけど。嫉妬はしないでしょう。嫉妬するのはもっとほかのクソみたいなものに対してなんだよ。嫉妬するのはほかの人が持ってる物質主義的な価値の物とか、地位とか身分とかに関するものなんだよ」。瞑想を何年も続けてきて、レイチェルはたとえそういったものを手に入れたとしても、もう幸せだとは感じないだろうと思い始めた。そういったものは、たいせつなものではないのだ、と。

「わたしはこの考え方はうつに悩んでいるおおぜいの人にとって助けになり得ると思う」とレイチェルは言った。そして科学的なエビデンスも挙げてくれた。それについてぼくは、細かく研究していたところだった。うつの治療法として瞑想を用いることを科学的に研究した最大規模の調査によって、とても興味深いことがわかっていた。うつを抱える人びとは、八週間の瞑想訓練プログラムを受けると、受けていない統制群と比較して有意に快復しやすいことが判明したのだ。統制群では約五八％が再びうつ状態に陥ったのに対して、新たに瞑想訓練を受けた人たちで再発したのは三八％だけだったのだ。[*2]これは大きな違いだ。ほかの調査でも、瞑想が不安を抱えた人たちの役に立つことが示されている。また別のある調査はさらに、瞑想が、とりわけ子ども時代の虐待の結果として、うつをこじらせてしまった人たちに効果的であること、ほかの人に比べて改善の割合が一〇％高かったことを示した。[*3]

だがぼくは、とくにレイチェルがぼくに教えてくれたタイプの瞑想に関する科学的エビデンスを調べてみた。それが実際にほかの人を変えることができるのかどうか知りたかったからだ。すると、こんな手法を使った大規模な研究が見つかった。参加者は無作為に二つのグループに割り振られる。一つは〝慈◆〟の瞑想を実行するグループ、もう一つは何もせず、何の助けも施されないグループである。もしも第一のグループに割り振られたら、レイチェルが実践しているのと同じようなタイプの瞑想を数週間、毎日実行する。そして最後に、両グループともに検査を受ける。この検査は独特だ。被験者は準備運動のためだと言われて、あるゲームに参加する。ただしそのゲームの参加者の一部が実際は参加者を装っているスタッフであることは知らない。ゲームの最中に、参加者を装ったスタッフの一人が、巧みに、思いもよらないようなかたちで、何かを落としたり、あるいは何らかの状況に陥って明らかに助けを必要としているという体《てい》を演じてみせる。研究者が知りたいのは、助けを申し出るような状況に出くわしたときに、瞑想を体験した人と、しなかった人とのあいだで何か違いがあるか、ということだった。

この調査で明らかになったのは、〝慈〟の瞑想を経験した人はしなかった人に比べて他人を助ける割合が二倍になる、ということだった。この研究は、レイチェルが正しかったことの最初の証しとなった。たとえ短期間でもこの種の瞑想を実践することによって、他者への共感を二倍にすることができるということだ。*4 それによって今度は、他者とのあいだの絆をずっと大きなものにすることができるだろう。言ってみれば〝慈〟の瞑想はあたかも筋肉のように作用して、ぼくらが文化の最悪の部分に抗い、それを無力化する助けとなってくれるのだ。瞑想の一五分間に起きることはそれほど多いことではない。レイチェルは、「瞑想しているあいだ、自分は種を播いている」ように感じるようになったと言っていた。「それはいつか、生きているあいだに自ずと花開くのよ」と。

ぼくはこの本で一貫して、うつには三種類の原因があることをエビデンスが示しているという話をしている。生物学的原因、心理的原因、社会的原因の三種類だ。まず初っぱなに、われわれが現在手中にしている生物学的な介入手段——つまり抗うつ薬のこと——が、ぼくたちのうちのほとんどの人にとって大した効果がないことを話した。そのあとここまでは、もしかしたらぼくたちを助けてくれるかもしれない環

◆〝慈〟　原語のloving-kindnessは、仏教用語（パーリ語）の「メッター」を英訳した語で、日本語では「慈」とされる。本章の冒頭の訳註で取り上げた〝喜〟と同じく、「四無量心」と呼ばれる徳目の一つ。他者への慈しみ。

境や社会の変化について話してきた。

だがレイチェルがぼくに教えてくれたことはこれまでとはちょっと違っている。レイチェルが提案していたのは、心理的な変化だ。

心理的な変化としては、ほかにも試せるものがある。たとえばその一つが祈禱だ。お祈りをする人はうつになりにくいことを示すエビデンスがある[*5]（ぼく自身は無神論者なので、これは選択肢に入らない）。もう一つが認知行動療法だ。[*6]これは患者を励まして、ネガティブな行動や思考のパターンから脱け出すこと、そしてポジティブなパターンに切り替えることを目指して自分自身を訓練するよう促す治療法だ。だがエビデンスが示すところによると、この種の療法の効果は小さいし、さほど長続きもしないようだ。だがともかくその効果は実在する（公平を期するために言っておくと、認知行動療法の最高権威リチャード・レイヤード教授は、最善の結果を望むなら、これと社会的変化を組合わせるべきだと言っている）。また別の一つが精神療法［心理療法とも］だ。この療法に効果があるかどうか、科学的に測定することは難しい。ある者には偽の療法を施し、別の者には本物の療法を施して両者を比較するというような治験を実施することが不可能だからだ。だが子ども時代のトラウマを抱えている人にとっては、この療法が驚くほどの効果があることを示すエビデンスがある。これについては次章で述べる予定だ。

ということで、助けになるのは環境の変化だけではない、ということは強調しておく価値がある。たとえにっちもさっちもどうにもならない状況にはまり込んでしまったと本当に信じている人がいて、環境を変えることがどうあってもできないというなら、こうした手段が助けになるかもしれない。そしてもしもこうした手段が、うつや不安を取り除く助けに本当になるなら、自分の環境は変えられる——ほかの人と絆を結ぶことによって——ということ、それは自分が思い込んでいるよりも難しくないということに、気付けるんじゃないかとぼくは強く思っている。

レイチェルのことがあるまで、瞑想についてぼくは慎重だった。それには二つの理由があることを、ぼく自身わかっていた。理由の第一は、自分の思考のなかに独りでじっと動かずにいることが怖いというのがある。それはむしろ、うつや不安の状態に近いと感じてしまうのだ。

二つめの理由は、過去数年のさまざまな問題に対する解決策として瞑想がさかんに勧められているのはどうしてなのか、その最大の理由がぼくにはわかるからだ。瞑想によってあなたはより良い働き蜂になれる、瞑想によってあなたは絶え間ない労働にもストレスの重荷にも対処できるようになる、というようなことを説いて財を築いた自助《セルフヘルプ》の導師《グル》がいる。だがぼくに言わせればそれはもう一つの個人主義的「解決策」に過ぎないし、たいせつな的も外している。たいせつなのはなぜそもそも、これほど多くの人が重荷を背負わされていると感じ、ストレスを感じているのか、どうしたらそうならないようにできるのか、という問いだ。

だがぼくは今や、瞑想にはさまざまな種類のものがあることを知った。レイチェルの瞑想の流派は、ぼくの心を騒がせていた個人主義的な瞑想とは正反対のものだった。たいせつなのは、絆の断絶による苦痛や重荷をうまくあしらって、わずかばかり軽減しようということではない。絆を再建する途を見つけるという話なのだ。


レイチェルの変身をめぐってぼくが一番心を惹かれたのは、自分のエゴに対する向き合い方の変化について語っているときのレイチェルの様子だった。ぼくらは自分たちの文化のなかにいるあいだ、四六時中エゴを小突かれ刺激されているものだ。たとえば広告から、ソーシャルメディアから、自分の周りの競いたがり人間から。だがレイチェルは、見たところそういうことで悩まされている様子ではなかったのだ。そういうものから身を守る途を見つけたということだ。

そのことがわかって、ぼくは、人をうつ状態に陥れ汚染するわれわれの環境から身を守るために、エゴを小さくし、絆を強化するために、ぼくらができることはもっとほかにないだろうかと考えた。それで瞑想に関する研究論文をさらに読みあさり、瞑想とは違うが関連している一連の研究を調べることにのめり込んでいった。正直に言えば最初はかなり懐疑的だったのだが。もしもぼくの前著『麻薬と人間　100

年の物語』［作品社］を読んでくださっているなら、この研究のある面についてぼくが完全に否定的に言及していることをご存じだろう。

だがそれでもぼくは最新の研究成果を追いかけていた。それで見つけたものが、あまりに驚くべきものだったので、ぼくはこの分野を深く掘り下げる旅に出たのだ。ぼくが学んだことは、最初はおかしな話だと思われるかもしれない。ぼくもそう思ったのだ。だがぼくについてきてほしい。

ローランド・グリフィスは瞑想しようとしていた。でもできなかった。そこに二分も座っていようものなら、何時間にも感じられるのだった。自分を苦しめるその時間が自分の前に永遠に広がっているような気がした。結局感じられたのは欲求不満以外になかった。それで瞑想は諦めた。それをもう一度やってみたのは、それから二〇年もあとのことであり、そのときローランドは、きわめて重要なあることの解明に立ち会っていたのである。重要だと言うのはローランドにとって、だけではない。それはぼくら全員にとって重要なことだった。

瞑想を試みてあえなく挫折したとき、ローランドは若き大学院生だった。そして学問としての心理学研究における第一級のキャリアをこれから積んでいこうとしているところだった。ローランドはその後もこの分野の研究を続けてメリーランド州のジョンズ・ホプキンズ大学医学部を代表する教授となった。この学校は世界でも有数の教育機関だ。ぼくが会ったときローランドは、薬物使用の、とりわけカフェインの効果の研究にかけては国際的に最も尊敬されている学者の一人だった。二〇年かかってこの地位に昇りつめてみたら、「入院が必要なほどのワーカホリックだというお墨付きはもらえないにしても、かなりそれに近い状態になっていたよ」と、ローランドは研究室でぼくに言った。

「わたしはうまくキャリアを積んだほうだよ」とローランドは言うが、それでも何か足りないと感じていたという。「科学者であること、学問の世界でキャリアを積んできた人間であることを、義理で演じているような気がしていたんだよ」。そして自分が再び例の出来事について考え始めていることにふと気付いたという。もう何十年も前に試みて挫折した、瞑想のことだ。自分はなぜ挫折したのか、完全にわかったわけではないではないか、と。ローランドの専門分野では、深い内奥の自己などということについて考えるのは異端なのだそうだ。ローランドの専攻している心理学では、そういうものはすべてヒッピーくずれのたわ言であって、まじめなアカデミックな心理学者が取り合うべきような代物ではぜんぜんないと考えられている。でも、とローランドは言った。「瞑想のこの方法論にはどこか心惹かれるところがあることは、わたしには明らかだと思えたんですよ。それはもう何千年ものあいだ、精神の、自己の、意識の——どの言葉を使うにせよその——深いところでの体験が、どれほどの深さなのか測ろうとしてきたわけですからね」。

ローランドには定期的に精神道場《アーシュラマ》に通っている友人が一人いた。それはニューヨーク州北部にあって、集団で瞑想をするのだという。ある日ローランドはその友人に自分もそこに連れて行ってくれるよう頼んだ。何十年か前のときとは違って、そこでは瞑想に導いてくれる人がいて、どのようにすればよいか説明してくれた。そしてこのときついに、瞑想することができたのである。そしてその後も毎日瞑想を続けた。すると自分でも驚いたことには「内奥世界が開かれ始めたんです。そしてそれに伴って自分も開かれ始めました」とローランドは語った。「正直に言ってしまうと、その体験にわたしはうっとりしてしまったんです」。そこで会う何年も瞑想を続けている人たちは、人生には神聖な次元があって、それがあらゆる点で本当にその人たちのためになっているということが見て取れたという。そこの人たちはほかの人より穏やかで、幸せそうで、不安に苛まれることも少なそうだった。ローランドは自分の性格に、そして誰の性格にも、複数の次元が存在していることを感じ始めた。それはそれまでの自分の人生のなかでは無視してきたものだったし、きちんとアカデミックな研究対象とされたこともないものだった。

そこでローランドは、まず基本的なところから自問してみた。瞑想をしているとき、何が起きているのか。その人たちのなかで何が変わるのか。ひたむきに瞑想をし続けると、ある程度の期間が過ぎたとき、ほとんどの人が——ぼくの友人のレイチェルがそうだったように——心構えに変化が起き始めると言うそうだ。前とは違う物事に価値を置くようになる、世界を違ったふうに見るようになる、と。なぜそういうことになるのか、ローランドは知りたがった。なぜ瞑想によって、人はそのように神秘的なかたちで自分が変わりつつあると感じるのだろうか。そのことは、どういう意味を持っているのだろうか、ということだ。

ローランドは神秘体験をしたと感じた人を対象とする研究論文がないものかと、漁り始めた。それでわかったのだが、それについては本当に大量の文献があったのだ。ただし奇妙だった。一九五〇年代なかばから一九六〇年代末までに、アメリカ中の上位の大学で働くさまざまな学者集団が、あることを発見していた。幻覚剤――ほとんどがＬＳＤ。当時は臨床下という条件であれば合法だったのだ――を投与することによって、神秘体験に似たものを人に経験させることがかなり確実にできることを明らかにしたのだ。それによって人に感じさせることができるのは、エゴや日常の懸案事項を超越したという感覚であり、それよりはるかに深いところにあるものとのあいだに強力な絆が結ばれていること、ほかの人たち、自然界、さらには存在そのものの本質とのあいだに絆があることだ。[*7] 医師から幻覚剤を与えられた人たちの大半が、まさにその通りに感じたし、その体験が自分にとってとても深いものだったと口にしたらしい。

こうした論文をすっかり読み尽くしたローランドは、とくに一つのことに着目した。幻覚剤をのんだときの感覚を説明する人びとの表現のし方が、これまでずっと受け継がれてきた深い瞑想の方法を実践している人の感じ方に驚くほど似ているということだ。

こうした調査が実施されていた当時、学者たちは、臨床下という条件であれば、この種の幻覚剤を人びとに投与することにさまざまな利点があることを認めていたようだ。慢性的なアルコール依存症患者に投与すると、驚くほどの人数が飲酒をやめた。[*8] 慢性的なうつ状態の人たちに投与すると、多くがすっかり良くなったと感じ、うつ状態は消え失せた。[*9] こうした調査試験の実施方法は、今日適用されている基準を満たしてはいない[*10]ので、その結果も慎重に眺める必要はあるにはあるが、ともかくもローランドの目を引いたのである。だが、一九六〇年代末に向けて、アメリカ中で幻覚剤をめぐるパニックが起きた。そうした薬物を娯楽として摂取した人たちのなかに、ひどい体験をする者が出てきて、挙げ句の果てにこの種の薬物を悪魔視するために捏造された物語が数多く席捲したのだ。[*11] 一例を挙げるなら、LSDを摂取したあと太陽をじっと見つめると失明すると言われていた。こうして巻き起こった反発の真っ最中に、LSDは禁じられたのだ。そして幻覚剤についての科学的調査も突然すべてが中止され、跡形もなく消えてしまったのである。

こうした研究を一九九〇年代に改めて見直したローランドは、長期にわたって瞑想を続けている人が経験することと、幻覚剤を投与されたときに人が経験することとのあいだに、何か関連はあるのかどうかということについて調べてみたいと考えた。もしもこの二つが同じことを感じるに至る別々の二つの途なんだとしたら、幻覚剤は、瞑想で本当は何が起きているのか解明する助けになるのではないか、と。ローランドは、ひと世代前に禁じられて以来まさに初めて、幻覚剤に関する治験の実施を申請した。[*12] シロシビンという、〝マジック・マッシュルーム〟のなかに自然に合成される化学物質を、そんなものをかつて一度も摂取したことのないまじめな市民に投与したいと考えたのだ。その目的は、その人たちが神秘体験をするかどうか確かめること、そして長期的な影響があるとすればどんな影響か調べることだった。

「本当を言うとわたしは疑いを持っていたことを白状しないといけません」。メリーランド州でいっしょに座って話していたとき、ローランドは言った。これまでずっと受け継がれてきた深い瞑想を何十年も実践してきた人たち、つまりあの精神道場《アーシュラマ》で会ったような人たちの体験に匹敵するような体験を、一つの薬物が引き起こせるわけがないと思っていた、という。そしてああいう瞑想以上に多くの効果があるわけがない、と。六〇年代に幻覚剤がお蔵入りになって以来、その治験を許可された研究者はほかに誰もいなかった。だがローランドはそれだけ高名だったし、犯罪歴もなかったからだろう、青信号が点《とも》ったのだ。これには広範囲に驚きが広がった。大方の人の考えは、当局は単に、ローランドがこの薬物を人体にきわめて有害であることを示してくれるものと思い込んでいただけだろうというものだった。かくしてふつうの職業に就く数十人の人たちがメリーランドに雇われた。そしてあなた方には、ちょっとふつうでないことをしていただきます、と言われたのだ。

マークはローランドの実験室を通り抜けて、次の部屋に入って行ったとき、今回の実験に何を期待すればいいのかさえわかっていなかった。[*13] その部屋は、ふつうの家庭の居間に見えるように設《しつら》えてあった。ソファが一つあり、心が落ち着く絵がいくつか壁にかかっていて、床には絨毯が敷いてあった。マークはまじめな四九歳のファイナンシャル・コンサルタントで、地元の新聞で広告を見たのだった。広告には、精神世界について調べる新しい調査研究だと謳われていた。今まで一度も幻覚剤を摂取したことはなかった。マリファナを吸ったことすらなかったのだ。

マークが応募したのは、妻と別れてうつになったからだった。それで抗うつ薬――ぼくものんだことがあるパキシル――を四ヶ月ほどのんでいた。だがその薬をのんでも、ただだるさを感じるだけだった。それで薬をやめて一年半経ったとき、自分のことが心配になってきた。「わたしの人生に欠けていると自分で感じていたのは、他者と絆を結ぶ能力でした」とマークはぼくに話してくれた。「誰とも少しだけ距離を置いておくようなタイプの人間だったのです。本当に落ち着いて人と密に接したことなど一度もないのです」。それが始まったのはマークが一〇歳のとき、父親が心臓病にかかってからのことだった。心臓の弁の一つがおかしくなったのだ。ある日父親は発作を起こし病院に運んで行かれた。マークは出て行く父親を見送りながら、ああこれで父親とは二度と会えないのだなと本能的にわかっていた。マークの母親はすでに、自分の悲しみのなかに沈み込んでしまっていたから、息子と死について話し合うことなどできなかったし、ほかの誰もそうしてくれる人はいなかった。「わたしは取り残されてしまったので、自分の手持ちのもので何とかしてこのことの意味を理解して、さらにその上でこれからの自分の人生を渡っていく必要に迫られました。そのときわたしは、そのことをただ全部呑み込んでしまうことにしたんだと思います。そしてただただ否定するモードに入ったんだと思います」。自分を守るために自分がどのように感じているか隠すことがパターンとなった。その端緒がこういうことだったのだと、マークは語った。

年をとるにつれて、他人とのこの距離感のせいで、マークは深刻な社交不安を抱えるようになる。たとえばパーティに行こうと言われれば、いつも行かない理由をこねくりまわしたし、強いて出席することにしたとしても、脇に寄って赤面していた。「わたしは自分の言うことにとても気を付けていました。自分を過剰に監視していたのです」とマークは言う。そうやって絶えず自分のなかで独り言を言っていた。たとえば、今馬鹿なことを言ってしまっただろうか、次に何と言えばいいんだ、こんなこと言ったら馬鹿だろうか、そのあとどう言うつもりなんだ、と。

実験の当日、寝椅子まがいのソファに横たわったマークに不安が湧き上がってきたのももっともな話だ。マークは三回に分けてシロシビンを投与されることになっていて、その日が最初だった。事前準備として、数ヶ月のあいだ、ジョンズ・ホプキンズ大学の心理学者ビル・リチャードから、瞑想のし方を習ってきた。それから「オム・マニ・ペメ・フム」という真言《マントラ》も教えてもらっていた。薬物実験の最中に混乱したり、パニックになったりしても、これを自分に向かって唱えれば落ち着くと、実験する側は思っているようだ。そしてビルは、実験のあいだ中ずっと自分もここでマークを見守っているし、ガイドもすると説明した。

子どものときに幻覚剤についてマークが耳にしたことがあるのは、のんだら頭がおかしくなるということだけだった。通《かよ》っていたバプテスト教会では、一〇代の子どもたちに漫画の小冊子を配っていたのだが、そこにはLSDを摂取して自分の顔が融けていくと思い込んだ男の話が載っていた。その男は薬をやめることができず、精神病院に連れて行かれた。それでも二度と快復することはなかった、という話だ。マークはまさか、世界に冠たる大学のど真ん中で、そんな薬をのまされることがあろうとは、想像もしたことがなかった。

自分にとって意味があると思えるものをいくつか持ってくるように前もって言われていたので、両親――二人とも亡くなっている――と、新しいガールフレンド――ジーン――の写真を持ってきた。それから栗の実を一つ。これは離婚が成立した日に地べたで拾ったもので、自分でもなぜかわからないが、ずっと持っていたのだ。マークはソファに横になった。そして落ち着いたところで小さなシロシビンの錠剤を手渡され、のんだ。それから穏やかな気分で、ビルといっしょに本のなかに掲載されている写真を眺めた。風景写真だ。そのあとビルがマークに目隠しをして、耳にヘッドフォンをあてがった。そこから優しい音楽が聞こえてきた。四、五分も経たないうちに、マークは何か変だと感じ始めた。

「わたしは気持ちが弛《ゆる》んでくるのを感じました」とマークはぼくに話してくれた。「それから何か、変化というか、あの人たちの言葉で言うと『到来《カミング》』が起きているのを感じることができました。それが自分のところに来ていることがはっきり感じられたんです」。

そのあとすぐ、突然マークは幻覚状態に入った。自分に何が起きているのか、自分ではわからなかった。立ち上がって、帰りたいと言った。自分はガールフレンドに対して、自分の気持ちを一〇〇％正直に話していたわけではないと気付いた。それでそのことを伝えに行きたいと思った。

ビルがマークに優しく話しかけた。数分後にはマークは意を決して、ソファに戻って腰かけた。そして自分の中心にいる自分に向かって真言《マントラ》を唱え始めた。するとだんだん落ち着いてきたのだった。マークはこの体験をなるべく深いものにする必要があると悟ったので、「もっと深くなれ、深くなれ」と声に出して言い、そうなることを信じた。実験者たちは、長い時間をかけた準備段階の過程で、こんな説明をマークにしていた。この種の薬物を「幻覚剤《ハルシノジェン》」と呼ぶのはちょっと間違っているのだ、と。本当の幻《ハルシネイション》というものは、そこにないものを見ているのに、それが現実的なものだ、あなたが今読んでいるこの本と同じぐらいリアルなものだ、この世界に物理的に存在している物体だと考えることだという。だがそういう現象は実際はとても稀だ。だからこういう薬は、「幻覚剤《サイケデリクス》」と呼ぶほうが適切なのだ、と。「サイケデリクス」というのはギリシア語で文字通りには「精神」と「出現」を意味する言葉からできているのだそうだ。この薬の作用は、人の下意識にあるものを外に引っぱり出して、意識に持って行くことだ、と。だから幻を見ると言うよりもむしろ、夢のなかで見ているようにものを見ると言ったほうがよい。ただし意識ははっきりしているのだけど。だから実験中いつでもガイドのビルと話がちゃんとできるし、ビルが物理的にそこに存在することも、薬の影響で見えているものが物理的にはそこに存在しないことも、ちゃんとわかっているのだという。

「壁が回転したりだとか、その種の視覚的な体験は何もありませんでした」とマークはぼくに語った。「完全に真っ暗でした。聞こえるのは音楽だけです。あの音楽は、実験参加者がしっかり地に足を着けていられるようにするためのものでしょう。あとは、ただ自分のなかに映像が見えるだけです。……目覚めながら夢を見ていると言えばいいのか」。ただし夢とは違って見たものをあとで全部はっきりと思い出せたという。「まるで人生の一部のようにはっきりと、です」。

ソファに横たわっていると、マークは自分が大きな冷たい湖で舟を漕いでいるような気がした。そこであちこち漕ぎ回ってみた。すると周りにいくつも洞穴があり、どの洞穴からも湖に水が流れ込んできているようだった。夢でよくあるように直観的な判断で、この湖は全人類の象徴だということが感じ取れた。われわれの誰もがこの湖に流れ込んでくる、われわれの感情も、願いも、思考もすべてここに流れ込んでくる、と。

そこで意を決して、一つの洞穴を探索してみようと思い付いた。岩づたいに流れを遡っていくあいだ中ずっと、何かが自分に、もっと奥へ進め、もっと奥へと呼びかけてくるのを感じていた。しばらくしてマークは二〇メートルほどの高さの滝に行き当たり、恐怖を感じてその場ですくんでしまった。しかし滝を泳いで上ることができるはずだと気付き、ついに滝のてっぺんにたどり着いたときには、人生でも望みのところに行くことができる、「そこには自分への答が待っている」と考えた。

マークはガイドのビルに今何が起きているか話した。ビルは「飲んでみてください」と言った。

マークが滝のてっぺんに着いたとき、流れのなかに小さな子鹿がいて水を飲んでいた。子鹿はマークを見て言った。「あなたがやり遂げなければならない務めがここにあります。それはまだ決着が付いていません」、子どものときから、と。「もしもあなたがこれからも進歩し、成長していきたいなら、やり遂げてしまわなければなりません」。この体験は自分に対して啓示のようにこう語りかけているのだ、とマークは感じた。「わたしは過去に経験したことをずっと隠してきた。わたしは人生の早い段階でそれを経験したのだが、ずっとそれに蓋をするよう努めながら、何とか最善を尽くして人生を生きてきたのだ」と。

滝のてっぺんでマークは、一〇歳のときに封じ込めた悲しみを取り出しても大丈夫だという感じがした。あれ以来初めてのことだ。子鹿の父親の後を追って川を下っていくと、円形劇場があった。そこでマークを待っていたのは父さん、最後に見たあのときとまったく同じ父さんだった。

マークの父親は、ずっと長いことおまえに言えればいいのにと思っていたことを今から話すよ、と言った。何よりもわたしは大丈夫だということをマークには知ってもらいたかった。マークはこのときのことを思い出しながらぼくに話してくれている。「わたしを置いていかなければならなかった、悪いことをしてしまった、と父は感じていたようです。でも『マーク、おまえは今のありのままのおまえでもう完璧だよ。おまえには必要なものが全部備わっているよ』と言ってくれたんです」。

それを聞いたとき、マークは泣いた。そんなふうに父親のことで泣くのは初めてだった。父親はマークを抱き締めて言った。「マーク、封じ込めるのはもうやめて、捜しに行くんだ」と。

マークはそのとき知った。「このときの旅、このとき経験したこと、このときがんばって突き進んでいったこと、それは全部、人生は生きるためにあるということを意味していたのです。外に出て生きろ、外に出て探し出せ、楽しめ、すべてを味わえ、ということです」。生きていること、人間でいることの美しさを痛感していた。「この体験の偉大さ、奥深さは、圧倒的なものです」。だが同時に、マークはこうも強く感じていた。「この体験には完全におかしなところもあって、それは、自分以外のどこか外からやって来たものではないというところです。あれが全部自分のなかからやって来たなんて。わかりますか？　薬が何かをもたらしたんじゃないんです。薬はただ、わたしのなかに別の場を開いただけなんです」。それはマークの喪失感とは裏腹に、ずっと長いあいだマークのなかに存在し続けていた場だ。

そのあと薬が切れていくのを感じ始めた。マークの言葉で言えば、「自分自身のエゴに戻って来たような」感じだった。ジョンズ・ホプキンズ大学に着いたのは朝の九時、そこを出たのが夕方の五時半だった。ガールフレンドのジーンが迎えに来てくれた。どんなだった？　と聞かれたが、マークは何と言えばいいかわからなかった。

それから何ヶ月か経つうちに、マークは父親のことを、前にはけっしてしなかったような話し方で話題にできるようになっていた。「自分が開かれれば開かれるほど、自分のことをどんどんさらけ出すようになって、どんなものからでも得るものが増えていく」と強く感じていた。かつての不安が、かなりと言っていいほどまで失せ、代わりに驚嘆の感覚がやって来た。「ほかの人に対しても、前よりほんの少しですが人間的に接することができるようになれた気がしました」。それだけでなく、何とガールフレンドとクラブに踊りに行くようなことまで始めたという。以前だったらそんなところは、足をじたばたさせて泣きわめきながら無理矢理引きずられて行くような場所だったのに。

それから三ヶ月後に二回目の実験があった。このときも前回と同じようにすべてが進んだのだが、マークには映像の断片がたくさん見えただけで、とりたてて意味があるとも思えなかった。「すごく散文的で、詩的なところがないと言えばいいか……おわかりいただけますかね？」とマークは言う。失望したのだ、と。

だが三回目は「まさにわたしの人生を一〇〇%変えた」のだそうだ。

この実験の参加者には、各回の薬の投与量が多いのか、中くらいなのか、少ないのか、伝えられることはない。だがマークは最終回のこのときは多かったはずだと思っている。

薬が利き始めると、自分がまったく違う場所にいると再び感じた。でも今回は、前のときの滝のように、親しみを感じる景色のなかにいるのではなかった。もっと根本的に違う、自分の経験からかけ離れたところにいた。無のなかに浮いているような感じだった。宇宙空間の「どこかの無限のなかにいるよう」だった。自分がどこにいるのかはっきりさせようとしているとき、傍《かたわ》らに現われた者がいた。道化師のような恰好をしていた。マークは本能的にその存在が、今回の体験で自分を最後まで導いてくれるガイドのつもりなのだとわかった。はるか遠くに円筒形の巨大な物体が回転しているのが見えた。直観でそれは全宇宙の叡智を収めたものだと感じた。そしてそれが姿を現わしたのは、もしもこちらに受け容れる力があるのなら、その叡智は自分のなかにダウンロードできることを意味するのだろうとも。

それを見てマークが最初に言ったのは、「わかる、わたしにはわかる」という言葉だった。すると別の声が、口をそろえて自分と同じ言葉を唱えるのが聞こえた。そこでマークもそれに和した。「わかる、わたしたちにはわかる」と。

この「わたしたちにはわかる」という言葉は、「わたしにはわかる」よりはるかに強力だとマークは思った。「円筒形をしてわたしの前に姿を現わした宇宙全体がまるで小躍りしているようでした。それがぴたっとやんだのです。するとわたしのガイドが言いました。『われわれはまずやり遂げなければならないことがある』と。ガイドはわたしのなかに入ってきました。そして不安に苛まれ、恐怖におびえ、身を震わしているものを引っぱり出したのです。それはわたしの内部にあった存在で、ガイドはそれを外に出し、そしてわたしに言いました。『マーク、われわれは君の一部であるこれに話をする必要がある』。それからそれに向かってこう言うのです。『おまえはマークのために驚くほどよくやってくれた。おまえがマークを守ってきてくれたんだな。マークのために信じがたいような芸術品を創りあげてくれた。マークのためにこしらえられたこの美しい壁、この塹壕、この足場、全部がマークを何年も何年も守ってきてくれた。そしてマークをちゃんとここへ連れてきてくれた。だからおまえがこしらえてくれたものはもう壊してしまっていいだろうか。われわれはそれを確かめに来たのだ。もしそれでよければ、おまえは次なるものを経験するだろう』」。

マークは続ける。「それはとても愛に溢れた言い方でした。非難がましいところはまったくありませんでしたし、『なんでおまえがこんなところにいるんだ!』というような感じも一切ありませんでした」。マークの内部の恐れおののいていた部分は、壁を壊すことに同意した。壁が壊されているとき、かつて愛し、すでに亡くなった人たち、父親とおばが、そばで自分に拍手を送ってくれていることに気付いた。

それからマークは宇宙の叡智が届けてくれるものを、何でも受け止められると思った。するとそれが自分のなかに流れてくるのを感じ、幸せな気分になった。

「わたしたち自身のなかに、いつも自分や他人を見張って、非難するような、過剰な監視をしている部分が常にありますよね」とマークはぼくに言った。「ところがその場所にいたそのときは、わたしのエゴは消え失せていました。つまり、あの先生たちに言わせると『エゴの死』ということなんでしょうけど、でもこのときは『わたし』がそもそもどこにもなかったんです。本当に消えてしまっていたのです」。そして生まれて初めて味わった感覚が「何の非難もないんです。あるのは共感だけ。自分にも、この宇宙に存在するほかの誰に対しても、信じがたいほど共感する思い」だったという。そして生きとし生けるものが、自然のなかですべてたがいに結ばれていて一つなんだと痛感した。

この喜びに浸っているとき、マークはガイドの道化師や父親やおばを振り返って尋ねた。「あの唯一真実の神というのはいったい誰なんですか」と。みんなマークを見て肩をすくめ、そして言った。「わからない。わたしたちは多くのことをわかっているけど、それについては何もわからないんだ」。そしてみんなは笑った。マークもいっしょに笑った。

この体験から戻って来ると、マークは完全に別人になった。あの体験で自分にははっきりわかったことがある、とマークはぼくに話してくれた。人には「受け容れられている」という感覚が必要であること、「自分に何らかの重要性があるという感覚、愛されているという感覚」が必要であることだ、と。そして「そういう感覚をわたしは誰に対してでも、そしていつでも、あげることができるということも。なぜならそれはとても簡単なことです。ただ気持ちを寄せること、ただそばにいること、ただ愛することなのです」。

その後しばらくして、また別のことがマークに起きた。

シロシビンを投与した参加者全員に実験の二ヶ月後にインタビューすることも、ローランド——この実験を主宰している懐疑主義の科学者——の務めだった。参加者は一人ずつ順番に部屋に入ってきて質問に答えるのだが、それはほぼいつも同じだった。「人生で最も意味ある体験の一つとなった」と、判で押したように言い、子どもの誕生や親の死になぞらえるのだ。マークは典型的だった。「それがわたしにとってあまりに衝撃的で、最初はまったく信じられないぐらいでしたね」と、ローランドはぼくに言った。「即座に思ったのは、この人たちは実験前は、いったいどんな人生を経験していたのだろう、ということでした。でもみんな有能な人たちで、ほとんど専門的なスキルの持ち主ばかりでした。だからインタビューの回答者としては信頼すべき人たちであったことは間違いないのです。……となるとこの結果は、わたしには完全に思いもよらないことで、どう受け止めればよいのか、まったくわかりませんでした」。

高用量のシロシビンを投与された人の約八〇%が、その二ヶ月後に、これまでの人生で体験したなかで最も重要な出来事の上位五番目までに入ると答えたのだ。ローランドの研究チームは、この実験の参加者に起きた変化の評価もしていた。それによると、大多数が以前より「自分自身に対して、人生に対して、他人とのより良い関係に対して前向きになり、また以前より思いやりが持てるようになった」という。これはまさに、瞑想をする人たちに起きていることとわかっていることと正確に一致している。ローランドは驚いて言葉を失ってしまった。

ぼくはローランドのこの実験参加者と、それに似たほかの実験に参加した人にもインタビューをしたのだが、その体験が不思議なぐらい活力を与えてくれたと言う人ばかりだった。長いこと隠してきた子ども時代のトラウマの物語を、ついに語ることができたという人、ついに恐怖心を克服することができた、という人も多かった。体験を語りながら喜びで涙を流す人も多かった。

幻覚剤《サイケデリクス》の科学的調査をこの時代では初めて実施したローランドは、開始当初はまったく思いもしなかったことだが、長いあいだ閉ざされてきた扉をこじ開けることになった。そしてローランドの示した衝撃的な成果を見て、ほかの多くの学者たちがそのあとに続いて一つの流れとなった。ローランドのこの実験は、あとに続く何十もの新たな実験の、まさに先鞭を付けたのである。どんなことが起きているのか理解したいと思って、ぼくはロサンゼルス、メリーランド、ニューヨーク、ロンドン、デンマークのオーフス、ノルウェーのオスロ、ブラジルのサンパウロと旅して回り、幻覚剤の研究を再開した学者たちに会って、うつや不安を克服することに幻覚剤がどんな意味を持つか解明しようとした。[*14]

ジョンズ・ホプキンズ大学でローランドとともに調査したチームは、もう何年も禁煙に挑戦しているのに一度も成功したことのない長期喫煙者にシロシビンを投与したら何が起こるか知りたいと考えた。結果は、たったの三回——マークと同じように——の投与で被験者の八〇%が禁煙に成功し、半年後も煙草を断《た》っていた。[*15] それはほかのどこのどんなやり方よりも、高い禁煙成功率だった。ロンドン・ユニバーシティ・カレッジの調査チームは、重度のうつ病患者にシロシビンを投与し、ほかの治療を一切施さなかった。これはあくまでも予備的な調査だったので過大評価は慎まなければならないが、結果としてはその患者の五〇%近くが、三ヶ月の実験期間のあいだずっと、うつ状態から完全に脱していた。[*16]

そしてさらに、決定的に重要なことも発見されていた。このように良好な効果が現われるかどうかは、一つのことにかかっていることが明らかになったのである。うつや依存症から快復するかどうかは、薬物実験による精神世界での体験がどれほど強烈だったかによるというのだ。[*17] 精神世界での体験が強烈であればあるほど、そのあとの成果は良好なものになった。

研究にかかわった学者たちが、少数の例から一般化することのないようにとこぞって警告していたのは正しいことだが、研究初期の段階としては、目を見張るべき成果であることは確かだ。またそうした成果は同時に、六〇年代に実施されていた研究の正しさを裏付けるものと思われた。ローランドは、「こうした効果はたいへん深遠なやり方で人生を変える可能性を本当に持っている」ことを信じ始めるようになったとぼくに話してくれた。

実際はどうなのか。何か落し穴はないのだろうか。

こうした問いに対する答を求める研究者が採った方法の一つが、横から見てみるというやり方だった。具体的に言えば、こうした実験と深い瞑想体験とのあいだの似ているところ、違っているところを探るのだ。ジョンズ・ホプキンズ大学の助教授フレッド・バレットは、一〇年以上深い瞑想を実践している人びとにシロシビンを投与する実験を、ローランドとともに実施している。[*18] 対象としたのは、数ヶ月にわたる修行を経て、一日少なくとも一時間の瞑想を数年間続けているという人たちだ。フレッドはその狙いをぼくに説明してくれた。マークのようにそれ以前には瞑想をしたこともなければ幻覚剤をのんだこともない人は、薬の効果で体験したことを描写しようとしても、（少なくとも最初は）言葉が出ないのがふつうだ。だが長期にわたって瞑想を実践している人は、語る言葉をたくさん持っている。なぜならその人たちに言わせれば、幻覚剤は、本当に深い瞑想がその頂点に達したときに達することがあるのと「同じ場所」に、自分たちを連れて行ってくれるという。「その場所は、たがいに似ている、というか、もう同じものでしかない、とあの人たちはたいてい言います」と、フレッドはぼくに教えてくれた。

そこでチームが問いかけたのは、幻覚剤と瞑想それぞれで何が起きているのか、何が共通しているのか、ということだった。ぼくらはタイ料理店で夕飯を食べながら話をしていたのだが、そのときフレッドがしてくれた説明を聞いて、ぼくは思わず料理を口に運ぶ手が止まってしまった。

フレッドは言った。どちらもわれわれの「自己への依存」を解いてくれるようです、と。われわれは生まれたばかりの赤ん坊のとき、自分が誰々であるという感覚は一切持っていない。新生児をよく観察していれば、すぐにも自分の顔を叩くところを見ることができるだろう。自分の体の境界がまだわかっていないのだ。成長してくるに従って、自分が何者であるかという感覚が養われていく。そして同時に境界線も築かれていく。そうしたことは多くの場合、健全かつ必要だ。ある種の境界線は、自分を守るために必要なのである。だが長年にわたって築き上げていくもののなかには、功罪が入り交じる部分も出てくる。たとえばマークは一〇歳で孤立したときに、壁を築き上げて、誰にも声に出して言えない父の死に対する嘆きからわが身を守った。だが年をとるにつれてこの防壁は牢獄となってマークが十全たる人生を生きることを妨げるようになった。われわれのエゴ、われわれの自己に対する感覚は、常にこの両方の性質――守ってくれるのと閉じ込めるのと――を兼ね備えている。

だが、深い瞑想と幻覚剤の経験のどちらもが、この自己、このエゴのうちのどれだけが作られたもので、あるか知る能力を授けてくれるのだ。マークは突如として、自分の社交不安は自分自身を守る一つの方法だったこと、そしてもはやそれを必要とはしていないことを知った。ぼくの友人のレイチェルは、自分の嫉妬が寂しさから自分を守ってくれる一つの方法だったことを知った。そして瞑想のおかげで、嫉妬するという方法を採る必要はないこと、代わりに肯定的であることと愛によって自分を守ることが可能だと知ることができた。

どちらの途も、「心とのあいだに完全に新しい関係を創ってくれる」とローランドはぼくに言った。エゴは自分の一部だ。自分の全部ではない。エゴが、ローランドの言葉を借りるなら「溶解してより大きな全体に混ざり合う」瞬間を味わったことがあれば、エゴを超えたものを知ることができる。マークが見た人類を象徴する湖が、まさにローランドが言った「より大きな全体」だった。そうやってそれまでとは根本的に異なる見方を、自分に対して持つことができるようになるのだ。フレッドがぼくに言った言葉で言えば、どちらの経験も、「自分が持っている自分自身の概念に支配される必要はない」ことを教えてくれる。

このことの発見に至るための、「瞑想が実証済みの途であるとすれば、シロシビンは即席の途であることは間違いない」とローランドは言った。

ぼくがインタビューをした、臨床管理下で用いる幻覚剤に関する研究をしている人たちがみんな強調するのが、そうした物質はしばしば人に深い絆の感覚を残してくれるということだった。それはほかの人との絆であったり、自然との絆、あるいは自分にとって何が本当に意味があるかという感覚だったりする。つまりわれわれがどっぷり浸かっているジャンクな価値観の真逆にあるものとの絆だ。

研究チームのメンバーのフレッドがぼくに話してくれた。シロシビン体験が終わって「ソファから立ち上がったあと、参加者にかなり共通して見られる関心事は、愛です。参加者は自分と他人との絆を認識したところなので、他人と絆を結びたいと、それまで以上に強く感じるようになります。また、自分自身の扱い方も、破滅的なやり方ではなく、健全なやり方をしようと、やはり強く感じるようになります」。それを聞いているあいだ、ぼくは自分が特定したうつと不安の七つの社会的心理的原因について考え続けていた。フレッドの話がそれと同じだということがはっきりわかった。幻覚剤の体験は、われわれの頭に毎日毎日取り憑いて離れないもの——物を買うこととか、良い地位に就くこととか、ひとから下に見られることとか——が本当はどうでもよいことなんだという感覚を人に残してくれる。そして子ども時代のトラウマに今までとは違った光を当てて見ることを可能にしてくれる。ローランドの言葉を借りるなら、「知覚の転換」をもたらしてくれる。それは、「自分が自分の思考や感情や感覚の奴隷ではないこと、本当は一瞬一瞬に選択権があり、選択する喜びがあることを認識させてくれる」のだ。だからこそ、長期喫煙者の八〇%がこの体験のあと禁煙に成功したのだ。それは脳内の化学的な機能のスイッチを入れたり切ったりするという話ではない。ズームをどんどん引いていって人生の偉大さが見えたら、こんなふうに思えるという話だ。「煙草？　欲しい物？　そんなものよりぼくはもっと大きな存在だ、ぼくは人生を選択するんだ」と。

このことは、初期にロンドン・ユニバーシティ・カレッジで実施された小規模の試験で、深刻なうつ病患者に対してあれほど目覚ましい効果が見られた理由の理解にも役立つ。「うつは一種の自意識の拘束なんです」と、ビル・リチャーズがぼくに語った。ビルはジョンズ・ホプキンズ大学での実験チームの一人だ。「うつの人たちは自分が誰かを忘れてしまっている、自分に何ができるかを忘れてしまっている、自分がのめり込んでいたものを忘れてしまっているのだと言っていいかもしれません。……多くは自分の痛みしか、自分の受けた傷しか、自分の恨《うら》みしか、自分の失敗しか見えなくなっているのです。青い空も黄色く色づいた葉も目に入らないのです。わかりますか？」。自意識をもう一度開いていくプロセスによって、この拘束を壊すことができる。そしてそれによって、うつも壊すことができるのだ、と。そのプロセスはエゴの壁を取り払い、たいせつなものと絆を結ぶために自分を開いてくれるのだ。

そして薬物が引き起こした「体験は終わるけれども、その体験の記憶はずっと残るのです」とローランドはぼくに言った。そしてその記憶は、生涯続く新たなガイドとなり得るのだ、と。

だが落し穴も二つあることをぼくは知った。どちらもとても重大な落し穴だ。

一つめは、エゴから解放されたことを自由になれたと感じる人もいる一方で、それを絶対的な恐怖と感じる人もいるということだ。ジョンズ・ホプキンズ大学で行なわれた実験では、参加者の約二五％が少なくとも心底恐怖を感じた瞬間があったと言っている。ほとんどの人にとって恐怖感は、マークがそうだったように実験中に消えていく。だが実験の六時間がずっと恐ろしい時間だったという人が少数ながらいるのだ。ある女性は自分が荒野をさまよい歩いているように感じたが、そこでは何もかもが死に絶えていたという。かつて六〇年代に幻覚剤について唱えられていた異議の多く――たとえば角膜が焼けるまで太陽をじっと見続けるように作用するという話など――は真実ではなかったけれど、〝バッドトリップ〟は神話ではなかった。多くの人にそれは起こるのだ。

こういったことをいろいろと学んでいくなかで、ぼくはあることを思い出していた。以前カナダの山で、イザベル・ベーンケがぼくに、自然との絆の断絶が、ぼくらのうつや不安をいかに増進させるか教えてくれていたときのことだ。自然の景観を前にすると、われわれは自分がなんてちっぽけなんだと気付くことが多いという話をぼくは聞いていた。そこでは自分のエゴが自分自身に語りかける物語――おまえは重要な人間だ！　とか、おまえの懸念は急を要する！　とか――は、突然どうでもよくなる。エゴが縮んでいくのを感じる、そしてそれによって自由になる人は多い、と。イザベルがこの話をぼくにしているとき、確かにそれは真実だとぼくは認識していたし、実際、山のなかでイザベルが言う通りのことが起きているのを感じていた。だが一つだけ違っていたのは、ぼくはそれを解放とは思わなかったのだ。ぼくはむしろ脅威だと思った。ぼくはそれに抗《あらが》いたかった。だがなぜ自分がそう思うのかわからないので、頭を悩ませていた。それはぼくのうつや不安を軽減してくれるだろうとイザベルはぼくに言っていたし、ぼくが調べた科学的エビデンスは、すべてイザベルが正しいことを示していた。

瞑想と幻覚剤に関するエビデンスについて勉強し、またとりわけマークから、いかにそれが父を亡くした嘆きを克服するのに役に立ったかという話を聞いて、ぼくはやっとこのときの自分の抵抗感が理解できるような気がした。ぼくは自分のエゴ——自分はこの世界にとって重要であるという感覚——を築き上げ、時に危険な環境のなかで自分を守ってきたのだ。もしも幻覚剤の影響下にある人物をその眼で見ることがあったら、われわれがエゴを必要としているのはなぜかわかる。その人のエゴはスイッチが切れている。するとその人は文字通り無防備になるのだ。誰もそんなふうになっている人を、独りで歩いてどこかに行かせたりしないはずだ。エゴはぼくらを保護してくれているのだ。見守ってくれているのだ。だからエゴは必要なのだ。だがエゴはあまりに肥大化しすぎると、ぼくらの絆の可能性まで断ち切ってしまいかねない。だからと言ってエゴを弱めることは、気楽にやれることではない。壁に囲まれていてやっと安全だと思える人にとって、壁を打ち壊すことは、脱獄のような気分ではなく、侵入されたような気分になるだろう。

ぼくはあの日、あの自然の景観のなかにいたときは、自分では必要なものだと思っていたので、エゴの壁を壊す準備ができていなかったのだ。

だからこそ、ぼくが話を聞いた学者たちはみな、うつや不安を抱えた人が何の準備も支援もなく、自分でどこかに行って幻覚剤を手に入れてきて自分でのむようなことを良い考えとしなかったのだ。幻覚剤は強力だ。ビル・リチャーズは、あれはスキーのダウンヒルのようなものだとぼくに言った。ガイドもなしにそんなことをするのは馬鹿げている、と。そういった学者たちが、人びとの要望に適《かな》うのではないかと考えているのは、現行法を改正して、正しく条件に合致し、医学的な管理下であれば、幻覚剤が効くかもしれない人たちに、それを投与できるように闘うことである。

長期的な目標はエゴの撲滅ではないとビルはぼくに言った。そうではなくて、ぼくたちが自分のエゴとの健全な関係を取り戻すことだ、と。そのためには、一時的に、安全な場所で、信頼のおける人とともに、十分な安心感をもって自分の最も深いところにある壁を倒さなければならないのだ、と。

二つめの落し穴は、さらに重大なものだとぼくは思う。ロビン・カーハート＝ハリス先生はロンドンで、深刻なうつ病患者にシロシビンを投与する実験を行なった研究者の一人だ。先生とぼくはノッティングヒルのカフェに座って、何時間もその話をした。先生は実験のさいに気付いたことを話してくれた。幻覚剤は投与後三ヶ月は著しい効果を発揮して、ほとんどの人が以前に比べて劇的に絆の感覚が増した、そしてそれによって劇的にうつ病が改善した。しかしとくに患者の一人は、効果にはもっとさまざまな傾向があることを示しているようだった。

その患者は、実験で尋常でない経験をしたあと、元の生活に戻った。イングランドの恐ろしく小さな町で、受付係として屈辱的な仕事を強いられている女性だった。実験では、物質主義は重要でない、わたしたちはみんな平等だ、身分の違いなんて意味がないと悟っていたのだが、実世界に戻ってきてしまった。実世界はわれわれすべてに、物質主義が最重要であること、われわれは平等ではないこと、身分の違いをとことん尊重すべきであるということを、四六時中教え込もうとしてくる。これでは絆をぶった切る冷水を浴びせられたようなもので、その女性はじょじょにまた、うつ状態に戻ってしまったのだという。幻覚剤体験を通して得た見識を、どこに行っても逃れることのできない外界の現実のなかで維持することができなかったからだ。

ぼくはこのことをずっと長い時間をかけて考えてきた。そしてアンドリュー・ヴァイル先生に会って話して、初めてこのことの本当の意味がわかったのだ。ヴァイル先生は一九六〇年代にこの分野で行なわれていた研究のいくつかに参加していた人だ。一九九〇年代に抗うつ薬が持っていると言われていた作用と同じ作用を幻覚剤も持っていると主張する者は誰もいない。幻覚剤は脳内の化学的機能を変化させたりはしない。したがって「修復」作用はない。幻覚剤の作用はそういうことではなく、驚くほどの絆の感覚を、きわめて短いあいだだけ与えてくれる――それもいい薬物体験ができたときだけ――ことなのだ。アンドリューはぼくにこう言った。「この体験の価値は可能性を示すこと」にある、絆によって味わうことができる感覚の可能性のことだ、と。そしてアンドリューはこう言ったのだ。「その体験を維持するための方法を何かほかに見つけられるかどうかは、体験者本人次第だ」、と。この体験は薬物体験として価値があるわけではない、学習体験として価値がある、ということだ。そしてその教えを何らかの方法で実践し続ける必要がある、ということだ。

たとえ幻覚剤によって強烈な体験を得られても、そのあとまた絆が断絶された状態に戻ってしまっては、その効果は長続きしない。だがその体験よりもっと深く、もっと持続する絆の感覚を構築すること、物質主義やエゴを超えてそれを構築することのきっかけにこの体験がなるのなら、その効果が長続きする可能性がある。この体験は、ぼくらが失ってしまったものを示してくれるのと同時に、ぼくらにその後も必要なことを示してもいるのだ。

これはマークが得た教訓とも合致する。マークはジョンズ・ホプキンズ大学での実験に参加して、ああも鮮やかな見識を得たあと、この教訓にたどり着いたのだ。第三回目の最終のシロシビン体験が終わったあと、マークは担当教授にこう尋ねた。「ローランド、こんな体験をさせられて、わたしはいまからどうしたらいいんですか。この体験を実生活に着地させるための何かがわたしには必要です」と。それに対してローランドは、かつてはひどいワーカホリックで一分も瞑想を続けることができなかったくせに、今では答がわかっていた。ローランドはマークに深い瞑想のテクニックを研究している施設を紹介したのだ。マークは今もそこに足繁く通っている。ぼくがインタビューをしたときにはもう五年近くになると言っていた。マークは自分がシロシビンの効果によって発見することのできた場で、ずっと人生を送ることはできないことはわかっていたし、それを求めてもいなかったが、このとき得た見識を日常生活に統合することは求めているのだ。「わたしがあのとき取り込んだものの感覚を失いたくないのです」とマークはぼくに話してくれた。

ローランドは瞑想や幻覚剤をひとに勧める人間になろうとは、かつては思いもよらなかっただろうし、マークはマークで、そんな勧めを熱心に聞き入れる人間になろうとは思いもよらないことだったろう。二人とともにこれを、人生の物語に起きた信じがたい転機と考えたのだ。だが実際に二人を動かしたのは、エビデンスの重みと二人がその眼で見たことの深さである。

マークは今では瞑想クラスの指導者になっている。そして瞑想というテクニックを用いてかつてはあれほど悩まされていた社交不安を今では感じずにいる。今では世界が与えてくれようとするものに対して自分が開かれていることを感じる。最後にインタビューしたとき、おしまいにマークはこうぼくに話してくれた。「今自分が持っているある種の絆の感覚は、今後も二度と消えることはないです」、それは〝喜〟の深い感覚です、と。そうなって以来、化学的な抗うつ薬のことは一度も考えたことがないそうだ。それは一度も効果がなかったし、今ではまったく必要ないですから、とマークは言った。

自分と同じところに到達するために、必ずしもみんなが同じ途を歩む必要はないとマークは言う。誰でもわたしたちをさまざまなやり方でばらばらにしているもの――ジャンクな価値観とそれが創出するエゴティズム――にけりをつけることはできます。幻覚剤を用いる人もいるでしょうし、〝慈〟の瞑想を用いる人も多いでしょう。そしてさらにほかのたくさんのテクニックが開発されるのを見守る必要もあるでしょう。でもとにかくどんな方法を採るにせよ、「人のなかにすでにあったものが見えるようになるのは、心の錯覚ではありません。心が開いていくからなのです」。

この長い旅路を振り返って、マークはぼくにこう言った。「そうした体験がもたらすことは、門を開くことだけです」。わたしたちがそもそも最初から必要としていること、そして程度はどうあれ自分でもよくわかっていたことに通じる門を開くのです、と。

第21章　絆の再建その6――子ども時代のトラウマを認め、乗り越える

ヴィンセント・フェリッティは何も悲しい事実だけを発見したかったわけではない。その解決策をも見つけたいと考えていたのだ。第9章で紹介したようにヴィンセントは、子ども時代のトラウマが、人生のもっとあとの時期に、うつや不安の原因となるというびっくりするような事実を示すエビデンスを明るみに出した医師である。つまり子ども時代にトラウマがある人は、ない人に比べて、大人になったときにうつや重度の不安を抱えることになりやすくなることを証明したのだ。ヴィンセントはアメリカ中を回ってこの研究成果を説明した。そのおかげで今では、ヴィンセントの説は正しいと、広く学界が合意に達している。だがヴィンセントにとっては、それで終わりではなかった。ヴィンセントはトラウマ体験を生き延びてきた人たちに対して、あなたがたは子ども時代にあるべき保護を得られなかったせいで打ちのめされ、目減りした人生を運命づけられているんですよ、などということを言いたいわけではなかった。その人たちが苦痛から脱するために何かしたいと考えていたのだ。だが何をすればいいのだろう。

第9章で言ったように――もう二〇〇ページ近くも前の話だ。ここらで一息入れて気分転換したいと感じている人もいそうですね――、ヴィンセントがこの事実を明らかにしたのは、一部には、保険会社のカイザーパーマネンテの提携医療機関を利用している人全員を対象に実施したアンケート調査に基づいている。この調査は、子ども時代に起こり得る体験で、大人になったあとの健康状態の原因となるようなトラ

ウマ体験を、一〇項目に分けて尋ねるものだった。それを一年以上続け、回答結果が明らかになったとき、ヴィンセントは一つのアイディアを思い付いた。

もしも子ども時代にトラウマを経験しているというところに印を付けた患者が、どんな理由であれ次に医療機関に来たなら、医者がその体験について尋ねてみてはどうだろうか。それによって何かが変わるだろうか。

そこでヴィンセントたちは一つの実験を始めたのだ。カイザーパーマネンテと提携して患者を診ている——痔や湿疹から統合失調症まで——全医師に対して、自身のところに患者が来たら例のアンケート調査に対するその患者の回答に目を通し、もしも子ども時代にトラウマ体験があれば、次のような簡単な指示に従うよう要請したのである。まず、次のように言う。「わたしはあなたがこれこれの体験を子ども時代にされたということを知っています。本当にひどいことだと思います。あってはならないことです。その体験について話したいですか？」。それに対してもしも患者が話したいと言えば、医者はそれは良いことだと言って、次のように尋ねる。そのことで長期的に悪影響を受けていると感じますか？[*1] 今現在のあなたの健康状態とそれは関係していますか？

目標は患者に対し、二つのことを同時に提供することである。一つめは、トラウマ体験を言葉にする機会だ。それを物語としてじっくりと語ることで、患者自身がその体験を理解することができる。この実験を開始すると、すぐさまわかったのは、対象の患者のうち、自身に起こったことをほかの人に対してはっきり認めたことはそれまでただの一度もないという人が多いことだった。

目標の二つめは、これこそまさに重要なことだが、患者本人に非難されるべきところは何もないということを示すことだった。非難と正反対のことを患者に経験してもらうこと、つまり、信頼している権威ある人物が、自分が体験したことに心からの同情を示す、という経験だと、ヴィンセントはぼくに説明してくれた。

こうして医者たちは患者への質問を始めた。なかにはそのことについて話したがらない患者もいたが、多くは話したがった。ネグレクトされていたこと、性的虐待を受けたこと、親から殴られていたことなどが語られた。ほとんどの患者が、そうした体験が今現在の自身の健康状態と関係があるかどうか考えてみもしなかったということが判明した。このときに訊《き》かれて初めて、そのことを考えるようになったのだ。

ヴィンセントが知りたかったのは、このやり方が役に立つかどうか、ということだった。あるいは古いトラウマを引っかき回すことで、害があるだろうか。数万というケースから集められた結果が届くのを心配しつつ待った。

最終的な数字が明らかになった。[*2] トラウマを、権威ある人物に心からの同情をもって認められた患者たちは、その数ヶ月後、数年後に、病状が軽減していたのだ。その人たちは、いかなる理由であれ再び医療を受ける割合がほかの人より三五％も少なかったのである。

当初医師たちは、トラウマについて話をさせることで患者が混乱するのではないか、恥ずかしがるのではないか、それによって害が及ぶのではないかと恐れていた。だが、苦情を言った患者は文字通り皆無だった。それどころか追跡調査で、多くの患者が聞いてもらって嬉しかったと言った。たとえばある年輩女性は、子ども時代のレイプ体験を、生まれて初めて言葉にして語ったのだが、[*3] その人が送ってくれた手紙には簡単にこう書かれていた。「訊いてくださってありがとうございます。わたしは自分が死んだら、起きたことを知っている人が誰もいなくなることを恐れていました」。

より小規模な予備調査として、質問を受けた患者の一部に、そのあと精神分析医と起きたことについて話したいか否かという選択肢を設けた。すると話すことを選んだ患者は、身体の不調や薬をもらうという理由で次の年に医療機関に再来する割合が、ほかの人に比べて五〇％も少なかったのである。[*4]

つまりその患者たちは、実際に不安を感じることや不調を覚えることが少なくなったから、医者のところに来ることが減ったのだと思われた。それはびっくりする結果だ。どうしてそんなことが起こり得たのか。その答は、恥ということとかかわりがあるのではないかとヴィンセントは考えている。「ほんの短いプロセスでしたが、自分ではとても恥ずかしいことだと思っている話を、自分が偉いと思っている人に対してしたわけです。しかも多くの場合、生まれて初めてのこととして。さらにそうやってカミングアウトしたときに、『わたしはまだこの人に受け入れてもらえるんだ』と気付く。これは変化をもたらす力になると思うんですよ」。ヴィンセントはぼくにこう語った。

このことが示しているのは、うつや不安を含めて問題を起こしているのは子ども時代のトラウマだけではなく、恥ずかしいからとそれについて誰にも言わないことも、その原因になっているということだ。心の奥底に閉じ込めて鍵をかけてしまうと、それは腐っていくのだ。そして恥の感覚ばかりが育っていく。ヴィンセントは医者だから、（残念ながら）タイムマシンを発明して、虐待を止めに行くことはできない。だが患者が今それを隠すこと、今そのことで恥ずかしいと感じることを止める手助けをすることはできると、考えたのだ。

前にも言ったように、屈辱感がうつ発症に大きな役割を演じていることを示すエビデンスは膨大な数に上る。それがこの恥の話にも関係しているのかもしれないとぼくは考えた。ヴィンセントがぼくに言った。「わたしたちのしていることは、屈辱感や自己像の貧しさの大幅な軽減に非常に効果的だとわたしは自負しています」。それはカトリック教会で行なわれている懺悔の世俗版だと思うようになったという。「信仰心の篤い人間として言うのではないですが――なぜならわたしは少しも信仰心が篤くないですから――、懺悔がこれまで一八〇〇年も行なわれてきたわけですが、そんなに長いこと続いたのは、どこかで人間の基本的なニーズに応えるところがあったのではないでしょうか」。人は自分に起きたことを誰かに聞いてもらう必要があるのです。そしてほかの人から、自分がほかの人より劣った存在だと見られてはいないということを、確かめる必要があるのです。ヴィンセントが発見したエビデンスが示しているのはこうだ。人に子ども時代のトラウマとの絆を取り戻させ、第三者の観察者から見てそれは恥ずべきものではないと知らせることは、その人がトラウマの悪影響からいささかなりとも自由になる手助けとして十分に意味があるのだ。「さあ、それではこれですべきことは全部でしょうか」とヴィンセントはぼくに聞いてきた。そして自らこう答えた。「いいえ。まだまだ足りません。でもこれは本当に大きな前進ではあったのです」。

それは本当だろうか。別の分野の科学的研究の話になるが、恥が人を病気にすることを示すエビデンスがある。たとえば、カミングアウトしていないゲイ男性は、AIDS危機の時期に、カミングアウトしている人に比べて平均して二、三年早く死亡していたのである。[*5] 両者がたとえ病気に対して同じような医療を受けていたとしても差がつくのだそうだ。自分自身の一部を封じ込め、それを自分の人生を台無しにする毒だと考えること。ここでも同じ力学が作用しているのだろうか。

かかわった学者たちはみんな、この最初の一歩を励みとして、そのあとをどう構築していけばよいかは、もっと研究してみないとわからないと口をそろえて強調する。これはまだ緒に就いたばかりなのだ。「その点の科学的検証は、今まさに始まろうとしているところなのです」と、ヴィンセントの研究パートナーであるロバート・アンダがぼくに言った。「あなたの質問に答えるためには、まったく新しい考え方と、その考え方を完全に取り入れた研究を何十年もやる必要があります。それはまだ一切なされていません」。

ぼくは子どものときにくぐり抜けた暴力と虐待について、ぜんぜん話すことができなかったのだが、二〇代なかばですばらしいセラピストに出会ってからそれが変わった。子ども時代のぼくに起きたことの一部始終を言葉にしてたどり、そしてこれまでの人生でずっと自分に対して語ってきた物語をそのセラピストには話した。そういう目に遭ったのはぼくに何か悪いところがあるからであり、だからぼくはそうされても仕方がないんだ、という例の物語だ。

「自分が言っていることに耳を傾けてください」とセラピストはぼくに言った。最初、何を言っているのかわからなかった。でもそのセラピストはもう一度その言葉をくり返し、こう言った。「ほかの子どもでも、そんな目に遭ってよいと思いますか？　大人が一〇歳の少年にそれと同じことを言っているところを見たらどうするんですか？」と。

自分が受けた暴力の記憶に、ずっと前に鍵をかけたので、当時のぼくが練り上げた物語を、これまで自分で一度も疑問に思ったことなかった。ぼくはその物語が自然だと思っていたのだ。だからそのセラピストの質問にはびっくりだった。

最初ぼくは、あんなふうな振る舞いをした大人を擁護した。そして子ども時代の記憶のほうを攻撃したのだ。セラピストが何を言いたいのかわかってきたのは、時間がたっぷり経過したあと、じょじょにだった。

それでぼくは恥から解放されたと心底思えたのだ。

第22章　絆の再建その7——未来を修復する

うつや不安を乗り越えようとする試みを阻むように立ちはだかる壁はもう一つある。その壁は、ここまでぼくが検討してきたどの壁よりも大きいように思われる。これまでに言ってきたような方法——たとえばコミュニティを発展させるとか、職場を民主化するとか、内発的な価値観を探求するグループを立ち上げるとか——で絆の再建を試みるためには、時間と、そして確信が必要になってくる。

だがそのどちらも、われわれから絶えず漏れ出ていっている。ほとんどの人が四六時中働いていて、その上将来については不安定である。疲れ果てているだけではない。重圧が毎年毎年どんどん大きくなってきているのを感じている。そして一日が終わろうとしている時間帯に、取り組むこと自体が闘いになってしまうような大きな闘いに参加することは難しい。すでに電池が切れている人に、もう一つ引き受けてくれとお願いするのは、もうほとんど嘲っているようにしか聞こえないだろう。

だがぼくはこの本のための調査を進める過程で、ある一つの実験のことを知った。それは人びとが時間を取り戻すよう、また未来に対する信頼感を取り戻すよう設計されている。

一九七〇年代なかばに、カナダ政府のある官僚グループが、マニトバ州の田舎のドーフィンという名の小さな町を——どうやら無作為に——選んだ。[*1] 選んだ者たちは、そこが取り立てて見るべきものの何もない町だと知っていた。最寄りの大都市はウィニペグだが、そこまで車で四時間もかかる。大平原のど真ん中にあって、住人のほとんどはキャノーラという採油植物を栽培する農家である。住人のうち一万七〇〇〇人は、最大限がんばって働いているが、それでもまだ楽ではない。キャノーラが豊作のときは誰もが景気が良くなる。地元の自動車販売業者も車が売れて儲かるし、酒場でも酒がよく売れる。しかしキャノーラが不作のときは、誰も彼もが苦しむ。

このドーフィンの人たちが、ある日自分たちが実験の参加者に選ばれたことを知るのである。それは国の自由党政権が下した大胆な決定に基づく実験だった。カナダの人たちは、自分たちが長年にわたって断続的に発展させてきた福祉国家体制が、古すぎるのではないか、効果がなさすぎるのではないか、十分多くの人には恩恵が行き渡っていないのではないか、という疑いをずっと持ってきた。福祉国家の要点は、セーフティネットを設けてその下に人が落ちないようにするところにある。つまり、ある基準以下の貧困に人が陥らないよう、不安を抱えないようにするということだ。しかしそれでもカナダには依然として多くの貧困、多くの不安定が残されていることが判明した。何かがうまく行っていないのだ。

そこで誰かが、ほとんど馬鹿みたいなぐらいに単純に見えるアイディアを思い付いた。これまでの福祉国家は、格差を埋めることで機能してきた。ある一定の基準よりも下に落ちてくる人をすくい取って押し上げるのである。しかしもしも、不安定が生活費の不足に起因しているのだとしたら、全員に無条件で十分な額を支給してみてはどうだろうか、という考えが出てきたのである。カナダの国民全員——老いも若きもすべて——に毎年生活に足りる額の小切手を送ってみてはどうだろうか。もちろんその額は慎重に計算して決めるのである。生きていくのに十分だが、贅沢するには足らないような額にする。このアイディアは無条件ベーシックインカムと呼ばれた。落ちてくる人をすくい取る網を用いる代わりに、すべての人が立つ床の高さを上げることを提案したのである。

このアイディアはかつてリチャード・ニクソンのような右派の政治家から提案されたことはあったけれども、試されたことは一度もなかった。そこでカナダ人が、一つの場所で試しにやってみることを決めたのである。こうしてドーフィンの人びとは、数年にわたって以下のような保障を受けることになったと知らされたのである。全員に無条件で（これを書いている時点の価値に換算して）一万九〇〇〇USドル相当の額が政府から支給される。ご心配には及びません。何をしてもこのベーシックインカムを取り上げるようなことは致しません。これは法的にあなたに所有権があるお金です、と。

そして立案者は一歩下がったところから、どんなことになるか見守ったのである。

当時、遠く離れたトロントに、経済学を専攻するエヴリン・フォーゲットという名の若い学生がいた。ある日教授から授業でこの実験の話を聞いて、強く心を惹かれた。しかしその後、実験開始から三年経ったとき、カナダの政権が進歩保守党に移り、この実験プログラムは突如終了した。収入保障は消滅した。小切手を受け取っていた人びとと、あと一人の学生を除くすべての人が、このことをすぐに忘れてしまった。

三〇年後、若き経済学部生だったエヴリンは、マニトバ大学医学部の教授になり、難儀なエビデンスと格闘していた。たとえば、貧しければ貧しいほどうつや不安を抱えやすくなり、またほかのほとんどすべての病気にもかかりやすくなるという。もはやしっかりと確立された事実もその一つだ。アメリカでは年収二万ドル以下の人は、年収七万ドル以上の人に比べて二倍もうつになりやすい。[*2] また、所有している財産から定期的な収入が得られる人は、まったく得られない人に比べてうつや不安を抱える割合が一〇分の一である。「わたしが見つけたなかでとても驚きだったことの一つは、気分を変える薬をのむ量と貧困とのあいだに直接的な関係があるということだった。貧困層の人たちは、その日一日を何とかくぐり抜けるというただそれだけのために抗うつ薬をのんでるのよ」。もしもそうした症状を本当に治したいと思うなら、この問題を解決する必要があるのだと、エヴリンは信じていた。

エヴリンは、数十年前に実施された古い実験のことをふと思い出した。あれはどういう結果になったのだろう、と。収入保障を受けていた人たちは前より健康になれたのだろうか。ほかのことで、何か人生に変化はあっただろうか。そこでエヴリンは、学術論文を当時に遡って漁《あさ》り始めた。だが何も発見できなかった。それで問い合わせの手紙を書いたり電話をしたりした。すると当時、あの実験が丁寧に研究されていたことがわかった。そして膨大なデータが蒐集されたことも。そこが肝心要《かんじんかなめ》のポイントだ。研究である以上、そうでなくてはならない。だがそのデータはどこへ行ってしまったのだろうか。

刑事のような探索作業を五年以上も続けてやっとエヴリンは一つの答に達した。実験期間中に蒐集されたデータは国立公文書館に隠匿され、今にもごみ箱に捨てられそうになっていたのだ。「わたしはそこに行って、データのほとんどを紙で手に入れた。書類箱に入っていたの」と、エヴリンがぼくに話してくれた。「全部で五〇立方メートルあった。バンカーズボックスと呼ばれてるファイルボックスで一八〇〇箱。そのなかに書類がぎっしり入ってた」。結果を集計をした人は誰もいなかった。新たに政権の座に就いた進歩保守党が、もうそれは誰の目にも触れないようにしようとしたのだ。あんな実験は時間の無駄だし、自分たちの道徳観にも反すると考えたからだ。

そこでエヴリンは研究チームを組んで、このベーシックインカム実験によって実際にどのような成果が当時あったのかを解明するため、長期にわたる作業に取りかかったのだ。またこの実験の長期的な効果を知るために、実験の体験者の捜索も同時に開始した。

この実験プログラムを体験した人に話を聞いて、エヴリンが真っ先に驚いたのは、その人たちがいかに鮮明に実験のことを記憶しているか、ということだった。誰もが実験によって自分の人生がどう変わったか、語るべき物語を持っていたのだ。エヴリンがその人たちから聞いたのは、主にはこういう話だった。「あのお金は保険のような働きをしました。ストレスになっていた心配事をちょっとだけ解消してくれたんです。たとえば来年も子どもたちを学校にやることができるだろうかとか、払わなければならないあれこれの支払をできるだろうか、といったことです」。

ドーフィンは保守的な農業コミュニティだったこともあって、女性たちのあいだで、自分に対する見方が変わったことも、最大の変化の一つだった。エヴリンが会った一人の女性は、支給されたお金を利用して、自分の家族の女性では初めて高校よりも上の教育を受けることにした。そして図書館司書の資格を取り、コミュニティで最も尊敬される一人にまでなった。その女性はエヴリンに娘二人の卒業式の写真を見せ、子どものお手本になれたことがどれほど誇らしかったか語った。

ほかの人たちも、慢性的に不安定だったけれども、支給金のおかげで生まれて初めてやっと顔を上げることができたと話した。ある女性は体の不自由な夫と子どもが六人いて、自分の家の居間でひとの髪の毛を切って生活費を稼いでいた。無条件のベーシックインカムは、その女性にとっては生まれて初めて「コーヒーに入れたミルク」のようなものだった。人生をちょっとだけ良くしてくれるちょっとしたものだった。

こうした物語はどれも感動的だった。しかし厳然たる事実は大量の数値処理をするなかからしか出てこない。何年もかけてデータをまとめた結果、エヴリンは次のような重要な効果があったことを発見した。[*3] 学生は学校に長く留まったし成績も良かった。女性が十分に準備ができるまで出産を待つようになり、未熟児の数が減った。新生児の両親は家にいて育児に費やす時間が長くなり、復職も急がなくなった。全体的に労働時間がじょじょに減っていった。同時に人びとが子どもと過ごしたり、学んだりする時間は増えた。

だがそのほかに、ぼくが衝撃を受けた、とくに重要だと思われる効果があったのだ。

エヴリンは、この実験の対象者の医療記録をすべて調べてみたが、それによってわかったのは、「気分障害で医者にかかった人の数が減った」こと、うつや不安が有意に減少したこと、入院が必要になるほどの重度のうつや精神障害については、たった三年間で九％も減少したことだった。

なぜそうなったのか。「人が毎日対処しなければならないストレスがなくなった……または減ったからです」とエヴリンは結論づける。翌月も、翌年も安定した収入が得られるとわかっていれば、自分自身を安定した未来のなかに思い描くことができるのだ。

ほかにも予期しない効果がありました、とエヴリンはぼくに話した。生活に必要なお金を安定して得られることがわかっていれば、何があろうとも、ひどい扱われ方をする仕事や屈辱的だと感じる仕事を辞めることができる。「それによって自分の仕事に対する敵意が減ります。人がただ生きていくだけのためにやっている仕事のなかには苛酷で、人を人とも思わないような仕事がありますからね」とエヴリンは言う。ベーシックインカムは「ちょっとした発言力を与えてくれるのです。自分はここにいる必要はない、って」。このことはつまり、雇用する側は仕事をもっと魅力あるものにする必要が出てくるということだ。さらに長期的には、日常的に目にする不平等が減って均衡が取れるということだ。このことから、格差が原因となって起こるうつを緩和することも期待できる。

エヴリンによれば、こうした効果はすべて、うつの性質の根本にあるものをわれわれに教えてくれている。エヴリンはぼくにこう語った。「もしもそれが単なる脳の機能不全であったり、あるいは単なる身体のちょっとした病気でしかないとすれば、貧困とこれほどの強い相関関係が見られるはずがないですし」、ベーシックインカム保障の給付によってあれほど顕著な軽減が見られるはずもないです、と。「給付を受けた個々人の人生がより楽になったのは確かです。それは抗うつ薬として作用したのです」。

エヴリンは今日の世界を見渡して、それがあの一九七〇年代なかばのドーフィンからいかに変化しているかを考えると、この実験で試されたものに類するプログラムの必要性は、どの社会でも高まる一方だと思えるという。あの頃は、「人びとは高校を卒業したら就職して、ずっと同じ会社か、少なくとも同じ業界で六五歳になるまで働いて、退職するときには記念の金時計をもらい、あとは悪くない額の年金で暮らすことをまだ期待することができました」。それが「今日では、そういう安定を手に入れるために、人びとは死に物狂いになっています。……でもわたしは、あの日々が再び戻ってくるとは思えないのです。わたしたちはグローバル化した世界に生きています。世界は変わったんです。根本的に」。われわれは過去に逆戻りすることによって安定をもう一度手に入れることはできない。とりわけロボットやテクノロジーによって、ますます多くの仕事が時代遅れになってきている状況下ではそうだ。でもわれわれは前に進むことはできる。無条件ベーシックインカムに進むということだ。バラク・オバマは政権末期に実施されたあるインタビューのなかで、無条件ベーシックインカムは安定を再構築するための道具として、今あるなかでは最善かもしれないと示唆していた。失われた世界を再建するという空約束ではなく、何か本当に新しいことをするとしたら、だ。

　カナダ国立公文書館で、埃《ほこり》を被ったデータで満杯の書類箱に埋もれながらエヴリンが発見したのは、二一世紀の世界にとって最も重要なものとなる抗うつ薬の一つなのかもしれない。

　ぼくはこの実験の意味するところをもっとよく理解したい、それにまつわる自分自身の関心や疑問も探究したいと考えて、ルトガー・ブレグマンという名の才気溢れるオランダの経済史家に会いに行った。無条件ベーシックインカムというアイディアに関してはヨーロッパで並ぶ者がない存在である。[*4] ぼくらはハンバーガーを食べ、カフェイン入りの飲み物をがぶ飲みしながら、この実験の持つ意味をめぐって夜遅くまで話し込んだ。ルトガーはこう言った。「いつでもわれわれは、集団的な問題を個人に押しつけるんです。たとえば、うつですか？　薬をのまないといけません。仕事がないのですか？　職場適応援助者《ジョブコーチ》のところへ行きなさい。それとも履歴書の書き方を教えましょうか？　〝リンクトイン〟の登録方法を教えましょうか？　というぐあいに。でももちろん、それでは問題の根源にはまったく触れないわけです。……今現在、労働市場に、また社会に、何が起きているのか、ということについて、またこうしたかたちで絶望があちこちで姿を現わしているということについて、考えている人は多くありません」。

　中産階級ですら、数ヶ月後に自分の人生がどうなっているのか、慢性的に「確信が持てない」というなかで生きています、とルトガーは言う。収入保障という代案は、こうした屈辱感を払拭し、代わりに安定感を持ってもらうということでもある。多くの場所で小規模ながらそれが試されてきたことは、ルトガーの著書『隷属なき道』に挙げられている通りである。そのなかでルトガーは、そうした試行に共通の一つのパターンがあることを示している。最初にそれが提案されると、人びとは言う。ただ金をくれてやるだけだって？　そんなことしたら勤労に対する倫理観が吹っ飛んじまう。もらった金をアルコールやドラッグに使うだけだし、テレビを見て過ごすだけになる。しかしそのあと、結果が判明する。

たとえばアメリカのグレートスモーキー山脈に暮らしている、八〇〇〇人からなるネイティブ・アメリカンの集団が、カジノを開店することを決定した。ただしそのやり方は少しほかとは違っていた。利益を集団の全員で平等に分けると決めたのだ。その結果、全員がそれぞれ年に六〇〇〇ドル、のちには増額されて年九〇〇〇ドルの小切手を受け取ることになった。それは実質上の無条件ベーシックインカムだった。部外者は頭がおかしいんじゃないかと言った。だが社会科学者が詳細にこのプログラムを調査してみると、この収入保障がきっかけとなって、大きな変化が起きていたことが判明したのである。人びとは前よりも多くの時間を子どもとともに過ごすことを選んだし、ストレスが軽減されたおかげで、前より子どもといっしょにいられるようになったのだ。その結果どんなことが起きたか。ADHDなどの問題行動や子どものうつが四〇%も減少したのである。[*5] 子どもの精神的な問題がこれほどの規模で、これほどの期間で軽減した例を、ぼくはほかに見つけることができなかった。親が自分の子どもとの絆を強める余地をつくることで、それが実現したのである。

ブラジルからインドまで、世界中のどこでも、こうした実験が同じような成果をあげてきている。ルトガーはぼくに言った。「『あなたにベーシックインカムが給付されたらどうしますか』と聞くと、九九%はこう答えます。『わたしには夢がある。わたしには野心がある。やりたいと思っていたことをやります。役に立つことをします』と」。だが、ベーシックインカムを支給されるのがほかの人の場合、どうなると思いますかと聞かれると、人はこう答える。ああ、そりゃゾンビみたいになっちまうだろう、一日中好きなだけネットフリックスを見て過ごすんだろう、と。

こうしたプログラムは実際に大きな変化のきっかけとなるのです、とルトガーは言う。だがそれは大方の人が想像するような変化ではない、と。最大の変化は、労働に対する人の考え方に起こるとルトガーは信じている。[6]仕事をしているとき実際には何をしているか、それはやりがいがあるか、とルトガーが聞くと、自分がしている仕事がまったく意味がない、世界に何ももたらしていないということを、進んで話す人が多いことに驚かされるという。収入保障を理解する鍵は、それが人にノーという力を与えるところにあるとルトガーは言う。[7]下に見られている仕事、屈辱的な仕事、苛酷な仕事を自ら辞めることが、生まれて初めてできるようになるということだ、と。もちろんどんなに退屈なことでも、誰かがやらなければならないことはある。でもそうなれば、雇用主はそういう仕事に対してもっと良い賃金、もっと良い労働環境を提供しなければならなくなる。うつや不安の原因になるような最悪の仕事が、その一撃で、労働者を惹き付けるために根本的に改善されることになるだろう、と。

人は自分が信じるところに基づいてビジネスを創造する自由も獲得するだろう。たとえばコミュニティを改善するコッティのようなスタイルのプロジェクトを立ち上げたりすることもできる。また自分の子どもや年老いた親類の世話をすることもできる。こうした仕事こそ、本当の仕事だ。だが往々にして市場は、その手の仕事を評価しない。人がノーと言う自由を獲得したら、「仕事の定義が変わるだろうとわたしは思います。仕事とは、価値あるものを何かもたらすこと、世界を少しでもよりおもしろいものに、少しでもより美しいものにすることとなるでしょう」とルトガーは言う。

率直に言わなければいけないが、これは金のかかる提案だ。本当の収入保障をしようと思えば、どんな先進国でも国富からの多額な支出が必要となる。目下のところ、これは遠い目標だ。だが、どんな文明化の提案も、出発時点ではユートピア的な夢と見なされていたものだ。福祉国家しかり、女性の権利しかり、ゲイの平等しかりだ。オバマ大統領は、これが二〇年以内に実現する可能性があると言っていた。[8]もしも今議論を開始して、それが実現するよう動き始めるなら――とくにそれを抗うつ薬の一種として、つまりこれほどまで多くの人を打ちのめし、落ち込ませているストレスへの対処として考えるなら――いつか収入保障は、こうした絶望がそもそもなぜ起きているのか、その要因の一つを解明する助けになってくれるだろう。収入保障は、自力では未来を築く力を失ってしまった人たちに安定した未来を取り戻す途であり、それによってわれわれすべてに息のできる場が取り戻され、人生を、そして文化を変えていくことに繋がる途だ、とルトガーがぼくに説明してくれた。

ぼくは今までうつや不安の解決策として、暫定的なヒントを七つ述べてきたが、それを振り返って考えたとき、どれもが大きな変化を、ぼくらの自己においても、社会においても必要とするということをぼくは意識している。そんなふうに考えると、あら探しばかりする声がぼくの頭のなかでしゃべり始める。何も変わりゃしないさ、と。おまえがいいと言っている社会変革なんかどれもおとぎ話さ。われわれはここにすっかりはまり込んでるんだ。ニュースを見ていないのか。見ていてポジティブな変化が起こりそうだとか思えるのか、と。

こういう考えがめぐって来たときには、ぼくはいつも、ある親友のことを考える。

一九九三年にジャーナリストのアンドリュー・サリヴァンは、ＨＩＶ陽性と診断された。ＡＩＤＳ危機が最高潮に達した時期だ。ゲイの男性が世界中で死んでいた。治療法は視野に入ってきていなかった。アンドリューの最初の考えは、自分はそれに値する、自業自得だ、だった。アンドリューはカトリックの家庭で育った[*9]。子ども時代は同性愛嫌悪的《ホモフォビック》な文化に包まれていた。自分は全世界で唯一のゲイだと考えていた。テレビでも、街なかでも、本のなかでも、自分のような人間を見たことがなかったからだ。アンドリューが生きていた世界は、運が良ければゲイは笑いの的にされる世界、運が悪ければゲイは暴力の的にされる世界だった。

そして今、アンドリューはこう考えていた。自分は当然の報いを受けるのだ。致命的な病は自分にふさわしい、と。

アンドリューは、ＡＩＤＳで死ぬと言われたとき、あるイメージのことを考えた。それは以前、映画を観に行ったときのことだった。映写機に不具合があったらしく、映画の画面全体がおかしくなっていた。変な角度で映写されて何が映っているのか見てもわからないのだ。その状態が数分間続いた。今の自分の人生は、あのときの映画館にじっと座っているようなものだ、ただしこちらの画面は二度と正常には戻らないけれども、とアンドリューは思ったという。

ほどなくしてアンドリューは、職を辞した。アメリカを代表する雑誌の一つである『ニューリパブリック』誌の記者をしていたのだ。親友のパトリックがAIDSで死にかけていた。それは自分がたどる運命でもあると、アンドリューはもう確信していた。

アンドリューはマサチューセッツ州のコッド岬の先端にある、ゲイの人たちの集まるプロヴィンスタウンという町に行った。そこで死ぬためだ。その夏、海岸近くの小さな家で、アンドリューは本を書き始めた。それがやり遂げられる最後のことになるだろうということが自分でもわかっていた。だから頭のおかしい非常識なあるアイディアを提唱する本を書くことに決めた。あまりに変なので、今まで誰もそれについて本に書いたことのないようなアイディアだ。ゲイの人たちもストレートの人たちと同じように、結婚することを認められるべきだと主張しようと考えたのである。アンドリューは自分自身も陥っていた自己憎悪や恥の意識からゲイの人たちを解放するにはこの方法しかないと考えていた。自分には遅すぎたが、たぶん自分よりあとの人たちには助けになるのではないかと思っていた。

その本——『*Virtually Normal*［邦訳、アンドリュー・サリヴァン『同性愛と同性婚の政治学——ノーマルの虚像』本山哲人、脇田玲子監訳、板津木綿子、加藤健太訳、明石書店、二〇一五］』——は一年後に出版された。その本が書店に並んで数日しか経たないうちにパトリックが亡くなった。アンドリューはゲイ結婚のような馬鹿げたことを書いたと多方面から嘲りを受けた。アンドリューを攻撃したのは右翼だけではなかった。左翼のゲイも多くが、結婚なんぞを信じるとはアンドリューは裏切り者だ、ヘテロ志願者だ、怪物《フリーク》だと罵った。〝レズビアン・アヴェンジャーズ〟を名乗る団体が、アンドリューのイベントにやって来て、その顔写真に銃のスコープの十字の印を合成したプラカードを掲げて抗議した。アンドリューはその群衆を見て絶望した。死ぬ前最後の意思表示であったこのいかれたアイディアが無駄になることは明らかだった。

うつと不安に対処するためにわれわれに必要な変化など実現しないとひとから聞かされるたびに、ぼくはこの一九九三年の夏に戻って、プロヴィンスタウンの海岸の家に行き、アンドリューにこう言ってやることを想像する。

大丈夫だよ、アンドリュー。信じないかもしれないけど、これから起こることを話すね。まず、今から二五年後には、君は生き続けることができるようになる。わかるよ。びっくりだよね。でも待って、もっといいことがあるんだ。君が書いたこの本が運動に火を点けるよ。そしてこの本が、最高裁の重要な判決で引用されることになる。ゲイの人たちにも平等に結婚することを認めるという判決だよ。そして合衆国大統領から、あなたが始めたゲイ結婚のための闘いが、あなたのおかげもあってついに成就いたしましたと君に伝える手紙を君が受け取ったら、その翌日にぼくは君と君の未来の夫を訪ねるよ。大統領はその日、ホワイトハウスにレインボーフラッグを掲げるんだ。そして君をそこでのディナーに招待する。君がしてくれたことに感謝するためだよ。そうそう、その大統領というのはね、黒人なんだよ。

まるでSFだ。だが起きたことは本当だ。ゲイの人びとが投獄され、軽蔑され、殴られ、焼かれてきた二〇〇〇年をひっくり返すということは、小さな出来事ではない。それが実現した理由はただ一つだ。それだけの勇気をもった人びとが結集して、要求したからだ。

この本を読んでくださっている読者の一人一人が、社会を開化してきた大きな変化の数々から恩恵を受けている。そうした変化はどれも、誰かが最初に提唱したときは不可能だと見なされたのだ。たとえばあなたが女性だったら？　ぼくの祖母は、四〇歳になるまで自分の銀行口座を持つことが法的に認められていなかった。あなたが労働者だったら？　週末の休みは労働組合がそれを獲得するための闘いを最初に始めたときには、ユートピア的絵空事だと馬鹿にされた。あなたが黒人だったら？　アジア人だったら？　身体障害者だったら？　ぼくがここにあえて列挙するまでもないことでしょう。[*10]

だからぼくは、うつや不安の社会的原因を何とかすることなどできるわけがない、いいかげんに黙って気付け、という考えが頭のなかで聞こえてきたら、自分に対してこう言うことにしている。そんな考え自体がうつや不安の生み出す症状なのだ、と。確かにわれわれが今必要としているのは巨大な変化だ。ゲイの人びとの扱われ方をひっくり返すために必要だった革命と同じぐらいの大きさの革命が必要だ。でもそれは、実際に起きた革命だ。

こうした問題に本気になって取り組むなら、われわれの前には膨大な闘いが待っている。だがそれは、今のこの危機がそれだけ大きいということも示しているのだ。そんな変化は必要ないさ、と否定することは可能だ。だがもしそうするなら、われわれは問題にはまり込んだままということになる。アンドリューがぼくに教えてくれた。甚大な危機にどう反応すべきか。それは家に帰って泣くことではない。思い切ってやることだ。不可能に見えることを要求することだ。そしてそれが成就するまでは、休まないことだ。

ときどき経歴を根本的に変えるような選択をした人の話が報道されることがある。たとえば、部長職をいくらやっても達成感がないということに五〇歳で気付いて仕事を辞め、オペラ歌手になった男性とか、ゴールドマンサックスを四五歳で辞めて、慈善事業の道に進んだ女性といった話だ。ルトガー——ヨーロッパを代表する無条件ベーシックインカムの唱導者——は、そういう報道を読むたびに思う。「いつも何か英雄的な行為として語られるのです」と。ぼくらはもう一〇杯目のダイエットコークを飲んでいるところだ。人びとはびっくりして、そういう人たちに問いただす。「やりたいと思っていることを本当にやるつもりですか？」、本当に人生を変えるつもりですか？　それで達成感を得られることをするつもりですか？　と。

これはわれわれが、いかに本筋から離れてしまったかを示す徴候だとルトガーは言う。達成感のある仕事をすることがあり得ない例外事項のように見られる。われわれ全員が生きるべき生き方からはずれて、まるで宝くじでも当たった人のように見られる。だがすべての人にベーシックインカムという保障を与えることは、「まさにその例外を実現することなのです。『もちろんあなたはやりたいことをすべきです。あなたは人間なんですから。人生は一度しかないんですから。やりたくないことをやらないでも良いとなったら、あなたは何をしたいですか？』と問うことなのです」とルトガーはぼくに話してくれた。

結論　帰郷——ホームカミング

この本のための調査を終え、原稿もほとんど書き上げたあとのことだが、ある日の午後、ぼくはロンドンの街を目的もなく散歩していた。ふと気付くと、あのショッピングセンターまで歩いて少しのところにいた。二〇年近く前、生まれて初めて抗うつ薬を受け取ってのみ込んだあのショッピングセンターだ。ぼくはそちらの方向にふらふらと歩いて行き、あの薬局の前に立った。あの日ぼくが信じていた物語、その後もずっと信じ続けた物語のことを思う。ぼくはその物語を、自分の医者から、そして巨大製薬会社から、当時ベストセラーになっていた本から、聞かされたのだ。問題はおまえの頭のなかにある化学的不均衡だ、おまえの機械は壊れているから修復が必要だ、これがその解決法だ、という物語。

人びとがぼくとすれ違って、その薬局に出入りしている。抗うつ薬がこれほどありふれているのだから、薬局に入っていく人のなかには抗うつ薬を受け取る人もいるに違いない。もしかすると、今回生まれて初めてそれをのむという人も。そしてぼくと同じことがまたくり返されるのかもしれない。

ぼくはこんなことを考え始めた。すべてを学んだ今のぼくは、あの一〇代のぼくに何と言うだろうか、と。もしもぼくがあのときに戻ることができて、この場所で最初の一錠をのみ込もうとしているぼくに、何か言うことができるとしたら。

ぼくは一〇代のぼくに、その苦悩について、もっと本当の物語を話してあげたいと思う。それまでに聞いてきたことは嘘なんだよとぼくは言うだろう。すべての抗うつ薬が悪いと言いたいのではない。抗うつ

だ。

社に一〇〇〇億ドル以上をもたらす。[*1] この物語がこうもしつこく生き残っている決定的理由の一つがこれほとんどの人にとってその主な解決法は化学的な抗うつ薬です、ということころだ。この物語は巨大製薬会のことは無視すべきではない。物語が嘘だと言っているのは、うつは脳内の化学的不均衡が原因で起こり、薬をのんだ人のうち少数だが、一時的に症状が緩和される人がいると、信頼すべき学者が言っている。こ

本当の物語は、もう何十年も前から学者たちには知られていたんだと、ぼくは説明するだろう。うつと不安には三種類の原因がある。生物学的原因、心理的原因、社会的原因だ。三種全部が実在するし、三種のうちどれ一つとして、化学的不均衡のような不完全なアイディアで済ましてよいものはない。生物学的原因は、ほかの種類の原因がなければ作動しないようなのだが、心理的原因と社会的原因は長いあいだ無視されてきた。

この二種類の原因は、奇天烈な周辺的な理論のようなものではない、とぼくは説明するだろう。世界を代表する医療機関がこぞって公式に結論づけていることなのだ。たとえば世界を代表する保健機構であるWHOは、二〇一一年にエビデンスを要約して次のように解説している。[*2]「メンタルヘルスは社会の産物である。メンタルヘルスの良し悪しは何よりも社会の良し悪しの指標であり、だからこそその解決には個人的なものだけでなく社会的なものも必要なのである」。

国連は、二〇一七年の国際保健デーに向けた公式声明のなかで次のように解説している。[*3]「うつ病の生物医学的説明の主流」は、「研究結果の偏向のある選択的な利用」に基づいていて、「利益よりも害悪をもたらし、健康への権利を損なうので、廃されるべきである」。さらにはうつ病にはもっと根本的な原因があるということに対する「エビデンスに基づく根拠は増え続けている」と述べ、投薬には一定の役割はあるけれども、それを「社会的問題に密接に関係している事例に用いること」はやめる必要がある。「『化学的不均衡』から『力の不均衡』に焦点を」移さなければならない、と。

ぼくは一〇代の少年のぼくに向かって、君の痛みに関係するこうした発見の意味するところは甚大だと

いうことを伝えたい。

君は壊れた部品を抱えた機械ではない。君は満たされないニーズを抱えた動物なんだ。君に必要なのはコミュニティだ。君に必要なのは意味ある価値観だ。ジャンクな価値観じゃない。今まで生きてきた人生で、君はそいつを満杯に詰め込まれてきた。幸せは、お金を持つこと、物を買うことによって手に入るとさんざん吹き込まれてきた。君に必要なのは意味ある仕事だ。君に必要なのは自然界だ。君に必要なのは自分が尊重されていると思えることだ。君に必要なのは安定した未来だ。君に必要なのは、そういったものすべてとの絆だ。君に必要なのは、君がかつてひどい扱いを受けたことをもしも恥じているなら、その恥からの解放だ。

人間は誰しも、こういったニーズを持っている。そしてわれわれの文化においては、身体的なニーズへの対応は比較的よくできている。たとえば、今現在飢えている人はほとんどいない。そしてこれは類い稀なる成果だ。だがわれわれは、心理的ニーズへの対応が非常にまずい。そしてこれこそが、君――そして君の周りの多くの人びと――が、うつや不安を抱えている決定的な理由だ。

君は脳内の化学物質の不均衡で苦しんでいるんじゃない。君が苦しんでいるのは、われわれの生き方における社会の不均衡、心の不均衡だ。これまで君が聞かされてきたことのほかに、はるかにたくさんの問題がある。セロトニンじゃない。社会なんだ。君の脳じゃない。君の痛みなんだ。君の生物学的機能の不調が、君の苦悩を悪化させることは確かにある。でもそれは原因じゃない。それは後押しをするだけだ。だから一番の理由を求めているなら、探すのはそこじゃない。そして一番の解決策を求めているなら、探すのはやっぱりそこじゃない。

君のうつや不安がなぜ起きているか、その理由について間違った説明しか君は聞かされてこなかったから、君は間違った解決策を追い求めてしまったのだ。君はうつや不安は脳内の化学物質の不発によると聞かされてきたから、君は答を求めながら、自分の人生のなか、自分の心のなか、自分の環境のなかを探してみることをやめてしまうし、それを変えることができるかもしれないと考えてみることもやめてしまうんだ。君はセロトニンの物語のなかにすっかり閉じ込められてしまうんだ。[*4] 君はうつ気分を自分の脳から追い払おうとする。でもそれは効果がないよ。自分の人生からうつ気分の原因を追い払わない限りね。

いやそうじゃない。ぼくが一〇代のぼくに言うのはこうだ。君のうつは機能不全なんかじゃない。それは信号だ。必要な信号なんだ。

それからこうも言うだろう。言いにくいことなんだけど。なぜ言いにくいかと言えば、ぼくは君の苦しみがいかに深い痛手を君に負わせるかよく知っているからなんだ。それでも言いたいのは、君の痛みは君の敵ではないということなんだ。それがどんなに痛くてもね（ああ神様、でもぼくはそれがどれほど痛いか、ということをよく知っている）。君の痛みは君の味方だ。無駄に過ごした人生から君を引き離し、もっと生き甲斐のある人生に通じる途を指して導いてくれる味方なんだ。

それからぼくはこう言うだろう。君は今、分かれ道にさしかかっているんだ、と。信号を無視してみることもできるさ。それでもし、痛みがまだ続くなら、さらに多くの年月を無駄に過ごすことになる。そうじゃなくて、信号に従ってみることもできる。信号が導くままに進んでいくんだ。そうしたら君を傷つけ、へとへとにさせる物事から君は引き離され、君の本当のニーズを満たす物事へと、君は導かれる。


こういったことを、どうして当時誰もぼくに言ってくれなかったのだろうか。一〇〇〇億ドルの売上というのは、その理由を探し求める取っかかりとしては良さそうだ。でもそれだけでは不十分である。ぼくらはすべての責任を巨大製薬会社だけに押しつけるわけにはいかない。巨大製薬会社が成功するためには、われわれの文化の底に流れている流れに乗らない限り無理だ、ということが今ならぼくはわかる。

新しいタイプの抗うつ薬が開発される何十年も前から、ぼくらはずっと絆を断ち切られていたのだ。おたがいのあいだの絆の断絶、そして本当にたいせつなものとの絆の断絶である。ぼくらは個人以上に大きなもの、個人以上に意味があるもの、という考え方を信じられなくなってしまった。それで物を溜められるだけ溜め込むようになった。ぼくが子どもの頃、マーガレット・サッチャーが言った。「社会というようなものはない。個人と、その家族がいるだけだ」と。そして世界中で、サッチャーの見方が勝利を収めた。ぼくらもそれを信じた。そんな見方は拒絶すると考えていた人も含めて、ぼくらはみんなそれを信じることになったのだ。今でこそわかるのだが――なぜわかるかと言えば、ぼくがうつになったとき、その一三年のあいだに一度も、自分の苦悩を身の周りの世界に伝える機会がなかったからだ――、ぼくはうつを完全に自分の問題、自分の頭の問題と思っていた。つまり自分の痛みを完全に個人の問題だと思い込んでしまっていたのだ。そしてぼくの知っている人も、みんな同じようにそう思い込んでいた。

社会というようなものはないと考えている世界であれば、ぼくらのうつや不安の原因には社会的なものもあるという考え方は理解不能なものと見られてしまうだろう。古代のアラム語で二一世紀の子どもたちに話しかけるようなものだ。巨大製薬会社は、物質主義的で人を孤立させる文化が要請する解決策を提供してきたのだ。つまり金で買える解決策、ということである。金で買える解決策によっては解決されない問題もあるのだと理解する能力を、ぼくらはすでに失っていたのだ。

だが、ぼくらは依然として社会に生きていることが明らかになる。たとえ自分たちではそうじゃない振りをしていても、だ。絆への憧憬は消えてはいなかったのだ。

だからぼくは、一〇代のぼくにこう言いたい。自分のうつや不安を狂気の一種だと思う代わりに、その不幸には健全さがあると考えるべきだ、と。君のうつや不安は理に適《かな》っているんだ、そう考えるべきだ、と。もちろんうつや不安は苦しい。ぼくはこれからも毎日、あの痛みがまたやって来はしないかと怖がって生きていくだろう。でもだからと言ってあの痛みは、狂気の産物だとか、不合理的なものだ、ということにはならない。もしもかんかんに焼けたストーブに手が触れたら、やっぱり痛みがあるだろう、それでできる限り早く手を引っ込めようとするだろう。[*5] それは理に適った反応だ。もしも手をそのままにしておいたら、手が焼けてだめになってしまう。

うつや不安もある意味で、君にできる反応のなかでは最も理に適った反応なんだ。[*6] それは信号なんだよ。もうそんなふうに生きちゃいけない、もしも何とかして今よりましな途を見つけなければ、人として生きていくことで得られる一番いいことの多くを失いかねないぞ、と警告する信号なんだ。

その日の午後ぼくはふと、この探求の旅で知り合った本当に多くの人のことを考えていた。なかでもとりわけ一人のこと、ジョアン・カッチャトーリのことを。ジョアンは出産直後の娘を喪《うしな》った女性だ。深い愛を感じていた対象が奪われてしまったら、深い悲しみを感じるのは自然で正しいことだ。しかしそんな悲嘆に暮れる人たちが言われてしまう――公に言うのは精神科医だ――のは、ある一定の短い期間を過ぎてもその深い苦悩が続くようでしたら、それは精神的な病ですから投薬が必要です、ということなのだ。ジョアンはそれを何度も見てきたのだった。

悲嘆は必要なこと、とジョアンはぼくに言った。愛していたからこそ、悲嘆に暮れるんだ、と。喪った人が自分にとってたいせつだから悲嘆に暮れるんだ、と。悲嘆というものはきちんと定められたスケジュール通りに消えるのがふつうだとか言うなら、それはぼくらの感じていた愛に対する侮辱なのだ。深い悲嘆とうつは、理由があって起こる症状という点で同じだと、ジョアンはぼくに説明した。それでぼくは気付いた。うつというもの自体が、悲嘆の一形態だということに。ぼくらにとって必要であるのに、失われてしまった絆を悼む悲嘆だ。

今日の世界中で、人びとの痛みが侮辱されている。ぼくらは侮辱する者に対してそれをきっぱり拒絶し、本当に解決する必要のある問題に向き合えと要求する必要がある。

こういったことを示すあらゆるエビデンスの探求に、ぼくはここ数年ずっと没頭してきた。その間ぼくは、自分が学んだことを自分の人生にも適用しようとしてきた。この本で話した心理的な道具を実践した。エゴを増長させ、物質的な所有を追い求め、よりよい地位を追い求めるような時間の使い方を減らすことを覚えた。今ならわかるが、そういったことはみんな、後味の悪さしか残らないドラッグなのだ。そして自分の内発的価値観を養うことを追求するためにもっと時間を使うようにすることを覚えた。瞑想のようなテクニックを使って、心を落ち着けた。ぼくはトラウマから解放された。

　またぼくは、この本で話した身の周りの環境を変化させる道具も実践し始めた。ぼくは友人や家族との絆をもっと深めるよう努めた。それも自分自身のためではなく、それを越えた動機でそうするよう努めた。人をうつ状態にさせる物事に注意を向けるきっかけに取り囲まれないよう、自分の環境を変えもした。具体的には、ソーシャルメディアの使用を極力切り詰めた。コマーシャルの入るテレビを見るのをやめた。その代わり、本当に好きだと思える人と対面する時間をうんと多くした。それから自分にとって本当にたいせつだと言える目的の追求にも多くの時間を割くようにした。ほかの人との絆、そして意味のあることとの絆が以前よりも深くなった。

　こうやって自分の人生を変えていくにつれ、ぼくのうつや不安は大幅に軽減された。でもそれは一直線に減ったわけではない。今でもうまくいかない日がある。それは特定の個人から何か言われたり、あるいはこの本で述べてきたようなさまざまな力が蔓延している文化のなかにいまだに生きていることを痛感させられたりするせいだ。でも自分でどうすることもできないまま自分のなかから痛みが溢れてくるという ような感覚はもうなくなった。それはもう消えた。

　でもぼくは、この本を安易な「ぼくにもできた、だからあなたにもできる」式の叫び声で終わらせることだけはすまいと思っている。なぜならそれでは不誠実だからだ。ぼくがこうした変化を実現できたのは、本当に運が良かったからだ。まったく違う生き方ができるような職業だったこと。時間がたくさんあったこと。一つ前に出した本のおかげで生き方に幅を持たせても大丈夫なぐらいのお金があったこと、たとえば子どものような、面倒を見なければならない扶養者がいないこと、などだ。この本を読まれた人で、うつや不安を抱えている人の多くは、ぼくらが生きている文化のせいで、ぼくよりもはるかに狭い選択肢のなかで何とかやりくりしている。

　だからこそ、ぼくらはうつや不安の解決を、個々人が変わることだけに任せるような言い方をすべきではない、いや、してはならないと、ぼくは信じているのだ。解決策は自分自身の人生を調整することだけだ、あるいは主にはそれだとひとに言うなら、それはこの探求の旅で学んだことの多くを否定することになるだろう。うつは、有意な程度に、われわれの文化のなかのおかしな方向に進んできてしまった部分に由来する集団的な問題であると理解した以上、その解決も——有意な程度に——集団的なものでなければならないのは明らかだ。つまりぼくらは、文化を変えなければだめなんだ。そうやってもっと多くの人たちがそこから解放されて、自らの人生を変えることができるようにならなければだめなんだ。

現在までのところ、われわれはうつや不安を解決する責任を、うつや不安を抱えている当事者個人だけに負わせている。当事者個人に対して、がんばらなくちゃだめだ（あるいは薬をのまなきゃだめだ）と教え込むか、さもなくばおだてるかしてきたのだ。だが、問題が当事者だけに起因するものではないのだから、当事者だけで解決することは不可能なのである。われわれは集団としていっしょになって、われわれ自身の文化を変えなければいけない。うつや不安の原因となり、深刻な不幸の原因となっているものを取り去らなければいけない。

ぼくが一〇代のぼくに伝えたい一番のことが、これだ。君は独りではこの問題に対処することはできない。これは君のせいではないんだよ。この変化を求める声は、君の外、君の周囲のいたるところで今は鳴りを潜めてその時を待っているんだよ。地下鉄に乗りながらこの本を読んでいるのなら、顔を上げて向かいに座っている人たちを見てごらん。その多くがうつや不安を抱えているんだ。われわれがつくりあげたこの世界のなかで、道に迷って陥らなくてもいい不幸に陥っている人は、さらに多いだろう。君たちがばらばらに孤立したままでいるなら、うつや不安もそのままである可能性が高い。でももしも君たちが団結するなら、君たちは周りの環境を変えることができる。

ベルリンでぼくがずっと滞在していたコッティの団地では、変化は家賃据え置きという平凡な要求から始まった。だがその闘いのなかで、人びとは長いあいだ失われてきた絆がたくさんあることに気付いたのだった。コッティである女性から言われたことを、ぼくはずっと考えてきた。第15章に書いたように、その人はトルコの村で育ち、その村全体が自分の〝わが家《ホーム》〟だと思っていた。でもヨーロッパに来てみると、

〝わが家《ホーム》〟と考えてよいのは自分の部屋だけだと教えられた。その人はそこで孤独を感じていた。でも抗議活動が始まると、団地全体、そしてそこに住む人すべてが〝わが家《ホーム》〟だと思えるようになった。わたしは自分が〝ホームレス〟だって三〇年以上も感じていたことに気付いた、でも今はまた〝わが家《ホーム》〟を取り戻したんだと、その人は言った。

今日の西洋では多くが〝ホームレス〟だ。コッティの人たちがそのことに気付くのに、そしてそれを修復する途を見出すのには、ほんのちょっとしたはずみ――絆の瞬間――があれば十分だった。でもそのはずみが生じるには、誰かが最初に手を差し伸べる必要がある。

ぼくはこんなふうに一〇代のぼくに言いたい。今こそ自分の周りにいるほかの傷ついた人たちのほうを向いて、その人たちと絆を結ぶ途を見つけ出し、その人たちといっしょに〝わが家《ホーム》〟を築かなければいけない。[*7]〝わが家《ホーム》〟は君たちがたがいに団結して、君たちの人生の意味をいっしょに探す場なんだ、と。

われわれは今まで、あまりに長いこと集団を失い、絆を断ち切ってきた。

今はもう、われわれ全員が〝わが家《ホーム》〟に戻ってよい時だ。

そのときぼくが初めてやっとわかったのは、ベトナムの田舎でひどく具合が悪くなったあの日のことを、どうしてこの探求の旅のあいだ中、ずっとぼくは考え続けてきたのか、ということだった。ぼくがあの最悪の症状――部屋がぐるぐる回っているようなひどい吐き気――を止める薬をくれと叫んだとき、医者がぼくに言ったのだった。「あなたの吐き気はあなたにとって必要なものなのです。それはメッセージなんです。われわれ医者はそのメッセージに耳を傾けなければなりません。あなたのどこが悪いのか、それが教えてくれるからです」と。もしもぼくがあの症状を無視したり黙らせたりしていたら、ぼくの腎臓は両方ともだめになっていただろう、そしてぼくは死んでいたことだろう。

あなたの吐き気はあなたにとって必要なものなのだ。あなたの痛みはあなたにとって必要なものなのだ。それはメッセージなのだ。そのメッセージにわれわれは耳を傾けなければならない。それはわれわれに、生き方のどこが悪いのか教えてくれるからだ。われわれはその痛みを抑え込んだり、黙らせたり、病気扱いしようとするのをやめる必要がある。その代わりに、痛みに耳を傾け、それを尊重する必要がある。自分の痛みに耳を傾けて初めて、痛みの根源まで遡っていくことができるのだ。そしてその根源までたどり着いて初めて、痛みの本当の原因を知り、それを乗り越えられるようになるのだ。

◆本書のインタビューの音声データは、以下のサイトで公開している：
www.thelostconnections.com/the-interviews
◆うつや不安に関する最新の動きを追いたい方は、下のいずれかの方法で可能だ。
(1) この本のFacebookページをフォローする：
www.facebook.com/thelostconnections
(2) 著者のX（旧Twitter）をフォローする：
www.twitter.com/johannhari101
(3) この本のアップデート情報をメールで受け取れるよう登録する：
www.thelostconnections.com/updates

訳者あとがき　〝絆〟の再建を愚直に求める

1……原書と著者の紹介

原書とその反響

本書は、Johann Hari, *Lost Connections: Uncovering the Real Causes of Depression — and the Unexpected Solutions*, Bloomsbury Circus, 2018の全訳である（二〇一九年に刊行されたペーパーバック版では、サブタイトルが*Why You're Depressed and How to Find Hope*に変更された）。原書は、発売されるやたちまち評判を呼び、『ニューヨーク・タイムズ』紙のベストセラー二位にランキングされたという。この本の衝撃がどれほど大きかったか、またどれほど広範囲に歓迎されたかは、以下のように幅広い著名人から寄せられた讃辞を見てもよくわかる。

この本は、アメリカ社会に取り憑いているうつ病を始めとした精神疾患について、見事に鋭い分析を提供してくれる。

ヒラリー・クリントン（米元国務長官・元民主党大統領候補）

分析は鋭いし、追及は徹底している、でもそれでいてとても寛大なところもあるヨハン・ハリが、私たちのあいだに蔓延している絶望という病について、衝撃的な事実を山ほど暴露する本を書いた。

確かにこの本のテーマはうつ病なのだが、同時にこれは、今、私たちがどう生きるべきか、ということについて書かれた本でもある。私たちの社会全体の心の健康を蝕み、生きる喜びを損なっている終わりのない孤立について書かれた本でもある。私は絶対の確信をもって言うが、この本を読む人が増えれば増えるほど、世界はそれだけ良くなるはずだ。

ナオミ・クライン（資本主義を批判するカナダの論客）

これは重要な本だ。従来の物の考え方に挑戦する物騒な本でもある。つまり今一番読まれるべき本だ。心の病をただ治療薬という観点から語るのを、われわれはもういい加減によしたほうがよい。そうじゃなくて、社会というプリズムを通してそれを見なきゃいけないのだ。この素晴らしい本は、われわれがそうするのにとても役に立つ。

マット・ヘイグ（イギリスの小説家であり『#生きていく理由――うつヌケの道を、見つけよう』の著者）

ヨハン・ハリは、麻薬に関する画期的革命的前作に引き続き、今作でまたしても、決定的に重要であり説得力に溢れた驚くべき調査結果を示してみせた。今作の検証対象は、うつや不安についてわれわれが信じ込まされてきた神話の数々だ。この本は、科学と、哲学と、個人的な経験を見事に絡み合わせながら、心の健康をめぐる真実を細かいところまで丁寧に析出していく。この本によって、ハリは再び、世界で最も重要で最も明晰な思想家であり社会評論家であることが再び証明された。

グレン・グリーンウォルド（アメリカのジャーナリスト。エドワード・スノーデン提供の機密文書に基づき、NSAの国際的監視システムの存在を暴いた報道によりピューリッツァー賞受賞）

気分が落ち込んだり、喪失感を覚えたりしたことが一度でもあるなら、このすごい本は人生を変えてくれる。悪いことは言わないから、今すぐ読んでみるといいよ。

エルトン・ジョン（イギリスのポップ・ミュージシャン）

すぐにも友だち全員に読ませたくなるような本。これもそんな本だ。というのもこの本の世界観はとても説得力がある上にドラマティックだから、友だちと話をするときにその世界観を共有せずに話すことなど到底不可能に思えるからだ。謙遜とユーモアと率直さに支えられた極めて個人的な物語でありながら、私たちすべての心の健康、そして私たちが自分たちのために作り上げたはずの世界の健康に関して、決定的に新しい議論の地平を開いてくれる本。私がここまで心を鷲づかみにされた本は、もう何年もなかった。正直、本を置くことができなかった。それぐらいすばらしい本だ。

ブライアン・イーノ（イギリスの環境音楽の先駆者）

ヨハン・ハリは、宗教的な背景はないのにまるで預言者のように、世界の端っこに立って来たるべき物を観察している。この本は、心の病について理解したいと思っている者にとっては、予見に満ちた慈悲深いロゼッタ・ストーンだ。美しい。

ラッセル・ブランド（イギリスの俳優）

著者ヨハン・ハリ

著者のヨハン・ハリは、一九七九年、スコットランドのグラスゴーに生まれ、ロンドンで育った。ケンブリッジ大学で政治学を専攻、卒業後、『インディペンデント』紙所属のコラムニストになる。同紙での仕事は高く評価された。二〇〇八年には、ジャーナリズム部門でオーウェル賞を受賞。この賞は、ジョージ・オーウェルにちなみ、政治をめぐる著作や報道に対して与えられるイギリスでは権威のある賞だ。ところが二〇一一年に、後述するある出来事により、一〇年近く続いた『インディペンデント』紙でのキャリアを失い、またこの賞を返上する羽目に陥る。

フリーランスに転じざるを得なかったハリは、それでも探究心を失わなかったようだ。三年の歳月を費やし、地球を一周以上回って取材した成果が、二〇一五年に刊行された *Chasing the Scream: The First and Last Days of the War on Drugs* である（邦訳は『麻薬と人間 100年の物語――薬物への認識を変える衝撃の真実』福井昌子訳、作品社、二〇二一年刊）。これが爆発的なヒットとなり、ハリは見事にジャーナリズムの世界に返り咲く。この本のテーマである薬物依存についてハリが語るTEDトークの映像は、延べ四〇〇〇万回以上も再生されているという。さらに二〇二一年には、これを原作とする映画『ザ・ユナイテッド・ステイツ vs. ビリー・ホリデイ』（監督リー・ダニエルズ、日本公開は二〇二二年）が公開される。そんなハリが二冊目の著作のテーマに選んだのが、自身が長年悩まされてきたうつ病であり、それが本書というわけだ。二〇二二年には三冊目の著作を刊行している。タイトルは *Stolen Focus: Why You Can't Pay Attention*（作品社より近刊予定）、人はなぜ集中力を持続できないのか、その驚くべき理由を暴露しているという。この本の評判も上々で、『ニューヨーク・タイムズ』ベストセラーにランクインした。

こうして振り返ると著者のこれまでの三冊の著作は大成功を収めているように見えるし、またそれに見合うぐらい才能に満ち溢れた素晴らしい仕事であることも確かだ。しかし著者のキャリアは完璧に順風満帆に推移したわけではない。一度、ジャーナリスト生命を絶たれかねないような大きな挫折を味わっているのだ。それが、先ほど触れた二〇一一年の〝ある出来事〟だった。

この年の六月、『インディペンデント』紙に寄せたハリの記事に〝盗作〟疑惑が持ち上がる。具体的にはある記事のなかで、インタビューの対象者がハリに語ったものとして書かれている言葉が、その対象者がかつてほかで書いた文章や、かつてほかのインタビュアに答えた言葉と酷似している、という指摘を受けたのである。これに対しハリが、「あれを〝盗作〟呼ばわりする人がいるので、ちょっとびっくりしている」などと応じたために、ツイッター（Xの前身）上でハッシュタグ #interviewsbyhari が、世界第三位のトレンドワードにランキングされるほどの騒ぎとなった。そして同じような類似性がハリのほかの記事についても次々指摘される。要するに〝炎上〟したのだ。ハリは引用のやり方が不適切であったことは認めたが、それはインタビュー相手の考えをより明確に示すためにしたことで、絶対に〝盗作〟には当たらないと主張。『インディペンデント』紙もハリに理解を示し、インタビューを受けた者のなかからも、ハリのやり方は自分にとって何の問題もないと擁護する人物が現われる。しかしさらに、ハリは「ウィキペディア」上の、自分に敵対するジャーナリストたちの項目に、偽名で中傷を書き込んでいるという疑惑が指摘される事態にまで発展するに及んで、『インディペンデント』紙はきちんとした調査が終了するまで、ハリを無給・休職処分とすると発表した。

同年九月、ハリは『インディペンデント』紙による調査の終了をうけて、同紙上で「個人的な謝罪」と題する謝罪文を公にした。[1] この謝罪文にこそ、ヨハン・ハリの人となりがよく現われていると思われるので、少し長くなるが紹介する。

　ぼくは長年、他人の過ちや愚行を暴き、告発する記事を何本も書いてきた。今回ぼくは、自分自身の過ちと愚行を暴き、告発する記事を書いている。他人に求める基準を自分が守れなかったなら、基準を守らない者を攻撃するときと同じように厳しく自分自身を攻撃しなければならない。

　ぼくは二つの愚かな間違いを犯した。一つは、長年携わってきたインタビューに関わることだ。録音を文字に起こしてみると、話を聞いていたときには明瞭だった点が、奇妙にも錯綜してわかりにくくなっていることがしばしばあった。そんなときぼくは、インタビューの相手が同じことをどこかで書いていたり（あるいはあまり例のないことではあるが、ほかの誰かに喋っていたり）した場合、自分の聞き取った文章をその言葉に差し替えた。そうしておいて自分に対して、最もよく練られた最もわかりやすい言葉に置き換えているわけだから、インタビュー相手の思考を可能な限りで最も明瞭に表現してあげたことになる、と正当化もしていた。

◆1 Johann Hari, "A personal apology," *Independent*, 15 September 2011.

でもぼくは間違っていた。インタビューとは相手の思考を精巧に写し取るためのX線ではなかったのだ。むしろそれは、ある一度の出会いの報告書のようなものだったのだ。もしそこに、どこかよそから持ってきた言葉を加えたいなら、「彼女が言うには」ではなくて、「彼女がかつて言っていたように」と書けば良いのだ。自分が聞き取ったわかりにくい文字列を、彼女がよそに書いた、あるいは誰かに語ったわかりやすい言葉に置き換えてしまうのではなく、単に「彼女がかつて『ニューヨーク・タイムズ』紙に語ったように」とか、「彼女が著書で述べているように」と書けば良かったのだ。もしもぼくがここ『インディペンデント』紙におおぜいいる経験豊かな同僚に尋ねていれば、そうやれば良いのだと、そしてぼくのやり方は間違っていると、時間を惜しまずに教えてくれていただろう。だけどぼくは尋ねなかった。傲慢で、馬鹿だったからだ。

ぼくが犯したもう一つの間違いは、数年前のことになるが、『ウィキペディア』の自分の項目のうち、気に入らないところを削除したことだ。そのときぼくは、偽名を使った。そしてそのあとも、自分の項目だけでなくほかの人の項目まで、偽名で手を加えるのを止めなかった。[……]自分が衝突した相手の項目に、子どもじみた意地の悪い編集を加えたこともあった。ある人のことを「反ユダヤ主義で同性愛嫌悪《ホモフォビア》」の人間だと、また別の人のことを「飲んだくれ」だと決めつけた。ぼくはそんなことをしたことを猛烈に恥じている。自分が他人からされたくないことを他人にするな、という倫理の規則の初歩の初歩にももとる行ないだからだ。ぼくはこの人たちに、無条件で全面的に謝罪する。

[……]ぼくは今回のことで、二つの種類の人たちのことを考えると最悪の気持ちになる。一つめは、わざわざぼくのところにやって来て、ぼくの記事が好きだと言ってくれ、そしてぼくが擁護した主張も、ぼくが擁護した人たちのことも信じてくれた、長年にわたるぼくの読者だ。[……]二つめは、ここ『インディペンデント』紙の人たちだ。ぼくはこれまで八年の間、正しくニュースを伝え、世界でも一流のジャーナリズムを生み出すために彼らが驚異的な努力を続けてきたのを目の当たりにしている。正しい報道をしようとするその人たちの日々の努力が、ぼくのしたことで損なわれたと思うと、

震えが来る。本当にごめんなさい。

しかし謝罪の言葉だけでは不十分だ。［……］だから第一にまず、ぼくはジョージ・オーウェル賞を返上する。この賞の対象となった記事を撤回するわけではなく、それとは別のところ、インタビュー記事の書き方というところで自分が犯した過ちを悔い改めるために、そうする。［……］そして第二に、来年まで『インディペンデント』紙を無給で休職し、その間、自費で、ジャーナリズム研修を受ける［……］。第三に、復帰したらぼくが書く記事のすべてに脚注を付け、インタビューの録音をすべてオンラインにアップし、それがぼく自身に直接語られたということを誰でも検証できるようにする。

ぼくの仕事は、他人の過ちを明るみに出すことに多くの時間を費やすものでもあった。他人が間違っていると指摘することは、その人が次には正しいことをする機会となり、そうやって世界中で犯されている間違いを減らすことに繋がる、ぼくはそう考えて、そうしてきたのだ。だからこそ、ここに至るまで本当に辛かったし、まだこれからもしばらくは辛いだろうけれど、結局のところ、ぼくはぼくの間違いがこうして明るみに引きずり出されたことに感謝することになると思う。読者の皆さん、同僚たち、そしてぼくのやったことで傷ついた人たちに、改めてお詫びしたい。なかにはぼくの仕事への信頼をなくしてしまった人もいると思う。それを取り戻すためにぼくはできる限りのことをするつもりだ。改めて訓練を受け直したあかつきには、その機会が与えられることをぼくは願っている。


どうだろうか。やったことはもちろん非難されるべき行為に違いないが、自身の非を認め、公に謝罪し、償いを約束し、それを言葉通り実行する——本書でも、出典を示す注が執拗なまでに詳しい理由が読者にもご理解いただけたと思う——、これは実際にはなかなかできることではないと思うのだ。そしてこの愚直と言ってもいいほど真摯で、正直な著者の生き方は、本書でもその全体を貫く基調としてはっきりと感じ取ることができる。これがまさにこの著者の魅力であり、本書の説得力の所以《ゆえん》でもあると思う。

2……「絆」という訳語をめぐって

「絆」という言葉がまとう印象

本書の内容に話を移そう。この本の最重要キーワードは、原書タイトル*Lost Connections*に表わされているように、connectionという言葉だ（これに接頭辞dis-が付いたdisconnectionやre-が付いたreconnection、さらにはそれぞれの動詞形connect, disconnect, reconnectも含む）。このキーワードを、本書では「絆」と訳した（派生語のdisconnectionは「絆の断絶」、reconnectionは「絆の再建」）。編集担当の内田氏ともさんざん討議を重ね、悩んだ末の決断である。

なぜ悩んだかと言えば、「絆」という言葉に、何かネガティブな印象がまとわりついていると感じるからだ。もっとニュートラルでわかりやすい「繋がり」という言葉も検討したのだが、これだとふつうすぎて、キーワードとしての特別感がない。では「縁、絶縁、再縁」は？　これは特別感もあり、派生語も含めて言葉のすわりも良い。でもちょっと仏教的、あるいはもっぱら結婚にまつわる言葉という感じがする。こうなったらいっそのことカタカナで、「コネ、ディスコネ、リコネ」としてはどうか、という案もあったのだが、これはさすがにやめにした。カタカナ語を新造しなければならないほど、この語そのものが表わしていることは新奇なものではないからである。

それで結局「絆」を選んだわけだが、あえて選んだからには、この言葉にまとわりついているネガティブな印象の正体を見極めておかないといけない。

「絆」という言葉は、まず何よりも聞き飽きた感がある。この感覚は何と言っても、二〇一一年三月一一日以降の、福島原発事故を含む東日本大震災をめぐる言説のなかで、この言葉が使い尽くされたせいだろう。映画監督としての北野武が、この現象に噛みついたこともよく覚えている。『アウトレイジ ビヨンド』を出品した、震災翌年の第六九回ベネチア国際映画祭の記者会見で、震災のために撮影が一年延期された経緯について語るなかでの発言だった。以下は、現地に赴いて直接取材したと思しき記者が、映画情報サイトに発表した文章[◆2]からの引用である。

> 震災でヤクザ映画を撮っている場合じゃないということで延びたけど、逆に今は腹立たしい。絆とか愛とか表面的なことばかりよってたかって言っているけど、実際、国は何もしない。その状況にイライラして、かえってヤクザ映画を撮ってやろうとヤル気になったというのがあります。

訳者も北野武のこの「イライラ」に共感していたことが思い出される。しかしこれ以上の議論の展開はなく、これだけでは北野が、「絆」の何を批判したかったのかはよくわからないし、当時の自分も深くは考えなかった。そこで今、北野武のこの発言を出発点として、「絆」という言葉にまとわりつくネガティブな印象の正体について、改めて確認しておきたい。

「絆」という合言葉の裏の意図

北野武の発言は、東日本大震災直後の状況を踏まえたものだった。この震災からちょうど一〇年目、コラムニストの小田嶋隆が興味深い記事を書いている。[◆3]題がまさに、「汚れてしまった「絆」という日本語」なのである。

ただしこの記事で「絆」という言葉に直接言及するのは、末尾の次の箇所だけだ。「絆」は、日本

◆2 中山治美「北野武監督ベネチアで会見！」、『シネマトゥデイ』二〇一二年九月三日付、www.cinematoday.jp/news/N0045662

◆3 小田嶋隆「汚れてしまった「絆」という日本語」、連載「小田嶋隆の「ア・ピース・オブ・警句」――世間に転がる意味不明」、『日経ビジネス電子版』二〇二一年三月一二日付、https://business.nikkei.com/atcl/seminar/19/00116/00111/

語として、すっかり汚れてしまった。だから、多くの日本人は、もはやこの言葉を使わなくなっている。［……］ここでは、ただ、絆という言葉がすっかり汚れてしまったことに対して、私が悲しみの感情を抱いていることをお伝えして、稿をおさめることにする」。もしかすると題は編集サイドが付けたのだろう。しかしこの記事の本編を読んでみれば、「絆」という言葉の「汚れ」が何を指すか、ちゃんとわかる。小田嶋は、震災後の一〇年を回顧する各メディアの企画で「最も使用頻度が高かった言葉は、たぶん「復興」だったはずだ」と指摘した上で、次のように言う。

復興の重荷が強く意識された結果、その反動から、震災以来の一〇年間、わが国では「自己責任」論が跳梁跋扈する流れになっている。

最も端的な例としては、菅義偉氏が、内閣総理大臣に就任したその日に、所信表明演説の中で、「自助、共助、公助」を自らの政治信条として第一に掲げたことが挙げられるだろう。

いまさら申すまでもないことだが、「復興」は、本来、「公助」の力で推進されるべき仕事だ。してみると、震災後というコンテキストの中で、「公助」「共助」よりも先に、第一の選択肢として「自助」を掲げた菅総理の言い草は、社会福祉事務所が「弱肉強食」「適者生存」を謳ったのとそんなに違わない話になる。［……］

［……］起きてしまった災害や、いまここにある困難には、順番として「公助」が真っ先に適用されないといけない。

政治のリーダーが被災者や病人や貧困層に直接の「自助」を求めるのであれば、それは、そのまま「棄民」というお話になる。

つまり、小田嶋が悲しんでいる「絆」という言葉の「汚れ」とは、震災という本来なら真っ先に「公助」が要請される状況にもかかわらず「自助」「共助」を動員しようとする者たちがいて、そういう者たちの口から体《てい》のいい合言葉としてさんざん使い古されたために、この言葉にまとわりついた「汚れ」、ということになる。

災害という、ケアに対するニーズが爆発的に高まる状況下ではとくに、公的責任を逃れるための方途として自己責任が強調されることを、東日本大震災とコロナ禍の状況を比較しつつ指摘する学者がいる。戦後日本史研究者のチェルシー・センディ・シーダーは、「興味深いことに今回のコロナ下の日本では「絆」を使ったスローガンが聞かれないが、その代わりに「自粛」が常に求められている」と観察している。◆4その上で、しかし「絆」という言葉にせよ、自粛を呼びかける「ステイホーム」という言葉にせよ、「いずれにせよ国家が公共の福祉や責任といった領域から撤退することによって個々の家族にかけられているプレッシャー」にほかならない、と指摘する（八二頁）。

小田嶋とシーダーの指摘を踏まえて改めて北野武の発言を読んでみると、「国は何もしない」と言っていることに今さらながら気付く（不思議なことに、北野の発言を報じた記事のなかで、この部分を採録しているのは引用した中山治美による記事以外に見当たらなかった）。そうなのだ。北野武も、「絆」という言葉の裏に隠された責任逃れの意図を批判していたのである。本来責任を担うべきはずの「国は何もしない」、その代わり、「絆」という合言葉で家族や共同体を召喚し、ケアの責任を押し付ける。なるほど、「絆」という言葉に貼り付いている姑息でうさん臭い印象はこれで納得がいく。

では北野発言にある、「絆」は「表面的なこと」という批判はどういう意味なのだろうか。視点を変えて、今度はこの点を考えてみよう。

◆4　チェルシー・センディ・シーダー「共に生き延びるために――コロナ禍におけるジェンダー的なリスク、矛盾、機会」、『年報政治学』２０２２－Ⅰ号、筑摩書房。

あらかじめ失われている絆

「絆」という言葉の裏にある責任逃れの意図を鋭く指摘する文章が、ここにもう一つある。しかしこの文章で目を引くのは、自分自身を、「絆」をあらかじめ失った存在と規定していることのほうだ。

> 問題はやはり大人になってからの精神の安定度かと思います。それを決めるのが「キズナマン」と「浮遊霊」です。「キズナマン」は「人や社会や地域とつながっている人間」です。このつながりを糸にたとえます。この糸は鋼鉄管のように太くて硬い糸から絹のように細い糸まで強度は様々です。家族の血縁的な紐帯はとても丈夫な糸になることが多いです。この糸の強度は家族や親族との物理的な距離とは無関係です。同居している家族と糸がつながっていないことも多いし、家族が故人でも「天国のお父さんに恥ずかしくない生き方をしたい」というような思いを持っている人は、天国のお父さんと糸でつながっています。恋人や友人も糸としての役目を果たします。仕事や地域とのつながりも同様です。つまり「社会的存在」であれば自動的に「キズナマン」になれるのです。
> 「キズナマン」はもちろん「絆」という言葉から作った造語です。「絆」は動物をつなぎ止める綱が語源ですからイメージには合っています。自分は「絆」という言葉が嫌いです。東日本大震災後にやたらとメディア上に氾濫するようになった言葉です。自分はこの氾濫現象に美しいイメージのばらまきで問題山積みの現実と問われるべき責任を糊塗しようとする意図を露骨に感じます。いかにもマーケティングを駆使した大手広告代理店の手法のように自分には思えます。本来の「絆」とはマーケティングの対極に位置するはずのものです。そのような「絆」でさえ大資本の商売に都合よくねじ曲げられてしまう現状に自分は物凄く腹が立つのです。
> 「浮遊霊」は「キズナマン」の対義語です。つまり「人や社会や地域とつながっていない人間」です。「浮遊霊」は人や社会や地域とつながる糸が存在しないか、切れてしまっています。まさに糸が切れた凧の状態です。
>
> （『生ける屍の結末』◆5、二六〇頁）

これは実は、「黒子のバスケ脅迫事件」を起こし威力業務妨害容疑で有罪判決を受けた渡邊博史被告が、事件を起こした背景について説明しているものである。つまり自分の「問題」は、「絆」を持たない「浮遊霊」であったこと、「世の中の大多数の人たち」のように「キズナマン」や「社会的存在」ではあり得なかったことだ、と分析しているのだ。

ここで「黒子のバスケ脅迫事件」を簡単に振り返っておくと、二〇一二年一〇月から翌年末までの一年余りのあいだに断続的に起きた、漫画『黒子のバスケ』（『週刊少年ジャンプ』連載）の関係者を標的とする脅迫事件のことである。具体的には、作者の藤巻忠俊の出身校である上智大学の体育館に硫化水素を発生させる仕掛けを施したごみ箱を脅迫文とともに置いたり、発行元の集英社やテレビアニメの放送局・制作会社、関連イベントの主催者やその会場、さらには会場周辺施設などに対して中止を求める脅迫文を郵送したのである。最終的にはこの漫画のキャラクターをあしらったウエハース菓子に毒を仕込んだものを、あるコンビニ店の売り場に置き、コンビニ各社、この食玩の製造元、新聞各社など数多くの対象に、販売中止を求める脅迫状を送り付けるところまで犯行がエスカレートした。結果として、脅迫を受けたイベント主催者の多くが企画を中止、書店が店頭から該当作品を撤去、コンビニが店頭から該当商品を撤去するなどの被害が出た。二〇一三年一二月、当時三六歳だった渡邊博史が逮捕され、数件の威力業務妨害の罪で起訴、翌年九月に懲役四年六ヶ月の一審判決が確定した。

この事件が特異だったのは、被告の渡邊博史が事件と自らの境遇について詳細に分析した上で、ユーモアや皮肉をまじえた読ませる文章に仕立てて公表し、大いに話題になるということがあったからだ。そも

◆5　渡邊博史『生ける屍の結末――「黒子のバスケ」脅迫事件の全真相』創出版、二〇一四年。渡邊博史被告の意見陳述などは、後述のように篠田博之のブログ、月刊『創』誌への掲載を経て、最終的に多くがこの本に収録され発表された。その際に、加筆訂正が施されているとのことなので、以下、渡邊被告の引用はすべてこの書籍による。

そも被告は逮捕前から、月刊誌『創』の篠田博之編集長宛に、マスコミが事件を取り上げない場合には同誌で公表してほしいと、犯行声明文に脅迫状や毒入り菓子の見本を添えて送ってきていた。それをきっかけに、同誌およびインターネット上の「Yahoo!ニュース」の篠田博之の個人ブログで、犯人自らの肉声をその下獄直後まで逐一詳細に公にできる環境が整えられていたのである。

なかでも、二〇一四年三月一三日に東京地裁で開かれた初公判の席上で被告人が朗読した「冒頭意見陳述」は、大きな反響を呼んだ。法廷ではあらかじめ時間が制限され、またその場でも裁判官の制止があって部分的にしか朗読できなかったが、先述の経緯によって篠田博之が全文を入手し、『創』誌同年五・六月号への掲載に先立って「Yahoo!ニュース」で公表した（三月一五日付）。このブログページは、後に創出版から刊行された渡邊被告の著書『生ける屍の結末』の帯によれば、六〇万人にアクセスされたという。とくに、「自分のように人間関係も社会的地位もなく、失うものが何もないから罪を犯すことに心理的抵抗のない人間」（二七二頁）を指すネットスラングとして被告が挙げた「無敵の人」という言葉が、多くのマスコミに取り上げられた。

しかし反響の大きかったこの「冒頭意見陳述」を、被告は後に撤回する。同一四年七月一八日公判において、最初と最後の部分だけ朗読した「最終意見陳述」でそう宣言するのだ。「冒頭意見陳述」で渡邊被告は自身の犯罪の動機ないし背景について、「無敵の人」のほかにも、「社会的安楽死」（一五九頁）、「人生格差犯罪」（同前）、「「人生オワタ」状態」（一六〇頁）など、秀逸な言葉でさまざまに表現し、マスコミもそれを拾い上げて大いに報道したのだが、それが「自分の本当の心象風景」からはズレていたのだという。では「本当の心象風景」はどうだったのか。それがこの節の冒頭で引用した、絆をあらかじめ失った存在としての「浮遊霊」ということなのだ。

渡邊被告によれば、それに気付くことができたのは、「冒頭意見陳述の奥の急所を見抜き」、参考となる本を差し入れてくれた精神科医の香山リカのお陰だという。「自分はこの［差し入れられた］本を読んで、小学校に入学していじめられて自殺を考えてからの約三〇年間に、自分がどのような人生を送ってしまったのかを全て理解できました。自分が事件を起こしてしまった本当の動機も把握できました」と被告は書く（二四〇頁）。香山リカが、被告の「冒頭意見陳述」の全文が掲載されたのと同じ号の『創』誌に寄せた記事で[6]、被告の言う「自分に対して理不尽な罰を科した「何か」」（二六一頁）と被告が言っているものの正体は、「「両親」と「いじめに対応してくれなかった担任教師」だ」と指摘したのだ。「「違う」と本人に反論されるかもしれないが、彼は格差社会の犠牲者なのではなくて、親による子ども虐待の犠牲者なのだろう」と。そして続けて、虐待の問題に詳しい精神科医の高橋和巳の著作に[7]拠《よ》りながら、子ども時代に受けた虐待がその後の人生にいかに大きな影響を及ぼすかを説く。

高橋和巳氏は、［……］虐待された子どもを「異邦人」と呼んでいる。［……］これこそ、まさに「黒子のバスケ」の脅迫犯の姿と言えるのではないだろうか。

「彼らは、他の大多数の普通の人と同じ社会の中に生き、その社会の共通のルールである「社会的規範」を理解し、それを守って生きている。しかし、他人と感情を共有できないために、安心を知らず、人を信頼できていない。例えて言えば、彼らは別の星で生まれ育ち、地球で生活するためにやってきた。社会のルールを詳しく教え込まれたが、心の交流の仕方がまだ分からないので不安で孤立している。そんな異星人のようである」。

［……］高橋氏によれば、［……］最初から親とつながっていない虐待を受けた子どもたちは、思春期を経ずにいきなりおとなになるという。再び引用しよう。

「こうして彼らは感情を共有できずに生き、社会的規範は守っているが、その対価である安心や信頼

◆6　香山リカ「『黒バス事件』の真犯人は『虐待といじめ』」、『創』連載コラム「『こころの時代』の解体新書」、二〇一四年五・六月号、六八～七一頁。

◆7　高橋和巳『消えたい――虐待された人の生き方から知る心の幸せ』筑摩書房、二〇一四年。

を知らない。だから、社会的存在にはなりきれず、孤立した、不安定な存在のままで、自分がいるのか、いないのか、いつも疑問である」。

香山リカが指摘するように、先に渡邊被告が自身を「浮遊霊」と呼んでいたのは、高橋和巳の言う「異邦人」を踏まえているのだろう。そしてさらに秋葉原無差別殺傷事件の加藤智大被告も、この「異邦人」、「浮遊霊」に共感を表明するのである。渡邊被告の「最終意見陳述」に対する解説を『創』誌に寄せたのだ◆8。加藤被告は次のように言う。

> 「浮遊霊」に関してですが、それは渡邊氏独自の言葉ではありますが、表現が独特であるだけで、その中身は人間の普遍的な心理です。私の言葉なら「社会との接点を失った孤立状態」ですが、それでもまだ通じないのかもしれません。世の中でよく使われる言葉だと「人とのつながり」「絆」「かけがえのないもの」「誰かの役に立てること」などを失うということになるでしょうか。それらを全て失うことがどれほどの精神的苦痛であるのかは、失った経験がある人にしかわかりません。

以上、犯罪という一線を越えた人たちの言葉を丁寧に見てきた。渡邊被告は「絆」をあらかじめ持てなかったといい、加藤被告は「絆」をすべて失ったという。この両被告の言葉は、特殊な人たちが例外的経験を語ったものなどとはとても思えなかった。国語辞典にも書いてあるように、「絆」という言葉には、単なる「結びつき」「繋がり」ということ以上のニュアンス、「断つことのできない」（『日本国語大辞典第二版』小学館）、「離れがたい」（『広辞苑 第六版』岩波書店）という含意がある。しかしそんな盤石な、確固たる「絆」など、もはや誰も持てなくなっているのではないか。むしろ二人は、「絆」の喪失という、今の日本社会全体を覆う普遍的なこの状況を、突出した形で曝け出したのだと思えてならないのだ。そしてここで、二人の発言が冒頭の北野武の発言に結びつく。

……「絆」なんて言ってるけど、そんなものとっくの昔になくなってるじゃねぇか、実質のない、上辺だけ取り繕った、「表面的」な言葉じゃねぇか。北野武の発言は、そういう意味ではなかったか。北野武の映画に徹底して貼り付いている哀愁は、失われてしまった「絆」への郷愁と、それをもはや持てなくなった現状を、暴力というネガのかたちでしか映し出せないことに由来しているのではないだろうか。

もはや存在しないことを誰もが知っているのに、あたかも求めれば手に入るものであるかのように、その上それを手に入れることが、個々人の努力次第であるかのように振る舞う白々しさと欺瞞。それが「絆」という言葉にはまとわりついて離れないネガティブな印象のもう一つの正体なのだ。

3……今、絆の再建を求めることの意味

「絆」という日本語は〝汚れ〟に塗《まみ》れてしまった。とくに東日本大震災後、この言葉が連呼されることになってからというもの、それが著しい。そのことを指摘するさまざまな文章を前節でたどったわけだが、そうした文章に耳を傾けていると、そこに響いているのが「絆」という言葉への嘆きや憎悪だけではないことがわかった。むしろそれを上回る大きさで、絆そのものを今なお切実に求める声が耳に入ってきたのである。北野武も小田嶋隆も、渡邊・加藤両被告も、その思いを切々と訴えていた。

本書の著者もその点は同じだ。原題の *Lost Connections* は、「connection」がすでに失われている現状を確認する言葉だ。本書は、この現状を出発点とし、「connection」の再建を求めてさまよう著者＝語り手のノンフィクションの放浪譚でもある（一人称の訳語を「ぼく」とした理由はここにある）。だからこそ、ネガティブな印象を拭えない「絆」という言葉を、あえて「connection」の訳語にしたのである。

◆8 加藤智大「犯罪経験者にのみ理解可能な犯罪者心理のささやかな解説」、『創』二〇一四年一一月号、七〇～七四頁。

だが本書の著者は、ただ絆の喪失を嘆いて郷愁に浸っているだけではない。ましてやそれを、暴力や犯罪という形で逆説的に告発しているわけでももちろんない。著者が提唱しているのは——末尾の「結論」は「帰郷《ホームカミング》」と題されてはいるものの——昔に戻ることではない。では著者の独自性はどこにあるのだろうか。

　本書のテーマはうつ病である。著者はこう主張する。うつ病の原因は、従来説明されてきたように、脳内の化学物質の不均衡にあるのではなく、絆の喪失にある。絆の喪失に対する正常な反応がうつ病なのだ、と。だが、これだけでは著者の独自性を一部分しか示せていない。著者はうつ病の原因をこのように定義することによって、うつ病が、個人の問題ではなくて文化の問題、社会の問題であることを発見したのだ。ここにこそ、著者の独自性はある。

　うつ病は症状に過ぎず、その本体は絆の喪失であるならば、その本体を再建しなければ根本的な解決にはならない。だがそれは叶わない。なぜなら文化・社会がそれを許さないからだ。だからその文化・社会を変えなければならない。これが著者の提唱する解決法だ。つまり本書は、うつ病の本ではありながら実はそれだけではない。文化や社会という大きなものに果敢に挑戦した勇気の書なのである。

　うつ病は、絆を許さない文化・社会に生きる人びとの正常な反応の一つだったのだ。そしてそこに原因の本体があるならば、それに対する反応はうつ病に限らないだろうということは容易に察せられる。たとえばある種の犯罪は、絆の喪失に対する異常な反応ということになるだろう。その一端を前節で見た。今われわれは誰もが、絆の喪失を原因とする何らかの症状を抱えて生きていると言っても過言ではない。だからこそ本書は、誰でも——現にうつや不安を抱えていない人でも——自分の物語として読めるのである。そして読めば、われわれ自身の文化・社会を変える必要を痛感する。そこから先はわれわれ自身の物語となるだろう。

　グローバリゼーションの現代である。われわれも著者と文化を共有しているところが大いにある。だから著者の提唱する具体的な解決策は大いに参考になる。だがもちろん異なるところもある。著者が本書で一ヶ所だけ日本に言及しているところがあった。欧米の白人の個人主義的な文化とアジア人の集団主義的な文化を対比するくだりだ。著者はもちろん日本を褒めているわけでも、真似すべきお手本だと言っているわけでもない。ただ自分たちの考え方、物の見方が当たり前のものではないということを示したいだけだ。日本の集団主義の同調圧力は、間違っても絆と呼べるようなものではない。だからわれわれはわれわれ自身の物語を紡いでいかなければならないのだ。

老婆心ついでにもう一つ、著者の主張を誤解されないよう確認しておきたいことがある。著者は、抗うつ薬を処方されている人たちすべてに、薬を止めて絆を求めよと言っているのではない、ということだ。本文で何度も繰り返されたことだが、あとがきしか読まない人もいるかもしれないので、本書刊行後にインタビュー[9]に答えて語る著者の言葉を紹介しておく。うつや不安から逃れる道を探して本書を手に取り、まっさきにあとがきを読まれている当事者の方には、よく耳を傾けていただきたい。

——この本であなたが紹介されているように、抗うつ薬にはほとんど効果がないことを示すエビデンスがあれほど潤沢にあるのに、医者たちがなおもそれを大量に処方するのはなぜだと思いますか。

抗うつ薬に効果がないと言ったら言い過ぎになります。たしかに抗うつ薬を服用した人の六五〜八〇%は、一年以内に症状が再発する。でもそれは一〇〇%ではないのです。その一方で、自然に回復してしまう人ももちろんいます。私はこのことで医者を批判しているわけではありません。問題なの

◆9 Andrew Anthony, "Interview: Johann Hari: 'I was afraid to dismantle the story about depression and anxiety'," *The Guardian*, 7 January 2018.

は、こうした問題があるのに、その解決を、ひとりでは解決できない立場にいる人たちに押し付けていることです。ぼくの医者がそうだったように、うつ病は脳の不調が原因だという物語を人びとに語ることは、まず真実を言っていないという点で問題がある。でも同時に、人びとが自分のうつや不安の本当の原因を探そうとしなくなる、ということが本当に問題なのです。ぼくたちはかれこれ三五年以上も、化学に基づくこの物語を自分自身に言い聞かせてきましたが、うつや不安は年々悪化の一途をたどるばかりです。

――この本を書く過程で学ばれたことが、あなた自身のうつを緩和することに役立ちましたか。

つまり、……うまく言えませんが、あなたは前より幸せになれましたか。

大いにそうなったと言えます。でもはっきりと断っておきたいのですが、この本は単純なハウツー本の類いではありません。「ぼくはこうしたよ、だから君にも同じことができるはずだよ」というようなことを伝えるための本ではない、ということです。こういうことを言うとすごく上から目線に聞こえるかもしれませんが、ぼくはかなり恵まれた特権的地位にいます。最初に出した本で得たお金もありました。だから生活を根本的に見直して、自分のうつの原因になっていたものを取り除くことができたのです。でも多くの人がそんな地位にはいません。

この本で一番言いたいことは、ぼくが幸運にも達成できたことを、もっと多くの人が自由にできるようにするために、ぼくたちの文化を変える必要がある、ということです。

ぼく自身の人生について言えば、地位や対外的な成功を求めるために割《さ》く時間を大幅に減らし、自分にとって本当にたいせつなこと、自分が本当に愛している人、自分が本当に重要だと思う議論のために多くの時間を割くことができるようになりました。前は、気分が落ち込んでくると自分のために何かしようとしていたのが、今は、誰かほかの人を元気づけるほうが良いと思えるようになりました。このことは、ぼくの心の健康に、根本的な影響を与えたのです。

この翻訳の第一稿を仕上げたのは二〇二〇年一〇月のことである。それからやっと陽の目を見る今日まで、三年以上が過ぎてしまった。お待ち下さっていた読者には、遅延をお詫びしたい。その間に担当編集者の内田眞人氏は作品社を退職し、あとを福田隆雄、田中元貴の両氏が引き継がれた。

ここで一々お名前を挙げることは控えるが、いつものように翻訳にあたって、訳者の知識の及ばない点を多くの人に助けていただいた。心から御礼を申し上げる。もちろん訳文に関する責任は、全面的に訳者が負っている。読者には、お気づきの点を是非ともお知らせ願いたい。

二〇二四年一月九日

山本規雄

もなる。アメリカ国内ならどこでも発送してくれる。

本書を読むことはあり得ないが、ぼくが愛している3人の作家も、この問題についてぼくが考える助けに——それぞれ違ったやり方で——なってくれた。James Baldwin, E. M. Forster（絆の問題について、みんなこの作家を誤読している。どう誤読しているかは、いつか話したい）、Andrea Dworkin の3人だ。ご存命なのでひょっとしたら本書を読んでくれるかもしれない作家 Zadie Smith は、その作品によってぼくがこの問題を深く考える助けになった。この作家は絆の断絶の現代的な形態について書く偉大な詩人だとぼくは思っている。

最後に、特別な感謝の意を友人 Lizzie Davidson に対して表したい。ぼくがインタビューをしたいと思った人の連絡先を探索するその能力たるや、文字通り恐ろしいほどだ。またぼくが途方に暮れている問題がひとたび出てくれば、それに関する事実をその技術力と才能できっと見つけ出してきてくれる。それがこの本の完成に不可欠だった。その能力を見れば、10年後に国家安全保障局の長になっていることは請け合いだ（ぼくをグアンタナモ送りにしないでおくれよ、リジー）。

本書のいかなる過ちもすべて完全にぼくの責任に帰する。本書に書かれた事実のすべてが本当に正しいものであることがぼくにとってはたいへん重要だから、もしもぼくらの広範囲にわたる事実確認作業に何か遺漏があったら、どうかぼくに電子メールで知らせていただきたい（chasingthescream@gmail.com）。次の版で訂正したい。この本のウェブサイト（www.thelostconnections.com）には、その時点で確認している過ちをすべてリストアップしているので、是非ご覧いただきたい。

Morley, Laura Carey, Jeremy Morgale, MattRowland Hill, Eve Greenwood.

うつと不安に関して、自分の考えをまとめていくに当たって、Stephen Grosz はおそらく誰よりもぼくの助けになった。そのすばらしい著作 *The Examined Life*［スティーブン・グロス『人生に聴診器をあてる——見失った自分を取り戻す道案内』園部哲訳，中央公論新社，2015］は、すべての人にお奨めの本だ。

TED の人たちは、カナダのバンフでのカンファレンスにぼくを招いてくれた。そこでぼくは本書の鍵となる何人もの人たちに出会うことができた。とくに右の人たちに感謝する。Bruno Giussani, Helen Walters. 活動家集団 The Rules の Martin Kirk と Alnoor Ladha はぼくの友人で、モントリオールに招いてくれた。そしてこの本の執筆を続けているあいだ中、その見識をぼくに注入してくれた。The Rules のすばらしい活動についてもっと知りたい方は、ウェブサイト（www.therules.org）をご覧いただきたい。

ベルリンで抗議活動を継続中のコッティの人びとはみんなすばらしかった。とくに大いにぼくの助けになってくれた Matthias Clausen に感謝する。

Jim Cates は多くの時間を割き、またその見識を発揮して、ぼくをインディアナ州のアーミッシュのコミュニティに連れて行ってくれた（そして世界最大のマンホールも見せてくれた）。ベルリンでは Kate McNaughton が居場所を——そしてその見識も——ぼくに提供してくれた。Jacinta Nandi はいつものように、ぼくを喜びで満たしてくれた。Stephen Fry はロサンゼルスでぼくにE・M・フォースターについて話してくれた。それはぼくが絆についての自分の考えを明確にするのに助けになった。Carol Lee Kidd はインタビューの文字起こしをしてくれた。文字起こし作業をしてくれる有能な人を探している人はメールしてみるとよい（carollee@clktranscription.com）。デンマークでは、Kim Norager がインタビューを手配してくれた。シドニーでは、Festival of Dangerous Ideas のおかげで多くの人にインタビューする機会を得た。事実確認と科学的正確性についていろいろと教えてくれた Emanuel Stamatakis にも心から感謝したい。メキシコシティでは Sofia Garcia と Tania Rojas Garcia が驚くような独自の見方を示してくれたおかげで、本書で書いたことすべてに関するぼくの考えの役に立った。ヴァンクーヴァーでは Gabor Maté が Vincent Felitti の仕事を紹介してくれたほか、多くのことを教えてくれた。トロントでは Heather Mallick がとても役に立つ助言をくれた。ノルウェーでは Sturla Haugsjerd と Oda Julie が多くのことで助けてくれた。サンパウロでは Rebeca Lerer がいろいろなことをぼくが理解するのを助けてくれた。そしてベトナムではすばらしいコーディネーターの Dang Hoang Linh によって、ぼくは自分自身を吐き散らして死ぬところから救ってくれた。このことについてぼくはいつまでも感謝する。

人間的なすばらしい心理学者の Bruce Alexander は、その人生を一変させた“ラット・パーク”実験によって、そもそもぼくがメンタルヘルスについてそれまでとはまったく違う考え方をするきっかけとなってくれた。この実験については、前著 *Chasing the Scream*［『麻薬と人間 100年の物語』福井昌子訳，作品社，2021］で議論した。Jake Wilkinson と Joe Wilkinson 夫妻は、この本を形にする上で大いに助けてくれた。またその過程でとても大きな喜びをぼくに与えてくれた。両親 Violet McRae と Eduard Hari, きょうだい Elisa と Steven, 義妹 Nicola, 甥 Josh, Aaron, Ben, 姪 Erin たちも、同じようにしてくれた。

“喜”の瞑想をぼくが習った人から教わりたい——イリノイ州であれば直接、さもなくばオンラインで——人は、Rachel Shubert のウェブサイトを訪問してみてほしい（rachelshubert.com）。Rachel は刑務所や幼稚園でも瞑想の指導をしている。自転車を買いたかったら、是非ボルティモア・バイシクルワークス（www.baltimorebicycleworks.com）に発注してほしい。民主的な職場の支援に

謝辞

本書のような本を書くには、膨大な数の人に助けてもらわなければ無理だ。ぼくはまず誰よりもEve Ensler に感謝したい。類い稀な友人であり、ともに何かを追究するのに考え得る限りで最善の人であるだけでなく、怒りよりも喜びをもって不正と闘う方法の着想を与えてくれた。同じ気持ちで友人の Naomi Klein にも感謝する。複雑な問題を深く考えるに当たって、その複雑さを薄めることも裏切ることもしないやり方の、ぼくの知る限り最も偉大な模範だ。

本書についてぼくが最も多くを負っているのは、本書が依拠している研究を実施した社会科学者たちであり、この人たちはぼくの質問のすべてにがまん強く答えてくれ、さらにはその人たちの言うことをぼくが本当に理解できているか確かめるための、果てしない質問のくり返しにも付き合ってくれた。社会科学は、世界を良くする方法のなかで最も過小評価されている。同じ気持ちから、ケンブリッジでぼくに社会科学の訓練をしてくれた教授たち、とくに以下の人たちにも感謝する。David Good, Patrick Baert, John Dunn.

本書のなかで誰かの仕事やその人生のある局面を要約している場合、どれもぼくは正確を期するためにできる限りのことをした。でも、それはすべて、その人たちの考え方や物の見方に関するぼくの言い方であり、解釈が異なったものになる可能性はあることを強調しておきたい。ぼくが言ったことに、その人たちは責任はない。それもあるので、その人たち自身の作品を読まれることをお奨めする。参考文献は注に詳しく挙げておいた。

本書はぼくのすばらしいアメリカでのエージェント Richard Pine との会話に端を発している。その督促がなければぼくは書けなかっただろう。版元のブルームズベリーの編集者 Anton Mueller も、ぼくの原稿を根本から改良してこんないい本にしてくれた。イギリスでのぼくのすばらしいエージェント Peter Robinson, ぼくの動画エージェント Roxana Ardle, ぼくの口演エージェント Charles Yao にも感謝する。また右の、ブルームズベリーの人たちにも感謝する。Alexa von Hirschberg, Grace McNamee, Sara Kitchen, Hermione Lawton.

友人たちも、本書のテーマに関してぼくの果てしない議論にがまん強く付き合ってくれた。友人たちが疑問や考えを聞かせてくれたおかげで、ぼくは自分のアプローチを修正することができた。とくに右の人たちに感謝する。AlexHiggins, Dorothy Byrne, Jake Hess, Decca Aitkenhead（とくに編集上のすばらしいアドバイスをくれた）、Rachel Shubert, Rob Blackhurst,Ammie al-Whatey, Judy Counihan, Harry Woodlock, Josepha Jacobson,Matt Getz, Jay Luxembourg, Noam Chomsky, Chris Wilkinson, HarryQuilter-Pinner, Peter Marshall, Sarah Punshon, Dan Bye, Dot Punshon,Alex Ferreira, Andrew Sullivan, Imtiaz Shams, Anna Powell-Smith, JemimaKhan, Lucy Johnstone, Avi Lewis, Zeynep Gurtin, Jason Hickel, StuartRodger, Deborah Orr, Stanton Peele, Peter Marshall, Jacquie Grice, PatrickStrudwick, Ben Stewart, Jamie Byng, Crispin Somervile, Joss Garman.

ぼくは10代の頃から何年にもわたって、右の人たちと、うつと不安に関して議論してきた。そしてその議論からたくさんのことを学ぶことができた。Emily De Peyer, RosanneLevine, Mike Legg, John Williams, Alex Broadbent, Ben Cranfield, DavidPearson, Zoe Ross, Lawrence

8　https://www.wired.com/2016/10/president-obama-mit-joi-ito-interview/（2016/12/12 アクセス）。

9　アンドリューはこのことについて、以下の、すべてが美しいその著書のなかで大いに語っている。Andrew Sullivan, *Love Undetectable* (London: Vintage, 2014).

10　社会を開化する変化の成果について、包括的な案内として以下の驚くべき二冊をお奨めする。Rebecca Solnit, *Hope in the Dark: Untold Histories, Wild Possibilities* (London: Canongate, 2016)［レベッカ・ソルニット『暗闇のなかの希望——非暴力からはじまる新しい時代』井上利男訳，七つ森書館，2005］; Rogat Loeb, *Soul of a Citizen*.

結論

1　http://www.researchandmarkets.com/research/p35qmw/u_s（2016/12/23 アクセス）。

2　Verhaeghe, *What About Me?*, 191–3.

3　http://www.ohchr.org/EN/NewsEvents/Pages/DisplayNews.aspx?NewsID=21480&LangID=E（2017/4/16 アクセス）。この声明では、深刻な症例では投薬も依然選択肢の一つではあるが、「向精神薬を、うつやその他の症状に対する第一義的な治療法と位置付けることは、きわめて単純化して言うなら、エビデンスに支持されていない。神経生物学のパラダイムの還元主義的な適用に基づく投薬およびその他の生物医学的介入の濫用は、利益よりも害悪をもたらす」。

4　Moloney, *The Therapy Industry*, 70.

5　この想像上の光景は、すばらしい以下の書物に由来する。Stephen Grosz, *The Examined Life: How We Lose and Find Ourselves* (London: Vintage, 2015)［スティーブン・グロス『人生に聴診器をあてる——見失った自分を取り戻す道案内』園部哲訳，中央公論新社，2015］。

6　この点について、以下のすばらしい書籍に興味深いことが書かれている。Fisher, *Capitalist Realism*［フィッシャー『資本主義リアリズム』］, pp. 18–20.

7　この考え方——われわれは“わが家《ホーム》”に帰る必要がある——は、ナオミ・クラインの以下の著作、Naomi Klein, *This Changes Everything: Capitalism vs. The Climate* (London: Penguin, 2015)［ナオミ・クライン『これがすべてを変える——資本主義 vs. 気候変動』上下巻，幾島幸子，荒井雅子訳，岩波書店，2017］、およびアヴィ・ルイスによる同題の映画［日本未公開］の示唆による。

テキサス州立大学オースティン校のジェイムズ・ペネベイカー（James Pennebaker）によって進められてきている。ご関心がある向きはその主要な著作をざっとお読みになることをお奨めする。

第22章

1　この話はエヴリン・フォーゲットへのインタビューと、その論文、とりわけ以下に基づいている。Evelyn Forget, "The Town with No Poverty: The Health Effects of a Canadian Guaranteed Annual Income Field Experiment," *Canadian Public Policy* 37, no. 3 (2011), doi: 10.3138/cpp.37.3.283. また、以下の書物にも依拠している。Srnicek and Williams, *Inventing the Future*; Bregman, *Utopia for Realists*［ブレグマン『隷属なき道』］。さらに、以下の論文にも依拠している。Zi-Ann Lum, "A Canadian City Once Eliminated Poverty and Nearly Everyone Forgot About It," *Huffington Post*, January 3, 2017, http://www.huffingtonpost.ca/2014/12/23/mincome-in-dauphin-manitoba_n_6335682.html; Benjamin Shingler, "Money for nothing: Mincome experiment could pay dividends 40 years on," *Aljazeera America*, August 26, 2014, http://america.aljazeera.com/articles/2014/8/26/dauphin-canada-cash.html; Stephen J. Dubner, "Is the World Ready for a Guaranteed Basic Income?" *Freakonomics*, April 13, 2016, http://freakonomics.com/podcast/mincome/; Laura Anderson and Danielle Martin, "Let's get the basic income experiment right," TheStar.com, March 1, 2016, https://www.thestar.com/opinion/commentary/2016/03/01/lets-get-the-basic-incomeexperiment-right.html; CBC News, "1970s Manitoba poverty experiment called a success," CBC.ca, March 25, 2010, http://www.cbc.ca/news/canada/manitoba/1970smanitoba-poverty-experiment-called-a-success-1.868562（以上すべて 2016/8/20 アクセス）。またドイツの優秀な経済学者ステファン・メキファー（Stefan Mekkifer）にベルリンで、アメリカの経済学者カール・ワイダークィスト（Karl Widerquist）にモントリオールでインタビューしたことにも助けられた。

2　Carl I. Cohen and Sami Timimi, eds., *Liberatory Psychiatry: Philosophy, Politics and Mental Health* (Cambridge: Cambridge University Press, 2008), 132–4; Blazer et al., "The prevalence and distribution of major depression in a national community sample: the National Comorbidity Survey," *Am Psych Assoc* 151, no. 7 (July 1994): 979–86.

3　*Utopia for Realists*, 63–4［ブレグマン『隷属なき道』］。

4　https://www.indybay.org/newsitems/2010/07/06/18652754.php（2016/12/12 アクセス）。

5　E. Jane Costello et al., "Relationships Between Poverty and Psychopathology: A Natural Experiment," *JAMA* 290, no. 15 (2003): 2023–9. 以下も参照のこと。Moises VelasquezManoff, "What Happens When the Poor Receive a Stipend?" *New York Times*, January 18, 2014, http://opinionator.blogs.nytimes.com/2014/01/18/what-happens-when-thepoor-receive-a-stipend/（2017/1/1 アクセス）; Bregman and Manton, *Utopia for Realists*, 97–9［ブレグマン『隷属なき道』］; https://academicminute.org/2014/06/jane-costello-dukeuniversity-sharing-the-wealth/（2017/1/1 アクセス）。

6　http://edoc.vifapol.de/opus/volltexte/2014/5322/pdf/Papers_Basic_Income_Blaschke_2012pdf.pdf（2016/10/20 アクセス）; Danny Dorling, *A Better Politics: How Government Can Make Us Happier* (London: London Publishing Partnership, 2016), 98–100.

7　このことは以下でも強く主張されている。Nick Srnicek and Alex Williams, *Inventing the Future: Postcapitalism and a World Without Work* (London: Verso, 2015), 120–21.

12　こうした薬物を禁じる法が施行されているわけではない。それでも実際の運用として、当局はその実験を一切許可してこなかった。事実上の禁止ではあるが、法的な禁止ではない。
13　マークは本名だが、このくだりのなかで、本人と特定できるような細かな点を少しだけ変更するようぼくはマークに頼まれた。インタビューの音声データと変更した点については、版元に確認してもらっている。
14　各地でぼくがインタビューをした人たちは右の通り。ロサンゼルスのUCLA：Charles Grob, Alicia Danforth. ボルティモアのジョンズ・ホプキンズ大学：Albert Garcia, Bill Richards, Fred Barratt, Roland Griffiths, Jim Fadiman および何人かの実験参加者（匿名を希望されている）。ロンドン・ユニバーシティ・カレッジ：David Nutt, Jim Rucker, Robin Carhart-Harris. サンフランシスコ：Richard Vaughan. デンマーク：David Eritzoe. ニューヨーク：Elias Dakwar, Andrew Tatarsky, Katherine Maclean. ノルウェー：Teri Krebbs, Pal Johansen. サンパウロ：Diartiu Silviera. またぼくは右に挙げる、この分野の研究の鍵となる創始者たちにもインタビューした。ボストンにある幻覚剤学際研究学会（MAPS）の代表：Rick Doblin. カリフォルニアMAPSの代表：Brad Burge. ロンドンにあるベックリー財団の代表：Amanda Fielding. この研究分野で誰に会って話を聞けばよいかわかったのは、次のすばらしい記事のおかげである。Michael Pollan, “The Trip Treatment,” *New Yorker*, February 9, 2015, http://www.newyorker.com/magazine/2015/02/09/trip-treatment（2016/12/12アクセス）。
15　Matthew W. Johnson et al., “Pilot study of the 5-HT_{2A}R agonist psilocybin in the treatment of tobacco addiction,” *Journal of Psychopharmacology* 28, no. 11 (Sept. 2014): 983–92.
16　Robin Carhart-Harris et al., “Psilocybin with psychological support for treatment-resistant depression: an open-label feasibility study,” *Lancet Psychiatry* 3, no. 7 (July 2016): 619–27.
17　Matthew W. Johnson et al., “Pilot study of the 5-HT_{2A}R agonist psilocybin in the treatment of tobacco addiction,” *Journal of Psychopharmacology* 28, no. 11 (Sept. 2014): 983–92.
18　この研究はまだ公刊されていない。フレッドがこの件について議論しているところを次の動画で見ることができる。https://vimeo.com/148364545（2016/12/12アクセス）。

第21章

1　Vincent Felitti et al., *Chadwick's Child Maltreatment: Sexual Abuse and Psychological Maltreatment*, Volume 2 of 3, Fourth edition, (2014): 211; V. Felitti et al., “The relationship of adult health status to childhood abuse and household dysfunction,” *American Journal of Preventive Medicine* 14 (1998): 245–58.
2　Felitti et al., *Chadwick's Child Maltreatment*, 212; V. Felitti, “Long Term Medical Consequences of Incest, Rape, and Molestation,” *Southern Medical Journal* 84 (1991): 328–31.
3　Felitti et al., *Chadwick's Child Maltreatment*, 205.
4　Vincent Felitti, “Ursprünge des Suchtverhaltens - videnzen aus einer Studie zu belastenden Kindheitserfahrungen,” *Praxis der Kinderpsychologie und Kinderpsychiatrie*, 52 (2003): 547–59.
5　Judith Shulevitz, “The Lethality of Loneliness,” New Republic, May 13, 2013, https://newrepublic.com/article/113176/science-lonelinesshow-isolation-can-kill-you（2016/12/12アクセス）。心の重荷からの解放が、あらゆる種類の良い効果を顕著に示すことについて、重要な研究が

recurrence in major depression by mindfulness-based cognitive therapy," *Journal of Consulting and Clinical Psychology* 68, no. 4 (Aug. 2000): 615–23; J. D. Creswell et al., "Brief mindfulness meditation training alters psychological and neuroendocrine responses to social evaluative stress," *Psychoneuroendochrinology* 32, no. 10 (June 2014): 1104–9.

2 Farias and Wikholm, *The Buddha Pill*, 74; C. Hutcherson and E. Seppala, "Loving-kindness meditation increases social connectedness," *Emotion* 8, no. 5 (Oct. 2008): 720–24; J. Mascaro et al., "Compassion meditation enhances empathic accuracy and related neural activity," *Social Cognitive and Affective Neuroscience* 8, no. 1 (Jan. 2013): 48–55; Y. Kang et al., "The non-discriminating heart: Lovingkindness meditation training decreases implicit intergroup bias," *Journal of Experimental Psychology, General* 143, no. 3 (June 2014): 1306–13; Y. Kang et al., "Compassion training alters altruism and neural responses to suffering," *Psychological Science* 24, no. 7 (July 2013), 1171–80; Eberth Sedlmeier et al., "The psychological effects of meditation: A meta-analysis," *Psychological Bulletin* 138, no. 6 (Nov. 2012): 1139–71.

3 Farias and Wikholm, *Buddha Pill*, 112; Frank Bures, *The Geography of Madness: Penis Thieves, Voodoo Death and the Search for the Meaning of the World's Strangest Syndromes* (New York: Melville House, 2016), 123.

4 Farias and Wikholm, *Buddha Pill*, 128–31.

5 P. A. Boelens et al., "A randomized trial of the effect of prayer on depression and anxiety," *International Journal of Psychiatry Medicine* 39, no. 4 (2009): 377–92.

6 D. Lynch, "Cognitive behavioural therapy for major psychiatric disorder: does it really work? A meta-analytical review of well-controlled trials," *Psychological Medicine* 40, no. 1 (Jan. 2010): 9–24, doi: 10.1017/S003329170900590X.

7 Walter Pahnke and Bill Richards, "Implications of LSD and experimental mysticism," *Journal of Religion and Health* 5, no. 3 (July 1966): 175–208; R. R. Griffith et al., "Psilocybin can occasion mystical-type experiences having substantial and sustained personal meaning and spiritual significance," *Psychopharmacology* 187, no. 3 (Aug. 2006): 268–83; Michael Lerner and Michael Lyvers, "Values and Beliefs of Psychedelic Drug Users: A Cross-Cultural Study," *Journal of Psychoactive Drugs* 38, no. 2 (2006): 143–7; Stephen Trichter et al., "Changes in Spirituality Among Ayahuasca Ceremony Novice Participants," *Journal of Psychoactive Drugs* 41, no. 2 (2009): 121–34; Rick Doblin: "Pahnke's 'Good Friday experiment': A long-term follow-up and methodological critique," *Journal of Transpersonal Psychology* 23, no. 1 (Jan. 1991): 1. この点について、全体的な背景を知りたければ、以下のすばらしい著作を読まれるとよい。William Richards, *Sacred Knowledge: Psychedelics and Religious Experiences* (New York: Columbia University Press, 2016)

8 Pahnke et al., "LSD In The Treatment of Alcoholics," *Pharmacopsychiatry* 4, no. 2 (1971); 83–94, doi: 10.1055/s-0028-1094301.

9 L. Grinspoon and J. Bakalar, "The psychedelic drug therapies," *Curr Psychiatr Ther* 20 (1981): 275–83.

10 以下の著作にその理由が解説されている。Richards, *Sacred Knowledge*.

11 次のすばらしい著作では、エビデンスを挙げながら、このとき捏造された神話が解体される。Jacob Sullum, *Saying Yes* (New York: Jeremy Tarcher, 2004).

Society (Victoria, Australia: Scribe, 2014), 199.

3　民主的協同組合の歴史を初めから終わりまで語ってくれたノーム・チョムスキーに感謝する。チョムスキーはこれまで一貫してこの主題について書いてきていて、ジョシュとメレディスの着想の源にもなった。

4　ここでは紙幅の都合から、人に本来備わっているモチベーションを活用できる職場がいかに効率的か、ということに対するエビデンスまで話を進めることができなかった。このことについて知りたい方は、以下をお勧めする。Pink, *Drive*, 28–31, 51. また以下の文献は、ドイツの民主的な職場についてすばらしい解説をしている。Georghegan, *Were You Born on the Wrong Continent?* また次も参照のこと。Paul Rogat Loeb, *Soul of a Citizen: Living with Conviction in Challenging Times* (New York: St. Martin's Press, 2010), 100–04.

5　Pink, *Drive*, 76.

6　Pink, *Drive*, 91; Paul Baard et al., "Intrinsic Need Satisfaction: A Motivational Basis of Performance and Well-Being in Two Work Settings," *Journal of Applied Social Psychology* 34 (2004).

7　例を挙げるなら、たとえばケイト・ピケットやリチャード・ウィルキンソンなど。

8　Davies, *The Happiness Industry*, 108, 132–3. 以下も参照のこと。Robert Karasek and Tores Theorell, *Healthy Work: Stress, Productivity and the Reconstruction of Working Life* (New York: Basic Books, 1992).

第19章

1　この問題を初めて知ったのは、ニューヨーク・ドキュメンタリー・フィルム・フェスティバルで、*This Space Available* というすばらしいドキュメンタリー映像作品を見たときだった。以下も参照のこと。Justin Thomas, "Remove billboards for the sake of our mental health," *The National*, January 25, 2015, http://www.thenational.ae/opinion/comment/remove-billboards-for-the-sake-of-ourmental-health; Amy Curtis, "Five Years After Banning Outdoor Ads, Brazil's Largest City Is More Vibrant Than Ever," NewDream.org, https://www.newdream.org/blog/sao-paolo-ad-ban; Arwa Mahdawi, "Can cities kick ads? Inside the global movement to ban urban billboards," The Guardian, August 12, 2015, https://www.theguardian.com/cities/2015/aug/11/can-cities-kick-ads-ban-urban-billboards（2016/8/25 アクセス）。

2　Rose Hackman, "Are you beach body ready? Controversial weight loss ad sparks varied reactions," *The Guardian*, June 27, 2015, https://www.theguardian.com/us-news/2015/jun/27/beach-body-ready-americaweight-loss-ad-instagram（2017/1/10 アクセス）。

3　Tim Kasser et al., "Changes in materialism, changes in psychological well-being: Evidence from three longitudinal studies and an intervention experiment," *Motivation and Emotion* 38 (2014): 1–22.

第20章

1　Dr. Miguel Farias and Catherine Wilkholm, *The Buddha Pill: Can Meditation Change You?* (New York: Watkins, 2015), 108–9; T. Toneatta and L Nguyen: "Does mindfulness meditation improve anxiety and mood symptoms? A review of the evidence," *Canadian Journal of Psychiatry* 52, no. 4 (2007): 260–66; J. D. Teasdale et al., "Prevention of relapse/

nlm.nih.gov/pmc/articles/PMC3330161/; Kathleen Blanchard, "Depression symptoms may come from modern living," Emaxhealth.com, August 13, 2009, http://www.emaxhealth.com/1020/25/32851/depression-symptoms-may-come-modern-living.html. 以下も参照のこと。Junger, *Tribe*, 22.

第17章

1　チームの中心人物としてはほかに、アンドリュー・モーソン牧師、ロブ・トリンブル、カレン・マギー、シーナ・マキンリー、ジュリア・デイヴィス医師などがいた。

2　フィルやシンさんといった名前は、医療上の個人情報保持のためにぼくが名付けた偽名だ。

3　この論争については、以下の論文が上手にまとめている。Janet Brandling and William House, "Social prescribing in general practice: adding meaning to medicine," *Br J Gen Pract* 59, no. 563 (June 2009): 454–6, doi: 10.3399/bjgp09X421085. 以下も参照のこと。Peter Cawston, "Social prescribing in very deprived areas," *Br J Gen Pract* 61, no. 586 (May 2011): 350, doi: 10.3399/bjgp11X572517.

4　Marianne Thorsen Gonzalez et al., "Therapeutic horticulture in clinical depression: a prospective study of active components," *Journal of Advanced Nursing* 66, no. 9 (Sept. 2010): 2002–13, doi: 10.1111/j.1365-2648.2010.05383.x; Y. H. Lee et al., "Effects of Horticultural Activities on Anxiety Reduction on Female High School Students," *Acta Hortric* 639 (2004): 249–51, doi: 10.17660/ActaHortic.2004.639.32; P. Stepney et al., "Mental health, social inclusion and the green agenda: An evaluation of a land based rehabilitation project designed to promote occupational access and inclusion of service users in North Somerset, UK," *Soc Work Health Care* 39, no. 3–4 (2004): 375–97; M. T. Gonzalez, "Therapeutic Horticulture in Clinical Depression: A Prospective Study," *Res Theory Nurs Pract* 23, no. 4 (2009): 312–28; Joe Sempik and Jo Aldridge, "Health, well-being and social inclusion: therapeutic horticulture in the UK," https://dspace.lboro.ac.uk/2134/2922; V. Reynolds, "Well-being Comes Naturally: an Evaluation of the BTCV Green Gym at Portslade, East Sussex," Report no. 17, Oxford: Oxford Brookes University; Caroline Brown and Marcus Grant, "Biodiversity and Human Health: What Role for Nature in Healthy Urban Planning?" *Built Environment (1978-)* 31, no. 4, Planning Healthy Towns and Cities (2005): 326–38. この点については*Journal of Therapeutic Horticulture* 誌も、興味深い研究の宝庫である。この雑誌には以下の URL からアクセスできる。http://ahta.org/ahta-the-journal-of-therapeutic-horticulture（2016/9/10 アクセス）。以下も参照のこと。Davies, *The Happiness Industry*, 246.

5　Moloney, *The Therapy Industry*, 61.

6　http://www.bbc.co.uk/history/historic_figures/bazalgette_joseph.shtml（2016/12/10 アクセス）。

第18章

1　この喩えを最初に耳にしたのは、イギリスの作家デニス・ポッターが、自身が脚本を書いたテレビドラマ『カラーに口紅』について、何かのインタビューで語っていたときだったと思う。

2　われわれの働き方に対する反応として、それがまったくふつうのことであると、次の文献は説明している。Paul Verhaeghe, *What About Me? The Struggle for Identity in a Market-Based*

http://needleberlin.com/2010/10/31/when-youre-from-kotti/; http://jungle-world.com/artikel/2012/24/45631.html; http://www.tagesspiegel.de/berlin/mietenprotest-am-kotti-opposition-willmietobergrenze-fuer-oziale-wohnungen/6772428.html（2016/9/30 アクセス。ドイツ語の理解を助けてくれた父親のエドワルト・ハリに感謝する)。十数人におよぶコッティの人びとにぼくは数年間にわたってインタビューした。込み入った出来事の場合はよくあることだと思うけれど、特定の出来事に関して細部の記憶が人によって一致しない点はあった。でもぼくは、本文にそういう細かな不一致を反映させなかった。ほとんどの人が裏付けてくれる説明、あるいは当事者が最も強烈に記憶していると思われる説明を採用することにした。それとは別に、ベルリンの家賃事情についてもっと広い視点から記述するに当たっては、以下の文献にも依拠している。Peter Schneider, *Berlin Now: The Rise of the City and the Fall of the Wall* (London: Penguin, 2014).

2　この件がいかに複雑な問題であるかが、以下の書籍に書かれている。Mischa & Susan Claassen, *Abschoeibongs Dschungel Buch* (Berlin: LitPol, 1982).

第16章

1　https://eerlab.berkeley.edu/pdf/papers/Ford_etal_inpress_JEPG.pdf（2016/11/1 アクセス）; B. Q. Ford et al., "Culture Shapes Whether the Pursuit of Happiness Predicts Higher or Lower Well-Being," *Journal of Experimental Psychology: General. Advance* online publication 144, no. 6 (2015), doi: 10.1037/xge0000108.

2　Richard Nisbett, *The Geography of Thought: How Asians and Westerners Think Differently... and Why* (New York: Nicholas Brealey Publishing, 2005)［リチャード・E・ニスベット『木を見る西洋人　森を見る東洋人――思考の違いはいかにして生まれるか』村本由紀子訳，ダイヤモンド社，2004］。この本は、この科学分野全体について本当に興味深い議論を展開している。以下も参照のこと。Moloney, *The Therapy Industry*, 118.

3　John Gray, *The Silence of Animals: On Progress and Other Modern Myths* (London: Penguin, 2014), 108–12.

4　ここで話していることは、超正統派ユダヤ教徒や、原理主義的キリスト教徒とか原理主義的イスラム教徒といった、その他の見るからに極端な宗教集団に対してぼくが10代のときに感じていたことだということを強調しておきたい。ぼくは当時から、世俗的ないし穏健派のユダヤ人に対しては、まったく正反対に感じていた。ぼくが育った地域は世俗的なユダヤ人が圧倒的に多かったし、ぼく自身の家族も地元のユダヤ人家族とのあいだに姻戚関係があったりしたので、その文化はぼくにとってとても身近なものだったのだ。

5　http://www.npr.org/templates/story/story.php?storyId=5455572（2016/12/10 アクセス)。

6　J. A. Egeland et al., "Amish Study: I. Affective disorders among the Amish, 1976–1980," *American Journal of Psychiatry* 140 (1983): 56–61, https://www.ncbi.nlm.nih.gov/pubmed/6847986; E. Diener et al., "Beyond money: Toward an economy of wellbeing." *Psychological Science in the Public Interest* 5, no. 1 (July 2004): 1–31; Tim Kasser, "Can Thrift Bring Well-being? A Review of the Research and a Tentative Theory," *Social and Personality Psychology Compass* 5, no. 11 (2011): 865–77, doi: 10.1111/j.1751-9004.2011.00396.x. 以下も参照のこと。Brandon H. Hidaka, "Depression as a disease of modernity: explanations for increasing prevalence," *Journal of Affective Disorders* 140, no. 3 (Nov. 2013): 205–14, https://www.ncbi.

t.html（2016/6/10 アクセス）。

22 この概念の歴史については、以下で概観されている。Ghaemi, *The Rise and Fall of the Biopsychosocial Model*［ガミー『現代精神医学のゆくえ』］。以下も参照のこと。Read and Saunders, *A Straight-Taking Introduction to the Causes of Mental Health Problems*, 36–7, 53–5.

23 ぼく自身がうつの原因についてこうした幅広い考え方にたどり着いたのには、もう一つ別の重要な理由がある。それはぼくが、以下の自著のために依存症の社会的要因について調査していたからだ。*Chasing the Scream: The First and Last Days of the War on Drugs* (New York: Bloomsbury, 2015)［『麻薬と人間 100年の物語』作品社］。その議論をここでくり返すつもりはないので、どのようにぼくがその考え方にたどり着いたか興味がおありの方は、この本のとくに12章と13章をご覧いただきたい。また、ぼくのヒーローの一人ブルース・アリグザンダーの作品を、とりわけ以下をご覧いただきたい。Bruce Alexander, *The Globalization of Addiction: A Study in Poverty of the Spirit* (New York: Oxford University Press, 2008).

24 この点について、背景をさらに知りたい方は、以下を参照のこと。Roberto Lewis-Fernandez, "Rethinking funding priorities in mental health research," *British Journal of Psychiatry* 208 (2016): 507–9.

25 この命題については、さらに深く見事な議論が以下に収録されている。Rapley, Moncrieff, and Dillon, eds., *De-Medicalizing Misery*.

26 Merrill Singer and Hans A. Baer, *Introducing Medical Anthropology: A Discipline in Action* (Lanham, MD: AltaMira Press, 2007), 181. 大学人のデイヴィッド・メカニックがジョージ・ブラウンの仕事を「社会的精神医学研究の意味を取り戻した」と要約している。以下を参照のこと。Harris, *Where Inner and Outer Worlds Meet*, 61–77.

第14章

1 東南アジアにおける不発兵器についてのさらなる情報は以下を参照のこと。Michaela Haa, "The Killing Fields of Today: Landmine Problem Rages On," Huffington Post, June 2, 2013, http://www.huffingtonpost.com/michaela-haas/the-killing-fields-of-tod_b_2981990.html（2016/12/21 アクセス）。

2 デリクはこのことを、以下の論文でも主張している。Derek Summerfield, "Global Mental Health Is an Oxymoron and Medical Imperialism," *British Medical Journal* 346 (May 2013): f3509.

3 ルーシーがこの問いをぼくに投げかけたのは、電子メールを介してのことだった。そのため、ウェブサイトで公開している音声データにこのくだりはない。

4 レギナ・シュヴェンケについては以下の記事がよくできている。Sara Wilde, "Life inside the bunkers," Exberliner, September 17, 2013, http://www.exberliner.com/features/people/inside-we-felt-safe/（2016/12/10 アクセス）。

第15章

1 本章でぼくは、いくつかの報道記事に依拠している。https://kottiundco.net/; https://www.flickr.com/photos/79930329@N08/; https://www.neues-deutschland.de/artikel/228214.mieter-protestieren-gegen-verdraengung.html; http://www.tagesspiegel.de/berlin/kreuzberg-protest-aus-der-huette/6686496.html; http://www.taz.de/Protestcamp-am-Kotti/!5092817/;

Brain to Culture (London: Plagrave Macmillan, 2009), 63.

11　Falk W. Lohoff, "Overview of the Genetics of Major Depressive Disorder," *Curr Psychiatry Rep* 12, no. 6 (Dec. 2010): 539–46（2016/6/12アクセス）。概観としては以下が最良である。http://coping.us/images/Hettema_et_al_2001_OCD_Meta_analysis.pdf（2016/6/12アクセス）。

12　Marmot, *Status Syndrome*［マーモット『ステータス症候群』］, 50.

13　Robert Sapolsky, *Monkeyluv: And Other Lessons on Our Lives as Animals* (New York: Vintage, 2006), 55–6; A. Caspi et al., "Influence of Life Stress on Depression: moderation by a polmorphism in the 5-HTT gene," *Science* 301 (2003): 386; Harris, *Where Inner and Outer Worlds Meet*, 131–6.

14　学者によっては別の用語を用いることもある。また、その定義もいくらかバリエーションがある。しかしその中核にあるのは常に、社会的ないし心理的経験に起因するうつとは区別されるような、生来の生物学的形態としてのうつが存在するという信念である。ただし、社会的ないし心理的経験の定義は一致していない。

15　ジョージ・ブラウンは当初、1970年代の調査を終えた時点では、内因性うつ病は存在しないと結論づけた。しかしその結論から30年以上経った時点でぼくがインタビューしたときには、考えを改めたと言った。この問題についてさらなる調査を実施したわけではないが、ごく小さな割合ながら、内因性のうつ病は存在するに違いないと信じるに至ったという。

16　例としては以下を参照のこと。Harris, *Where Inner and Outer Worlds Meet*, 263–72; S. Malkoff-Schwartz et al., "Stressful Life events and social rhythm disruption in the onset of manic and depressive bipolar episodes: a preliminary investigation," *Archives of General Psychiatry* 55, no. 8 (Aug. 1998): 702–9.

17　この作業には、以下の文献がとくに役立った。Betty Freidan, *The Feminine Mystique* (London: Penguin, 2010)［ベティ・フリーダン『新しい女性の創造 改訂版』三浦冨美子訳，大和書房，2004］。

18　文脈から明らかだとは思うけれど、この会話は当時あり得ただろうという仮定の話で、一字一句、どこかから引用したものではない。

19　人類が、自分自身のニーズや欲求をうまく理解できていないという話だとか、自分が実際に感じていることや、なぜそう感じているかということについて、間違った情報を与えられているというような話を聞いたら、奇妙な感じがするかもしれない。だが実際、われわれが自分自身の感覚を理解することや、その感覚が生じている理由を解釈するのが、いかに下手であるかということに関する科学文献は膨大にある。もしご興味がおありなら、この分野全体への良き導入として、次のすばらしい文献を読まれることを強くお奨めする。Tim Wilson, *Strangers to Ourselves* (Cambridge: Harvard University Press, 2010)［ティモシー・ウィルソン『自分を知り、自分を変える——適応的無意識の心理学』村田光二監訳，新曜社，2005］。

20　Zoe Shenton, "Katie Hopkins comes under fire for ridiculing depression in series of tweets," *Mirror*, March 30, 2015, http://www.mirror.co.uk/3am/celebrity-news/katiehopkins-comes-under-fire-5427934（2015/4/28アクセス）。

21　Sheila Mehta and Amerigo Farina, "Is Being 'Sick' Really Better? Effect of the Disease View of Mental Disorder on Stigma," *Journal of Social and Clinical Psychology* 16, no. 4 (1997): 405–19. ぼくがこの実験のことを初めて知ったのは次の本のなかで、だった。Davies, *Cracked*, 222. 以下も参照のこと。Ethan Watters, "The Americanization of Mental Illness," *New York Times Magazine*, January 8, 2010, http://www.nytimes.com/2010/01/10/magazine/10psyche-

time: The persistence of identity in this culture and that," *Culture & Psychology* 6, no. 2 (June 2000): 209–31.

9　うつが未来についての絶望を引き起こすことが観察されたのは、ここで扱っている研究よりも前のことであるのは確かだ。たとえば1960年代に、心理学者アーロン・ベックはそれを"うつ病の三徴"——すべてのうつ病患者の認知に見られる三つの特徴——の一つとしている。この点については以下がうまく解説している。Harris, *Where Inner and Outer Worlds Meet*, 10–11.

10　アンジェラとの会話の音声データとアンジェラの身元については、版元が確認した。

11　Ivor Southwood, *Non-Stop Inertia* (Arlesford, Hants: Zero Books, 2011), 15–6（これはすばらしい本だ）。(which, by the way, is a terrific book); Nick Srnicek and Alex Williams, *Inventing the Future: Postcapitalism and a World Without Work* (London: Verso, 2015), 93; Mark Fisher, *Capitalist Realism: Is There No Alternative?* (Winchester, UK: O Books, 2009)〔マーク・フィッシャー『資本主義リアリズム——「この道しかない」のか？』セバスチャン・ブロイ，河南瑠莉訳，堀之内出版，2018〕，32–7.

第13章

1　Marc Lewis, *Memoirs of an Addicted Brain: A Neuroscientist Examines His Former Life on Drugs* (Toronto: Doubleday Canada, 2011), 139–42. ぼくはこの出来事をマーク自身から直接詳しく聞いてもいる。

2　Marc Lewis, *The Biology of Desire: Why Addiction Is Not a Disease* (Victoria, Australia: Scribe, 2015), xv.

3　この概念に関する手引きとしては、以下が良い。Norman Doidge, *The Brain That Changes Itself* (London: Penguin, 2008)〔ノーマン・ドイジ『脳は奇跡を起こす』竹迫仁子訳，講談社インターナショナル，2008〕; Moheb Costandi, *Neuroplasticity* (Cambridge: MIT Press, 2016)〔モーヘブ・コスタンディ『脳は変わる——ニューロプラスティシティ』水谷淳訳，日本評論社，2017〕; Lewis, *Memoirs of an Addicted Brain*, 154–6; Lewis, *Biology of Desire*, 32–3, 163–5, 194–7.

4　Eleanor A. Maguire et al., "London taxi drivers and bus drivers: A structural MRI and neuropsychological analysis," *Hippocampus* 16, no. 12 (2006): 1091–101.

5　Mate, *In the Realm of Hungry Ghosts*, 183.

6　ウェブサイトに公開しているこの部分の音声データはわずかに違っている。マークが非常にわずかな修正を求めてきたからだ。事実関係の正確さを期するためである。

7　テレビドラマの『ブレイキング・バッド』を引き合いに出すのを初めて聞いたのは、優れた臨床心理士ルーシー・ジョンストーンの口からだった。またすばらしい児童精神科医サミ・ティミミからも聞いたことがある。しかし一番最初に言ったのは二人でないことは確かめてある。ぼくは大元の出所を突き止めることができなかった。どなたかご存じの方はぼくに電子メールを送っていただきたい。そうしたら、この本の増刷のときにその旨追記するので。

8　Read and Saunders, *A Straight-Taking Introduction to the Causes of Mental Health Problems*, 34.

9　http://cspeech.ucd.ie/Fred/docs/Anthropomorphism.pdf; http://www.trincoll.edu/~wmace/publications/Ask_inside.pdf（2016/6/8 アクセス）。

10　この方法の正当性については論争がある。ここでは紙幅の都合でそれを掘り下げていないが、懐疑的な見解を知りたい方は、以下を読まれるとよい。Sami Timimi, *Rethinking ADHD: From*

9 Marc Berman et al., "Interacting with Nature Improves Cognition and Affect for Individuals with Depression," *Journal of Affective Disorders* 140, no. 3 (Nov. 2012): 300–05.
10 Louv, *Last Child*［ルーブ『あなたの子どもには自然が足りない』］, 32.
11 Andreas Ströhle, "Physical activity, exercise, depression and anxiety disorders," *Journal of Neural Transmission* 116 (June 2009): 777.
12 Natasha Gilbert, "Green Space: A Natural High," *Nature* 531 (March 2016): S56–S57.
13 E. O. Wilson, *Biophilia* (Cambridge: Harvard University Press, 1984)［エドワード・O・ウィルソン『バイオフィリア――人間と生物の絆』狩野秀之訳，ちくま学芸文庫，2008］。
14 Louv, *The Nature Principle*, 54.
15 以下がこれについてうまくまとめている。https://www.psychologytoday.com/articles/201603/its-not-all-about-you（2016/9/3アクセス）。
16 ハワード・フラムキンによるすばらしいレビュー論文（全文を読むことを強くお奨めする）からの引用。Howard Frumkin, "Beyond Toxicity: Human Health and the Natural Environment," *Am J Prev Med* 20, no. 3 (2001): 237. また、以下も参照のこと。David Kidner, "Depression and the Natural World," *International Journal of Critical Psychology* 19 (2007).

第12章

1 Jonathan Lear, *Radical Hope: Ethics in the Face of Cultural Devastation* (New York: Harvard University Press, 2006), 1–4. プレンティ・クーズに関して、ぼくはすべてこのすばらしい本から学んだ。心からお奨めする。
2 Ibid., 10.
3 Ibid., 13–4.
4 Ibid., 2.
5 Ibid., 40–41.
6 Michael J. Chandler and Christopher Lalonde, "Cultural continuity as a hedge against suicide in Canada's First Nations," *Transcultural Psychiatry* 35, no. 2 (1998): 191–219; Marc Lewis, *The Biology of Desire: Why Addiction Is Not a Disease* (Victoria, Australia: Scribe, 2015), 203–4.
7 この箇所の情報源は、マイケル・チャンドラー自身へのインタビューと、その研究論文に加え、ローレンス・カーマイヤーへのインタビューもある。ローレンスは、マイケルの研究をすばらしい学術誌*Journal of Transcultural Psychiatry*のために編集した人で、おかげでぼくはマイケルの研究を広い文脈のなかに位置づけることができた。
8 Lorraine Ball and Michael Chandler, "Identity formation in suicidal and nonsuicidal youth: The role of self-continuity," *Development and Psychopathology* 1, no. 3 (1989): 257–75; Michael C. Boyes and Michael Chandler, "Cognitive development, epistemic doubt, and identity formation in adolescence," *Journal of Youth and Adolescence* 21, no. 3 (1992): 277–304; Michael Chandler et al., "Assessment and training of role-taking and referential communication skills in institutionalized emotionally disturbed children," *Developmental Psychology* 10, no. 4 (July 1974): 546; Michael Chandler, "The Othello Effect," Human Development 30, no. 3 (Jan. 1970): 137–59; Chandler et al., "Aboriginal language knowledge and youth suicide," *Cognitive Development* 22, no. 3 (2007): 392–9; Michael Chandler, "Surviving

21 http://www.vanityfair.com/news/2012/05/joseph-stiglitz-the-price-on-inequality (2016/12/10 アクセス)。

22 http://www.bbc.co.uk/news/business-38613488 (2017/4/1 アクセス)。

23 ロバート・サポルスキーが、本章の分析のすべてに（そして本書の残りの部分に）同意していると、ぼくは主張しているわけではない。ロバートの初期のヒヒの研究が端緒となった、うつと不安に対する考え方の新たな次元を共有しているだけで、のちにほかの社会科学者がさらにその次元を開拓してきたやり方に、ロバートは完全には合意していないかもしれない。ロバートがうつの原因は複数あると考えていることは明らかだ。ロバートの幅広いアプローチに関する短めの導入をご覧になりたい方は、本人による以下のすばらしい講義を見るべきである。https://www.youtube.com/watch?v=NOAgplgTxfc (2017/2/3 アクセス)。もっと長い案内を求める方は、ロバートの以下のすばらしい著書を読むべきである。Sapolsky, *Why Zebras Don't*［サポルスキー『なぜシマウマは胃潰瘍にならないか』］。

24 Sapolsky, *Primate's Memoir*［サポルスキー『サルなりに思い出す事など』］, 127.

25 これはロバートの夢に対するぼくの解釈であって、ロバートは賛成しないかもしれない。

第11章

1 イザベルはこの表現を2016年9月にロンドンで開かれたフューチャー・フェストで話をしたときに使っていた。ぼくもそこに行っていたのだ。

2 John Sutherland, *Jumbo: The Unauthorized Biography of a Victorian Sensation* (London: Aurum Press, 2014), 9–10 26–7, 46, 58–60, 127.

3 Sutherland, *Jumbo*, 62.

4 Edmund Ramsden and Duncan Wilson, "The nature of suicide: science and the self-destructive animal," *Endeavour* 34, no. 1 (March 2010): 21–4.

5 Ian Gold and Joel Gold, *Suspicious Minds: How Culture Shapes Madness* (New York: Free Press, 2015). ぼくはこの本の二人の著者に直接インタビューもしている。とてもよくできたまとめとして、以下も参照のこと。T. M. Luhrmann, "Is the World More Depressed?" *New York Times*, March 24, 2014, https://www.nytimes.com/2014/03/25/opinion/a-great-depression.html

6 Ian Alcock et al., "Longitudinal Effects on Mental Health of Moving to Greener and Less Green Urban Areas," *Environmental Science and Technology* 48, no. 2 (2014): 1247–55. 以下も参照のこと。Davies, *The Happiness Industry*, 245–7.

7 たとえば以下を参照のこと。David G. Pearson and Tony Craig: "The great outdoors? Exploring the mental health benefits of natural environments," *Front Psychol* 5 (2014): 1178; Kirsten Beyer et al., "Exposure to Neighborhood Green Space and Mental Health: Evidence from the Survey of the Health of Wisconsin," *Int J Environ Res Public Health* 11, no. 3 (March 2014): 3452–72. 以下も参照のこと。Richard Louv, *The Nature Principle* (New York: Algonquin Books, 2013), 29, 33–4; Richard Louv, *Last Child in The Woods* (New York: Atlantic Books, 2010)［リチャード・ループ『あなたの子どもには自然が足りない』春日井晶子訳, 早川書房, 2006］, 50.

8 Catherine Ward Thompson et al., "More green space is linked to less stress in deprived communities," *Landscape and Urban Planning* 105, no 3 (April 2012): 221–9.

書いている。ぼくが参照しているのは脇役ではないので関係ないと思うが、念のためここにお知らせしておく。ぼくがこの本で論じているほかの社会科学者と違って、ロバートには電子メールを介してほんの少しインタビューできただけだった。

3 Sapolsky, *Primate's Memoir*［サポルスキー『サルなりに思い出す事など』］, 65; Robert Sapolsky, *Why Zebras Don't Get Ulcers* (New York: Henry Holt, 2004)［サポルスキー『なぜシマウマは胃潰瘍にならないか——ストレスと上手につきあう方法』栗田昌裕監修，森平慶司訳，シュプリンガー・フェアラーク東京，1998］, 312.

4 Sapolsky, *Primate's Memoir*［サポルスキー『サルなりに思い出す事など』］, 240.

5 Ibid., 302–3.

6 Ibid., 14–5.

7 Ibid., 16–21.

8 Ibid., 21–2.

9 Ibid., 38, 105; Sapolsky, *Why Zebras Don't*［サポルスキー『なぜシマウマは胃潰瘍にならないか』］, 355–6.

10 Robert Sapolsky, "Cortisol concentrations and the social significance of rank instability among wild baboons," *Psychoneuroendochrinology* 17, no. 6 (Nov. 1992): 701–9; Robert Sapolsky, "The endocrine stress-response and social status in the wild baboon," *Hormones and Behavior* 16, no. 3 (September 1982): 279–92. Robert Sapolsky, "Adrenocortical function, social rank, and personality among wild baboons," *Biological Psychiatry* 28, no. 10 (Nov. 1990): 862–78.

11 Sapolsky, *Primate's Memoir*［サポルスキー『サルなりに思い出す事など』］, 97; Sapolsky, *Why Zebras Don't*［サポルスキー『なぜシマウマは胃潰瘍にならないか』］, 300–04, 355–9.

12 Sapolsky, *Primate's Memoir*［サポルスキー『サルなりに思い出す事など』］, 23.

13 Ibid., 95.

14 Ibid., 177.

15 たとえば以下を参照のこと。Carol Shivley et al., "Behavior and physiology of social stress and depression in female cynomolgus monkeys," *Biological Psychiatry* 41, no. 8 (April 1997): 871–82.

16 ヒヒにおいても、文化の進化はあり得る。以下の非常に心を惹かれる物語を参照のこと。Natalie Angier, "No Time for Bullies: Baboons Retool Their Culture," *New York Times*, April 13, 2004, http://www.nytimes.com/2004/04/13/science/no-time-for-bullies-baboons-retool-their-culture.html（2016/12/23 アクセス）。

17 Erick Messias et al., "Economic grand rounds: Income inequality and depression across the United States: an ecological study," *Psychiatric Services* 62, no. 7 (2011): 710–12. 以下も参照。 http://csi.nuff.ox.ac.uk/?p=642（2016/12/10 アクセス）。

18 Richard Wilkinson and Kate Pickett, *The Spirit Level: Why Equality Is Better for Everyone* (London: Penguin, 2009)［リチャード・ウィルキンソン，ケイト・ピケット『平等社会——経済成長に代わる、次の目標』酒井泰介訳，東洋経済新報社，2010］, 31–41, 63–72, 173–96.

19 Paul Moloney, *The Therapy Industry* (London: Pluto Press, 2013), 109.

20 http://www.hrreview.co.uk/hr-news/ftse-100-bosses-earn-average-5-5m-year-report-says/100790（2017/1/10 アクセス）; Junger, *Tribe*, 31.

8 Felitti et al., *Chadwick's Child Maltreatment*, 204.

9 Vincent Feliiti, "Adverse childhood experiences and the risk of depressive disorders in childhood," *Journal of Affective Disorders* 82 (Nov. 2004): 217–25.

10 Felitti et al., *Chadwick's Child Maltreatment*, 209.

11 Felitti et al., *Chadwick's Child Maltreatment*, 206; Vincent Felitti, "Ursprünge des Suchtverhaltens—Evidenzen aus einer Studie zu belastenden Kindheitserfahrungen," *Praxis der Kinderpsychologie und Kinderpsychiatrie*, 52 (2003): 547–59. Vincent Felitti, "Childhood Sexual Abuse, Depression, and Family Dysfunction in Adult Obese Patients," *Southern Medical Journal* 86: (1993): 732–6.

12 Felitti, "Adverse childhood experiences," 223. 以下には、抗うつ薬の処方とACEの関係がよくわかるグラフが収録されている。Felitti et al., *Chadwick's Child Maltreatment*, 208.

13 メタアナリシスの例として、以下を参照のこと。A. Danese and M. Tan, "Childhood maltreatment and obesity: systematic review and meta-analysis," *Molecular Psychiatry* 19 (May 2014): 544–54; Nanni et al., "Childhood Maltreatment Predicts Unfavorable Course of Illness and Treatment Outcome in Depression: A Meta-Analysis," *American Journal of Psychiatry* 169, no. 2 (Feb. 2012): 141–51.

14 ジョージ・ブラウンとティリル・ハリスも、興味深いいくつかの調査で同じような——だがまったく同一ではない——発見をしている。その概要は以下を参照のこと。Harris, *Where Inner and Outer Worlds Meet*, 16–20, 227–40.

15 Felitti et al., *Chadwick's Child Maltreatment*, 209.

16 Felitti et al., "Obesity: Problem, Solution, or Both?," 24.

17 ぼくはＡＣＥ調査のことをこれ以前にすでに知っていたし、その知見を、とくに依存症については受け入れていた。でもこのときになって初めて、自分がその知見をきちんと自分のものにできていなかった——ぜんぜん自分のことと考えていなかった——ことを思い知ったのだ。だからこそ、あれほど強烈な感情に襲われたんだと思う。

第10章

1 本章の議論は、ケイト・ピケット（Kate Pickett）とリチャード・ウィルキンソン（Richard Wilkinson）の導きなしには書けなかっただろう。ぼくがケイトに会ったのは数年前にどちらも緑の党の年次総会で講演したときだ。そしてケイトとリチャードは、ぼくが世界で最も賞賛している社会科学者のなかの二人だ。ロバート・サポルスキーの仕事のことを最初に知ったのは二人の著作からだったし、本章の主題とテーマについて、二人はぼくと詳しく議論してくれた。二人は似たようなテーマに関する新著を出すことになっているらしいが、これを書いている現時点では刊行されていないので、書名がわからない。だが、二人の書いたものはどれも、強くお奨めする。

2 Robert Sapolsky, *A Primate's Memoir* (London: Vintage, 2002)［ロバート・M・サポルスキー『サルなりに思い出す事など——神経科学者がヒヒと暮らした奇天烈な日々』大沢章子訳，みすず書房，2014］，13.

ぼくに最初にロバート・サポルスキーの著書がいかにうつと不安に関連しているか説明してくれ、それを参照するよう示唆してくれたのは、リチャード・ウィルキンソンとケイト・ピケットである。二人には深く感謝している。本章の主な典拠は上に挙げた文献である。その序文でロバートは、話をわかりやすくするために、登場するサルのうち脇役的な者は複数を合体させていると

になる、というものである。つまりこの因果関係は一方通行ではない、両方向があり得る、ということだ。

18 Marvin E. Goldberg and Gerald J. Gorn, "Some Unintended Consequences of TV Advertising to Children," *Journal of Consumer Research* 5, no. 1 (June 1978), 22–9; Kasser, *High Price of Materialism*, 66; Kasser, "Materialistic Values and Goals," 499; S. E. G. Lea et al., *The Individual in the Economy: A Textbook of Economic Psychology* (New York: Cambridge University Press, 1987), 397; Kasser, ed., *Psychology and Consumer Culture*, 16–8.

19 Neal Lawson, *All Consuming: How Shopping Got Us into This Mess and How We Can Find Our Way Out* (London: Penguin, 2009), 143.

20 Martin Lindstrom, *Brandwashed: Tricks Companies Use to Manipulate Our Minds and Persuade Us to Buy* (New York: Kogan Page, 2012)［マーティン・リンストローム『なぜ、それを買わずにはいられないのか――ブランド仕掛け人の告白』木村博江訳，文藝春秋，2012］，10.

21 Twenge and Kasser, "Generational changes in materialism," *Personal Soc Psychol Bull* 39 (2013): 883–97. ぼくはトウェンギにインタビューもした。

22 Kasser, *High Price of Materialism*, 91.

23 Greenberg, *Manufacturing Depression*［グリーンバーグ『「うつ」がこの世にある理由』］，283.

24 このことを示す科学的エビデンスが、以下で概説されている。Kasser, "Materialistic Values and Goals," 499.

25 インタビューの音声データでは信号が二つと言っている。事実確認の過程で、ティムが言い間違えだったとぼくに言ってきたから、訂正したのだ。

第9章

1 ぼくが最初にヴィンセント・フェリッティのことを聞いたのは、ヴァンクーヴァーでガボール・マテにインタビューしたときだった。そしてガボールの著作、とくに以下のすばらしい本でさらに詳しく知ったのである。Gabor Mate, *In The Realm of Hungry Ghosts* (Toronto: Random House Canada, 2013). ぼくの前著 *Chasing the Scream*［『麻薬と人間 100年の物語――薬物への認識を変える衝撃の真実』福井昌子訳，作品社，2021］とそこから派生したいくつかの著作で、ヴィンセントの成果に簡単に触れている。

2 http://www.bbc.co.uk/history/events/republican_hunger_strikes_maze（2016/9/17アクセス）。

3 Vincent Felitti et al., "Obesity: Problem, Solution, or Both?" *Permanente Journal* 14, no. 1 (2010): 24; Vincent Felitti et al., "The relationship of adult health status to childhood abuse and household dysfunction," *American Journal of Preventive Medicine* 14 (1998): 245–58.

4 Vincent Felitti, "Ursprünge des Suchtverhaltens—Evidenzen aus einer Studie zu belastenden Kindheitserfahrungen," *Praxis der Kinderpsychologie und Kinderpsychiatrie* 52 (2003): 547–59.

5 Vincent Felitti et al., *Chadwick's Child Maltreatment: Sexual Abuse and Psychological Maltreatment*, Volume 2 of 3, Fourth edition, (2014): 203; Vincent Felitti et al., "The relationship of adult health status to childhood abuse and household dysfunction," *American Journal of Preventive Medicine* 14 (1998): 245–25

6 Felitti et al., *Chadwick's Child Maltreatment*, 203.

7 Felitti et al., "Obesity: Problem, Solution, or Both?," 24.

14　Tim Kasser, "Materialistic Values and Goals," *Annual Review of Psychology* 67 (2016): 489–514, doi: 10.1146/annurev-psych-122414-033344.

15　Tim Kasser, "The 'what' and 'why' of goal pursuits," *Psychol Inqu* 11, no. 4 (2000): 227–68; Ryan and Deci, "On happiness and human potential," *Annu Rev Psychol* 52 (2001): 141–66.

16　Kasser, "Materialistic Values and Goals"; S. H. Schwartz, "Universals in the structure and content of values: theory and empirical tests in 20 countries," *Advances in Experimental Social Psychology* 25 (Dec. 1992): 1–65.

17　ティムはその全仕事を通じてもちろんそうだが、ぼくも、相関関係のエビデンスは因果関係のエビデンスではない、ということを十分意識している。同時に二つのことが起きることが、一方が他方の原因となることの証明にはならない、ということだ。雄鶏が時をつくり、太陽が昇る。だがそれは、雄鶏の声が日の出の原因である証明にはならない。

だからぼくはティムとのあいだで（インタビューしたどの社会科学者とのあいだでもそうだが）、この"物欲黄金律"が単なる相関関係であり、それを因果関係のように言うのは憶測が過ぎるということがあり得るか、ということを議論した。ティムは言った。「まず第一に言っておきたいのは、証明するのはとても難しいということです。なぜなら因果関係を証明する唯一の方法は、無作為に選んだ人たちを対象にすることです。ということはつまり、わたしは無作為に選んだ人たちを物質主義的になるようにしたり、ならないようにしたりしないといけない、その上で、うつ状態が嵩じるかどうかを調べなければいけない、ということになります。第一にそれは不可能だし、第二に、おそらくそれは倫理に反しています」。

しかしながら、偶然ではあり得ないほど深い関係を示す手法は、さまざまにあるとティムは言う。ぼくに説明してくれたことと、公表されたティムの研究からまとめると、以下の通りである。

(1) 実験の設定によって、人びとをより物質主義的にしたり、逆により物質主義的でなくしたりすることができる。これを「プライミング」と呼ぶ。これによって人びとが自分では気付かないうちにお金のことを考えるように仕向けられる。その上でどのように気分が変化するかを観察する。

(2) 比較的長期にわたる調査を実施することも可能だ。そうすれば、人びとの物質主義がどのように変化したかをたどることができ、それとうつ状態がどのような関係にあるかを観察することができる。

(3) 人びとが実際に物質主義の度を深めたときに何が起こるか、ということのエビデンスに注目することも可能だ。このエビデンスが示すところによれば、実際にそうなったとき、人は「自ら進んで心理的ニーズを満たすのが比較的下手くそな生き方をしてしまう。そしてこのことは実際の調査によっても非常によく支持される。その人たちは、最終的に自由が減ったと感じたり、最終的に自分の能力が落ちたと感じたり、最終的に人間関係が悪化したりするのだ。そしてそのことが今度は逆に、生活状態の質の低下に結びつく」。これは"経路モデル"とか"構造方程式モデル"とか呼ばれるもので、「外発的で物質主義的な価値観が、ニーズが満たされる機会の減少や生活状態の質の低下に至る」ということになる。

以上のようなエビデンスをすべてまとめて、そこからかなり堅固な結論を引き出せるとぼくは思う。ただし、無作為な条件設定で試験することだけはできないのだということを言っておくことはたいせつだ。だから、エビデンスと言うために設けられたハードルのなかでも一番高いものは越えられない。

ティムは、自分が収集したエビデンスのなかに、因果関係が逆方向になっているように見えるものがあることも指摘した。うつや不安定（とくに子ども時代の）が、物質主義的傾向の引き金

26　マシューとミッチェルというファーストネームは本名ではない。だが、それ以外の細かな特徴はそのままで、手を加えていない。
27　Sherry Turkle, *Reclaiming Conversation: The Power of Talk in a Digital Age* (New York: Penguin, 2015)［シェリー・タークル『一緒にいてもスマホ――SNSとFTF』日暮雅通訳，青土社，2017］，42.
28　Marc Maron, *Attempting Normal* (New York, Spiegel and Grau, 2014), 161.

第8章

1　ティムは自分とジョン・レノンの音楽との関係について、次の自著のなかに記している。Tim Kasser, *Lucy in the Mind of Lennon* (New York: OUP, 2013).
2　R. W. Belk, "Worldly possessions: Issues and criticisms," *Advances in Consumer Research* 10 (1983): 514–9; Tim Kasser and Allen Kanner, eds., *Psychology and Consumer Culture: The Struggle for a Good Life in a Materialistic World* (Washington, DC: American Psychological Association, 2003), 3–6.
3　Tim Kasser, *The High Price of Materialism* (Cambridge: MIT Press, 2003), 6–8; Kasser and Ryan, "A dark side of the American dream: Correlates of financial success as a central life aspiration," *Journal of Personality and Social Psychology* 65, no. 2 (1993): 410–22.
4　Kasser and Ryan, "A dark side . . ." 410–22; Kasser, *High Price of Materialism*, 10.
5　Kasser and Ryan, "Further examining the American dream: Differential correlates of intrinsic and extrinsic goals," *Personality and Social Psychology Bulletin*, 31, 907–14.
6　Kasser, *High Price of Materialism*, 11–2, 14.
7　Pink, *Drive*［ピンク『モチベーション3.0』］，1–11, 37–46; Junger, *Tribe*, 21–2.
8　ぼくが最初にこの区別について学んだのは、以下のすばらしい論文による。George Monbiot, http://www.monbiot.com/2010/10/11/the-values-of-everything/（2016/12/1アクセス）。内発的動機付けと外発的動機付けが最初に発見された経緯については、良き案内として以下をお奨めする。Pink, *Drive*［ピンク『モチベーション3.0』］，1–11.
9　Kasser and Sheldon, "Coherence and Congruence: Two Aspects of Personality Integration," *Journal of Personality and Social Psychology* 68, no. 3 (1995): 531–43.
10　Helga Dittmar et al., "The Relationship Between Materialism and Personal Well-Being: A Meta-Analysis," *Journal of Personality and Social Psychology* 107, no. 5 (Nov. 2014): 879–924; Kasser, *High Price of Materialism*, 21.
11　Kasser and Ryan, "Be careful what you wish for: Optimal functioning and the relative attainment of intrinsic and extrinsic goals," in *Life Goals and Well-Being: Towards a Positive Psychology of Human Striving*, ed. by P. Schmuck and K. Sheldon (New York: Hogrefe & Huber Publishers, 2001), 116–31. 以下も参照のこと。Kasser, *High Price of Materialism*, 62.
12　Turkle, *Reclaiming Conversation*［タークル『一緒にいてもスマホ』］，83. 以下も参照のこと。Robert Frank, *Luxury Fever: Weighing the Cost of Excess* (Princeton: Princeton University Press, 2010); Davies, *The Happiness Industry*, 143.
13　Mihály Csíkszentmihály, *Creativity: the Power of Discovery and Invention* (London: Harper, 2013)［M・チクセントミハイ『クリエイティヴィティ――フロー体験と創造性の心理学』浅川希洋志監訳，須藤祐二，石村郁夫訳，世界思想社，2016］。

6 Cacioppo et al., "Loneliness within a nomological net: An evolutionary perspective," *Journal of Research in Personality* 40 (2006): 1054–85.
7 Cacioppo and Patrick, *Loneliness*［カシオポ，パトリック『孤独の科学』］, 88.
8 Cacioppo et al., "Perceived Social Isolation Makes Me Sad: 5-Year Cross-Lagged Analyses of Loneliness and Depressive Symptomatology in the Chicago Health, Aging, and Social Relations Study," *Psychology and Aging* 25, no. 2 (2010): 453–63.
9 Cacioppo and Patrick, *Loneliness*［カシオポ，パトリック『孤独の科学』］, 61.
10 Bill McKibben, *Deep Economy: The Wealth of Communities and the Durable Future* (New York: Henry Holt, 2007)［ビル・マッキベン『ディープエコノミー――生命を育む経済へ』大槻敦子訳，英治出版，2008］, 109, 125.
11 Cacioppo and Patrick, *Loneliness*［カシオポ，パトリック『孤独の科学』］, 7.
12 これについては、次の文献にすばらしい議論が収録されている。とくに以下の頁を参照されたい。Sebastian Junger, *Tribe: One Homecoming and Belonging* (New York: Twelve, 2016), 1–34. また、次の文献、とくに以下の頁も参照のこと。Hugh MacKay, *The Art of Belonging: It's Not Where You Live, It's How You Live* (Sydney, Pan Macmillan, 2016), 27–8.
13 Cacioppo and Patrick, *Loneliness*［カシオポ，パトリック『孤独の科学』］, 15.
14 フッター派の人びとはもちろん遊牧民ではない。そして進化史上の初期人類のほとんどがしていた生き方とそっくり同じやり方で生活しているわけでもない。だが、われわれよりはそのモデルに近い生き方をしているということは確かである。
15 Cacioppo et al., "Loneliness Is Associated with Sleep Fragmentation in a Communal Society," *Sleep* 34, no. 11 (Nov, 2011): 1519–26. 以下も参照のこと。Junger, *Tribe*, 19.
16 Robert Putnam, *Bowling Alone: The Collapse and Revival of American Community* (New York: Simon and Schuster, 2001)［ロバート・D・パットナム『孤独なボウリング――米国コミュニティの崩壊と再生』柴内康文訳，柏書房，2006］, 111–2.
17 Putnam, *Bowling Alone*［パットナム『孤独なボウリング』］, 60.
18 Cacioppo and Patrick, *Loneliness*［カシオポ，パトリック『孤独の科学』］, 247; M. McPherson et al., "Social isolation in America: Changes in core discussion networks over two decades," *American Sociological Review* 71 (2006): 353–75.
19 Putnam, *Bowling Alone*［パットナム『孤独なボウリング』］, 101.
20 http://www.npr.org/sections/health-shots/2015/10/22/450830121/sarah-silverman-opens-up-about-depressioncomedy-and-troublemaking（2016/9/16 アクセス）。
21 Pinker, *Village Effect*, 26; McClintock et al., "Social isolation dysregulates endocrine and behavioral stress while increasing malignant burden of spontaneous mammary tumors," *Proc Natl Acad Sci USA* 106, no. 52 (Dec. 2009): 22393–8.
22 McKibben, *Deep Economy*［マッキベン『ディープエコノミー』］, 96–104.
23 この分野に関しては、以下にすばらしい議論が収録されている。Pinker, *Village Effect*, 4–18. また次も参照のこと。Davies, *The Happiness Industry*, 212–4.
24 ジェイムズというのは本名ではない。患者のプライバシーを守るために偽名にするようヒラリー・キャッシュから求められたのである。
25 この施設について、ヒラリー・キャッシュは自著のなかで議論している。Hilarie Cash, *Video Games and Your Kids: How Parents Stay in Control* (New York: Issues Press, 2008).

Psychology 8, no. 1 (1999): 1–22; Cacioppo et al., "Loneliness is a unique predictor of age-related differences in systolic blood pressure," *Psychology and Aging* 21, no. 1 (March 2006): 152–164; Cacioppo et al., "A Meta-Analysis of Interventions to Reduce Loneliness," *Personality and Social Psychology Review* 15, no. 3 (2011); Hawkley and Cacioppo, "Loneliness and pathways to disease," *Brain, Behavior, and Immunity* 17, no. 1 (Feb. 2003): 98–105; Cacioppo et al., "Do Lonely Days Invade the Nights? Potential Social Modulation of Sleep Efficiency," *Psychological Science* 13, no. 4 (2002); Hawkley et al., "From Social Structural Factors to Perceptions of Relationship Quality and Loneliness: The Chicago Health, Aging, and Social Relations Study," *J Gerontol B Psychol Sci Soc Sci* 63, no. 6 (2008): S375–S384; Cacioppo et al., "Loneliness. Clinical Import and Interventions Perspectives on Psychological Science," 10, no. 2 (2015); Cacioppo et al., "Social Isolation," *Annals of the New York Academy of Sciences* 1231 (June 2011): 17–22; Cacioppo et al., "Evolutionary mechanisms for loneliness," *Cognition and Emotion* 28, no. 1 (2014); Cacioppo et al., "Toward a neurology of loneliness," *Psychological Bulletin* 140, no. 6 (Nov. 2014): 1464–504; Cacioppo et al., "In the Eye of the Beholder: Individual Differences in Perceived Social Isolation Predict Regional Brain Activation to Social Stimuli," *Journal of Cognitive Neuroscience* 21, no. 1 (Jan. 2009): 83–92; Cacioppo et al., "Objective and perceived neighborhood environment, individual SES and psychosocial factors, and self-rated health: An analysis of older adults in Cook County, Illinois," *Social Science & Medicine* 63, no. 10 (Nov. 2006): 2575–90; Jarameka et al., "Loneliness predicts pain, depression, and fatigue: Understanding the role of immune dysregulation," *Psychoneuroendocrinology* 38, no. 8 (Aug. 2013): 1310–17; Cacioppo et al., "On the Reciprocal Association Between Loneliness and Subjective Wellbeing," *Am J Epidemiol* 176, no. (2012): 777–84; Mellor et al., "Need for belonging, relationship satisfaction, loneliness, and life satisfaction," *Personality and Individual Differences* 45, no. 3 (Aug. 2008): 213–8; Doane and Adam, "Loneliness and cortisol: Momentary, day-to-day, and trait associations," *Psychoneuroendocrinology* 35, no. 3 (April 2010): 430–41; Cacioppo et al., "Social neuroscience and its potential contribution to psychiatry," *World Psychitary* 13, no. 2 (June 2014): 131–9; Shanakar et al., "Loneliness, social isolation, and behavioral and biological health indicators in older adults," *Health Psychology* 30, no. 4 (July 2011): 377–85; Cacioppo et al., "Day-to-day dynamics of experience-cortisol associations in a population-based sample," *PNAS* 103, no. 45 (Oct. 2006): 17058–63; Cacioppo et al., "Loneliness and Health: Potential Mechanisms," *Psychosomatic Medicine* 64 (2002): 407–17.

2 John T. Cacioppo and William Patrick, *Loneliness: Human Nature and the Need for Social Connection* (New York: W. W. Norton, 2008)［ジョン・T・カシオポ，ウィリアム・パトリック『孤独の科学――人はなぜ寂しくなるのか』柴田裕之訳，河出文庫，2018］，94–5.

3 Marmot, *Status Syndrome*［マーモット『ステータス症候群』］，164–5.

4 Susan Pinker, *The Village Effect: Why Face-to-Face Contact Matters* (London: Atlantic Books, 2015), 67–8.

5 Cacioppo and Patrick, *Loneliness*［カシオポ，パトリック『孤独の科学』］，5, 94; George Monbiot, "The age of loneliness is killing us," Guardian, October 14, 2014, https://www.theguardian.com/commentisfree/2014/oct/14/age-of-loneliness-killingus（2016/9/16 アクセス）。

(2003): 718–23, doi: 10.1136/jech.57.9.718; M. Virtanen et al., "Long working hours and symptoms of anxiety and depression: a 5-year follow-up of the Whitehall II study," *Psychological Medicine* 41, no. 12 (December 2011): 2485–94.

7 Michael Marmot, *The Health Gap*〔マーモット『健康格差』〕, 2.

8 Michael Marmot, *Status Syndrome: How Your Place on the Social Gradient Affects Your Health* (London: Bloomsbury, 2004)〔マイケル・マーモット『ステータス症候群――社会格差という病』鏡森定信，橋本英樹監訳，日本評論社，2007〕, 1.

9 Ibid., 130–31, 157.

10 Ibid., 126.

11 Ibid., 129.

12 この点についてマイケルは、ほかの社会科学者の研究に基づいていることを明らかにしている。ストレスは要求と裁量の不均衡に由来する、という考え方はとくにR. A. Karasek およびT. Theorellの影響を受けている。努力と報酬の関係についての考察は、J. Siegristの研究に依拠している、とくに以下を参照のこと。J. Siegrist, "Adverse health effects of high-effort/low-reward conditions," *J Occup Health Psychol* 1, no. 1 (Jan. 1996): 27–41.

13 このことは、失業中の人が、意味のない仕事に就いている人よりも、さらに苦痛を感じているというエビデンスが存在する理由を説明する助けになる。意味のない仕事がうつの原因になるのは、まずもって、裁量範囲の欠如を通じてである。だが、失業中の人は、人生全体に対して、なお一層裁量範囲が小さいのだ。何しろ財政面での資源もないし、社会的地位もない、人生上の選択肢もないのだから。

14 Michael Marmot, *The Health Gap*〔マーモット『健康格差』〕, 180.

15 Marmot, *Status Syndrome*〔マーモット『ステータス症候群』〕, 125.

第7章

1 本章でぼくはジョン・カシオポとその同僚によって公表された多くの論文に依拠している。一部を以下に挙げる。Y. Luo et al., "Loneliness, health, and mortality in old age: A national longitudinal study," *Social Science & Medicine* 74, no. 6 (March 2012): 907–14; Cacioppo et al., "Loneliness as a specific risk factor for depressive symptoms: Cross-sectional and longitudinal analyses," *Psychology and Aging* 21, no. 1 (March 2006): 140–51; L. C. Hawkley and J. T. Cacioppo, "Loneliness Matters: A Theoretical and Empirical Review of Consequences and Mechanisms," *Ann Behav Med* 40, no. 2 (2010): 218; Cacioppo et al., "Loneliness and Health: Potential Mechanisms," *Psychosomatic Medicine* 64, no. 3 (May/June 2002): 407–17; J. T. Cacioppo et al., "Lonely traits and concomitant physiological processes: the MacArthur social neuroscience studies," *International Journal of Psychophysiology* 35, no. 2–3 (March 2000): 143–54; Cacioppo et al: "Alone in the crowd: The structure and spread of loneliness in a large social network," *Journal of Personality and Social Psychology* 97, no. 6 (Dec. 2009): 977–91; Cacioppo et al., "Loneliness within a nomological net: An evolutionary perspective," *Journal of Research in Personality* 40, no. 6 (Dec. 2006): 1054–85; Cacioppo et al., "Loneliness in everyday life: Cardiovascular activity, psychosocial context, and health behaviors," *Journal of Personality and Social Psychology* 85, no. 1 (July 2003): 105–20; Cacioppo and Ernst, "Lonely hearts: Psychological perspectives on loneliness," *Applied and Preventive*

第5章

1 Harris, *Where Inner and Outer Worlds Meet*, 27–8.

第6章

1 ジョーは本名ではない。偽名を使うようぼくに求めたのだ。だがほかのことは、詳細に至るまで改変していない。ジョーの本当の身元と、インタビューの音声は、この本の版元であるブルームズベリー社が確認している。

2 Davies, *The Happiness Industry*, 106.

3 Peter Fleming, *The Mythology of Work* (London: Pluto Press, 2015), 41–3; Daniel Pink, *Drive: The Surprising Truth About What Motivates Us* (London: Canongate, 2011)［ダニエル・ピンク『モチベーション3.0――持続する「やる気！」をいかに引き出すか』大前研一訳, 講談社＋α文庫, 2015］, 111. 不当に忘れられている次の文献は、この問題に対していかに備えるべきかということに関する優れた議論を含んでいる。Joel Spring, *A Primer On Libertarian Education* (Toronto: Black Rose Books, 1999).

4 Fleming, *Mythology of Work*, 35. この問題に関するその他の衝撃的な統計が以下に収録されている。Rutger Bregman, *Utopia, For Realists* (London: Bloomsbury, 2017), 41［ルトガー・ブレグマン『隷属なき道――AIとの競争に勝つベーシックインカムと一日三時間労働』野中香方子訳, 文藝春秋, 2017］。

5 Matt Haig, *Reasons to Stay Alive* (London: Canongate, 2016)［マット・ヘイグ『#生きていく理由――うつ抜けの道を、見つけよう』那波かおり訳, 早川書房, 2018］, 157

6 Michael Marmot, *The Health Gap: The Challenge of an Unequal World* (London: Bloomsbury, 2015)［マイケル・マーモット『健康格差――不平等な世界への挑戦』栗林寛幸監訳, 野田浩夫訳者代表, 日本評論社, 2017］, 3. 本章ではマイケル・マーモットとその共同研究者による多くの研究に依拠している。以下、その一部を挙げる。Marmot et al., "Health inequalities among British civil servants: the Whitehall II study," *The Lancet* 337, no. 8745 (June 1991): 1387–93; Marmot et al., "Low job control and risk of coronary heart disease in Whitehall II (prospective cohort) study," *BMJ* 314 (1997): 558, doi: 10.1136/bmj.314.7080.558; Marmot et al., "Work characteristics predict psychiatric disorder: prospective results from the Whitehall II Study," *Occupational and Environmental Medicine* 56 (1999): 302–7, doi: 10.1136/oem.56.5.302; Marmot et al., "Subjective social status: its determinants and its association with measures of ill-health in the Whitehall II study," *Social Science & Medicine* 56, no. 6 (March 2003): 1321–33; Marmot et al., "Psychosocial work environment and sickness absence among British civil servants: the Whitehall II study," *American Journal of Public Health* 86, no. 3 (March 1996): 332–40, doi: 10.2105/AJPH.86.3.332; Marmot et al., "Explaining socioeconomic differences in sickness absence: the Whitehall II Study," *BMJ* 306, no. 6874 (Feb. 1993): 361–6, doi: 10.1136/bmj.306.6874.361; Marmot et al., "When reciprocity fails: effort-reward imbalance in relation to coronary heart disease and health functioning within the Whitehall II study," *Occupational and Environmental Medicine* 59 (2002): 777–84, doi: 10.1136/oem.59.11.777; Marmot et al., "Effects of income and wealth on GHQ depression and poor self rated health in white collar women and men in the Whitehall II study," *J Epidemiol Community Health* 57

6 Harris, *Where Inner and Outer Worlds Meet*, 7–10.

7 Harris and Brown, *Social Origins of Depression*, 49.

8 医学上の秘密保持のためにチームが付けた偽名である。

9 Harris, *Where Inner and Outer Worlds Meet*, 14–6; Harris and Brown, *Social Origins of Depression*, 174–5.

10 Harris and Brown, *Social Origins of Depression*, 63, 136.

11 Ibid., 180.

12 Harris, *Where Inner and Outer Worlds Meet*, 123.

13 Harris and Brown, *Social Origins of Depression*, 46.

14 Ibid., 83.

15 Ibid., 82, 234.

16 I. Gaminde et al., "Depression in three populations in the Basque Country — A comparison with Britain," *Social Psychiatry and Psychiatric Epidemology* 28 (1993): 243–51; J. Broadhead et al., "Life events and difficulties and the onset of depression amongst women in an urban setting in Zimbabwe," *Psychological Medicine* 28 (1998): 29–30. 以下も参照のこと。Harris, *Where Inner and Outer Worlds Meet*, 22–5.

17 Harris and Brown, *Social Origins of Depression*, 217–8.

18 R. Finlay-Jones and G. W. Brown, "Types of stressful life event and the onset of anxiety and depressive disorders," *Psychological Medicine* 11, no. 4 (1981): 803–15; R. Prudo, et al., "Psychiatric disorder in a rural and an urban population: 3. Social integration and the morphology of affective disorder," *Psychological Medicine* 14 (May 1984): 327–45; G. W. Brown et al., "Aetiology of anxiety and depressive disorders in an inner-city population. 1. Early adversity," *Psychological Medicine*, 23 (1993): 143–54; Brown et al., "Aetiology of anxiety and depressive disorders in an inner-city population. 2. Comorbidity and adversity," *Psychological Medicine* 23 (1993): 155–65.

19 Harris and Brown, *Social Origins of Depression*, 235. これについてはさらに、以下を参照のこと。Harris, *Where Inner and Outer Worlds Meet*, 25–7.

20 この概念の歴史については、以下で概観されている。Nassir Ghaemi, *The Rise and Fall of the Biopsychosocial Model: Reconciling Art and Science in Psychiatry* (Baltimore: Johns Hopkins University Press, 2010)［ナシア・ガミー『現代精神医学のゆくえ――バイオサイコソーシャル折衷主義からの脱却』山岸洋，和田央，村井俊哉訳，みすず書房，2012］。ただしこの概念に関するこの文献の結論には賛同しかねるところがある。以下も参照のこと。Nassir Ghaemi, *On Depression: Drugs, Diagnosis and Despair in the Modern World* (Baltimore: Johns Hopkins University Press, 2013)［ナシア・ガミー『「うつ」について―現代の世界における薬物，診断，そして絶望』菅原英世訳，星和書店，2018］; Read and Saunders, *A Straight-Taking Introduction to the Causes of Mental Health Problems*, 36–7, 53–5.

21 Harris and Brown, *Social Origins of Depression*, 266.

22 ジョージは、その女性の自殺と後年に実施したうつ病の調査とのあいだに直接的な関係があるとは思わないということを、ぼくに対して強調した。そのことを再び考え始めたのは、調査から何年も経ってからだという。

(November 1986): 813–31; George W. Brown et al., "Life events, vulnerability and onset of depression: some refinements," *The British Journal of Psychiatry* 150, no. 1 (Jan. 1987): 30–42; George W. Brown et al., "Loss, humiliation and entrapment among women developing depression: a patient and non-patient comparison," *Psychological Medicine* 25, no. 1 (Jan. 1995): 7–21; George W. Brown et al., "Depression and loss," *British Journal of Psychiatry* 130, no. 1 (Jan. 1977): 1–18; George W. Brown et al., "Life events and psychiatric disorders Part 2: nature of causal link," *Psychological Medicine* 3, no. 2 (May 1973): 159–76; George W. Brown et al., "Life Events and Endogenous Depression: A Puzzle Reexamined," *Arch Gen Psychiatry* 51, no. 7 (1994): 525–34; Brown and Harris, "Aetiology of anxiety and depressive disorders in an inner-city population. 1. Early adversity," *Psychological Medicine* 23, no. 1 (Feb. 1993): 143–54; Brown et al., "Life stress, chronic subclinical symptoms and vulnerability to clinical depression," *Journal of Affective Disorders* 11, no. 1 (July–August 1986): 1–19; Harris et al., "Befriending as an intervention for chronic depression among women in an inner city. 1: Randomised controlled trial," *British Journal of Psychiatry* 174, no. 3 (March 1999): 219–24; Brown et al., "Depression: distress or disease? Some epidemiological considerations," *British Journal of Psychiatry* 147, no. 6 (Dec 1985): 612–22; Brown et al., "Depression and anxiety in the community: replicating the diagnosis of a case," *Psychological Medicine* 10, no. 3 (Aug. 1980): 4445–54; Brown et al., "Aetiology of anxiety and depressive disorders in an inner-city population. 2. Comorbidity and adversity," *Psychological Medicine* 23, no. 1 (Feb. 1993): 155–65; Brown and Harris, "Stressor, vulnerability and depression: a question of replication," *Psychological Medicine* 16, no. 4 (Nov. 1986): 739–74; Harris et al., "Mourning or early inadequate care? Reexamining the relationship of maternal loss in childhood with adult depression and anxiety," *Development and Psychopathology* 4, no. 3 (July 1992): 433–49; Brown et al., "Psychotic and neurotic depression Part 3. Aetiological and background factors," *Journal of Affective Disorders* 1, no. 3 (Sept 1979): 195–211; Brown et al., "Psychiatric disorder in a rural and an urban population: 2. Sensitivity to loss," *Psychological Medicine* 11, no. 3 (Aug. 1981): 601–16; "Psychiatric disorder in a rural and an urban population: 3. Social integration and the morphology of affective disorder," *Psychological Medicine* 14, no. 2 (May 1984): 327–45; Brown and Harris, "Disease, Distress and Depression," *Journal of Affective Disorders* 4, no. 1 (March 1982): 1–8.

またぼくはジョージ・ブラウンとティリル・ハリスの1989年の共著、およびティリルが編んだすばらしいジョージ・ブラウン記念論文集にも依拠した。George Brown and Tirril Harris, *Life Events and Illness* (Sydney, Australia: Unwin Hyman, 1989); Tirril Harris, ed., *Where Inner and Outer Worlds Meet: Psychosocial Research in the Tradition of George Brown* (London: Routledge, 2000).

3 George Brown and Tirril Harris, *Social Origins of Depression: A Study of Psychiatric Disorder in Women* (London: Tavistock Publications, 1978), 19; Shorter, *How Everyone Became Depressed*, 152–5.

4 Read and Saunders, *A Straight-Taking Introduction to the Causes of Mental Health Problems*, 32–41.

5 Shorter, *How Everyone Became Depressed*, 80, 89, 112, 122, 135–9, 171.

ハミルトン尺度上の数値が改善することなど。だが、うつ状態が続くとは言っても、抗うつ薬には何の利点もないと言いたいわけではない。単に、抗うつ薬だけでは不十分だ、完全な解決策と見なすことはできない、と言っているだけである。

第3章

1　ぼくはこれを、あのすばらしい臨床心理士ルーシー・ジョンストーンから聞いた。しかしこれはルーシー自身の言葉ではない。ぼくは元の発言者を突き止めることができなかった。どなたかご存じの方は教えていただきたい。そうしたら、ここに出所を明らかにできるので。

2　本章でぼくは多くの点でジョアン・カッチャトーリの著作に依拠している。以下を参照のこと。Joanne Cacciatore and Kara Thieleman, "When a Child Dies: A Critical Analysis of Grief-Related Controversies in DSM-5," *Research on Social Work Practice* 24, no. 1 (Jan. 2014): 114–22; Cacciatore and Thieleman, "The DSM-5 and the Bereavement Exclusion: A Call for Critical Evaluation," *Social Work* (2013), doi: 10.1093/sw/swt021; Jeffrey R. Lacasse and Joanne Cacciatore, "Prescribing of Psychiatric Medication to Bereaved Parents Following Perinatal/Neonatal Death: An Observational Study," *Death Studies* 38, no. 9 (2014); Cacciatore, "A Parent's Tears: Primary Results from the Traumatic Experiences and Resiliency Study," *Omega: Journal of Death and Dying* 68, no. 3 (Oct. 2013–14): 183–205; Cacciatore and Thieleman, "Pharmacological Treatment Following Traumatic Bereavement: A Case Series," *Journal of Loss and Trauma* 17, no. 6 (July 2012): 557–79.

3　悲嘆の除外についてぼくが最初に知ったのは、ゲイリー・グリーンバーグのすばらしい著作でのことだった。強く推奨したい。Greenberg, *The Book of Woe*, 6; *Manufacturing Depression*［グリーンバーグ『「うつ」がこの世にある理由』］, 246–8. また以下も参照のこと。Read and Saunders, *A Straight-Taking Introduction to the Causes of Mental Health Problems*, 60, 88–91.

4　このことは、DSM 第 4 版の代表的執筆者であるロバート・スピッツァーも暗黙のうちに認めている。以下を参照のこと。Robert Spitzer, *The Therapy Trap*, 49. ぼくの友人アダム・カーティスの製作した BBC ドキュメンタリー『罠』（*The Trap*）も参照してほしい。

5　DSM のほかの代表的執筆者もこのことを認めている。以下を参照のこと。William Davies, *The Happiness Industry: How the Government and Big Business Sold Us Well-Being* (New York: Verso, 2016), 174.

6　以下を参照。American Psychiatric Association, *Diagnostic and Manual of Mental Disorders*, 5th Edition (Washington, DC: American Psychiatric Publishing, 2013)［『DSM-5 精神疾患の診断・統計マニュアル』日本精神神経学会　日本語版用語監修，髙橋三郎，大野裕監訳，染矢俊幸，神庭重信，尾崎紀夫，三村將，村井俊哉訳，医学書院，2014］, 155–89.「曖昧な注」は、p.126 にある。

第4章

1　ブラウンの求めに応じて、この女性に関する詳細な点を変更した。匿名性を保つためである。

2　本章でぼくは、ジョージ・ブラウンとティリル・ハリスの研究論文に大いに依拠している。以下がその一部である。George W. Brown et al., "Social Class and Psychiatric Disturbance Among Women in An Urban Population," *Sociology* 9, no. 2 (May 1975): 225–54; Brown, Harris et al., "Social support, self-esteem and depression," *Psychological Medicine* 16, no. 4

21 Kramer, *Listening To Prozac*［クレイマー『驚異の脳内薬品』］, vi–vii.

22 以下、ピーター・クレイマーの著作を要約するに当たって、ぼくは最善を尽くしたつもりだ。その著作を読んでみると、自分の仕事に賞賛以外の言葉で言及している人であれば、誰に対しても攻撃的な反応を示していることに気付く。だからここでは、その主張の中核を、公平に、冷静に、要約するよう努めた。本人は納得しないかもしれないが。その主張を、ピーター・クレイマー自身の言葉で読みたいと思われる方には、以下の本をお奨めする。Peter D. Kramer, *Ordinarily Well: The Case for Anti-Depressants* (New York: Farrar, Straus and Giroux, 2016).

23 Kirsch, *The Emperor's New Drugs*［カーシュ『抗うつ薬は本当に効くのか』］, 63–7; Davies, *Cracked*, 143.

24 Kramer, *Ordinarily Well*, 127.

25 Moncrieff, *The Myth of the Chemical Cure*, 143.

26 Kramer, *Ordinarily Well*, 132–3, 138–46.

27 ぼくが服用していたのは、途中、短期間やめていたときも含めて13年間だった。ぼくはこのインタビューで、間違ってピーターに14年間連用していたと言ったので、それでこの数字が出てきたのだろう。

28 Kirsch, *The Emperor's New Drugs*［カーシュ『抗うつ薬は本当に効くのか』］, 58–62, 73, 94; Healy, *Let Them Eat Prozac*［ヒーリー『抗うつ薬の功罪』］, 29.

29 Diane Warden et al., "The STAR*D Project Results: A Comprehensive Review of Findings," *Current Psychiatry Reports* 9, no. 6 (2007): 449–59; A. John Rush et al., "Acute and Longer-Term Outcomes in Depressed Outpatients Requiring One or Several Treatment Steps: A STAR*D Report," *American Journal of Psychiatry* 163 (2006): 1905–17; Bradley Gaynes et al., "What Did STAR*D Teach Us? Results from a Large-Scale, Practical, Clinical Trial for Patients With Depression," *Psychiatric Services* 60, no. 11 (November 2009), doi: 10.1176/ps.2009.60.11.1439; Mark Sinyor et al., "The Sequenced Treatment Alternatives to Relieve Depression (STAR*D) Trial: A Review," *Canadian Journal of Psychiatry* 55, no. 3 (March 2010): 126–35, doi: 10.1177/070674371005500303; Thomas Insel at al., "The STAR*D Trial: Revealing the Need for Better Treatments," *Psychiatric Services* 60 (2009): 1466–7.; Warden et al., "The STAR*D project results: A comprehensive review of findings," *Current Psychiatry Reports* 9, no. 6 (Dec. 2007): 449–59. STAR*D試験のエビデンスをピーター・クレイマーは批判している。しかしそれはぼくには説得力があるとは思えなかった。それを確かめたければ、以下を参照のこと。Kramer, *Ordinarily Well*, 192–3. また、以下も参照のこと。Robert Whitaker, "Mad in America: History, Science, and the Treatment of Psychiatric Disorders," *Psychology Today*, https://www.psychologytoday.com/blog/mad-in-america/201008/the-stard-scandal-new-paper-sums-it-all; https://www.nimh.nih.gov/funding/clinical-research/practical/stard/allmedicationlevels.shtml（2016/11/1アクセス）。

30 Corey-Lisle, P. K. et al., "Response, Partial Response, and Nonresponse in Primary Care Treatment of Depression," *Archives of Internal Medicine* 164 (2004): 1197–204; Trivedi et al., "Medication Augmentation after the Failure of SSRIs for Depression," *New England Journal of Medicine* 354 (2006): 1243–52; Stephen S. Ilardi, *The Depression Cure: The Six-Step Programme to Beat Depression Without Drugs* (London: 2010, Ebury Publishing), 44–5. うつ状態が続くとしても、なお化学的抗うつ薬の利点を感じ取ることは可能だと言う人がいる。たとえば

にある理由』], 160–68, 274–6.

9 H. G. Ruhé, et al., "Mood is indirectly related to serotonin, norepinephrine, and dopamine levels in humans: a meta-analysis of monoamine depletion studies," *Mol Psychiatry* 8, no. 12 (April 2007): 951–73.

10 Davies, *Cracked*, 128; Read and Saunders, *A Straight-Taking Introduction to the Causes of Mental Health Problems*, 45.

11 Shorter, *How Everyone Became Depressed*, 156–9.

12 Lawrence H. Diller, *Running on Ritalin: A Physician Reflects on Children, Society, and Performance in a Pill* (New York: Bantam Books, 1999), 128.

13 ジョアナ・モンクリーフのすばらしい著作を読まれることをお奨めする。Joanna Moncrieff, *The Myth of the Chemical Cure: A Critique of Psychiatric Treatment* (London: Palgrave Macmillan, 2009); Rapley, Moncrieff, and Dillon, eds., *De-Medicalizing Misery*. どちらもぼくが自分の考えをまとめるのに、大いに役に立った。

14 ルーシー・ジョンストーンのすばらしい著作を読まれることをお奨めする。Lucy Johnstone, *A Straight-Talking Guide To Psychiatric Diagnosis* (London: PCCS, 2014); *Formulation In Psychology and Psychotherapy* (London: Routledge, 2006); *Users and Abusers of Psychiatry* (London: Routledge, 1989).

15 カリフォルニアの偉大なジャーナリスト、ロバート・シアーの使った比喩を借用した。シアーは、銀行規制が廃止されたことで、住居の差し押さえ危機が招かれた事態を指して、この比喩を用いた。

16 David H. Freedman, "Lies, Damned Lies, and Medical Science," *The Atlantic*, November 2010, http://www.theatlantic.com/magazine/archive/2010/11/lies-damned-lies-and-medical-science/308269/（2016/3/20 アクセス）。

17 ヨアニディス教授のコメントの原稿を本人に送ったところ、細かな点で変更を求められた箇所がある。そのため、ウェブサイトにアップしている音声と、ここで教授の言として書かれていることのあいだには、微細な違いが生じた。

18 H. Edmund Pigott et al., "Efficacy and Effectiveness of Antidepressants: Current Status of Research," *Psychotherapy and Psychosomatics* 79 (2010): 267–79, doi: 10.1159/000318293; Yasmina Molero et al., "Selective Serotonin Reuptake Inhibitors and Violent Crime: A Cohort Study," *PLOS Medicine* 12 no. 9 (Sept. 2015), doi: 10.1371/journal.pmed.1001875; Paul W. Andrews, "Primum non nocere: an evolutionary analysis of whether antidepressants do more harm than good," *Frontiers in Psychology* 3, no. 177 (April 2012), doi: 10.3389/fpsyg.2012.00117; A. D. Domar, "The risks of selective serotonin reuptake inhibitor use in infertile women: a review of the impact on fertility, pregnancy, neonatal health and beyond," *Human Reproduction* 28, no. 1 (2013): 160–71; Dheeraj Rai, "Parental depression, maternal antidepressant use during pregnancy, and risk of autism spectrum disorders: population based case-control study," *BMJ* 346 (April 2013); doi: 10.1136/bmj.f2059; André F. Carvalho et al., "The Safety, Tolerability and Risks Associated with the Use of Newer Generation Antidepressant Drugs: A Critical Review of the Literature," *Psychotherapy and Psychosomatics* 85 (2016): 270–88, doi: 10.1159/000447034.

19 Kirsch, *The Emperor's New Drugs*［カーシュ『抗うつ薬は本当に効くのか』], 153.

20 Haygarth, *Of the Imagination as a Cause And as a Cure of Disorders of the Body*, 25.

nature.com/nature/journal/v429/n6992/full/429589a.html; Wayne Kondro and Barb Sibbald, "Drug company experts advised staff to withhold data about SSRI use in children," *Canadian Medical Association Journal* 170, no. 5 (March 2004): 783.

12 Andrea Cipriani et al., "Comparative efficacy and tolerability of antidepressants for major depressive disorder in children and adolescents: a network meta-analysis," *The Lancet* 338, no. 10047 (Aug. 2016): 881–90, doi: 10.1016/S0140-6736(16)30385-3（2016/11/1アクセス）。

13 なぜこのような事態が起こったのか、もっと広い文脈から理解したければ、ぼくは以下の心底すばらしい３冊の文献をお奨めしたい。Ben Goldacre, *Bad Pharma: How Drug Companies Mislead Doctors and Harm Patients* (London: Fourth Estate, 2012)［ベン・ゴールドエイカー『悪の製薬――製薬業界と新薬開発がわたしたちにしていること』忠平美幸，増子久美訳，青土社，2015］; Marcia Angell, *The Truth About Drug Companies: How They Deceive Us and What We Can Do About It* (New York: Random House, 2004)［マーシャ・エンジェル『ビッグ・ファーマ――製薬会社の真実』栗原千絵子，斉尾武郎共監訳，篠原出版新社，2005］; Harriet A. Washington, *Deadly Monopolies: the Shocking Corporate Takeover of Life Itself* (New York: Anchor, 2013).

第2章

1 David Healy, *Let Them Eat Prozac* (New York; London: New York University Press, 2004)［デイヴィッド・ヒーリー『抗うつ薬の功罪――SSRI論争と訴訟』田島治監修，谷垣暁美訳，みすず書房，2005］, 263.

2 John Read and Pete Saunders, *A Straight-Taking Introduction to The Causes of Mental Health Problems* (Ross-on-Wye, Hertfordshire, UK: PCCS Books, 2011), 43–5.

3 Katherine Sharpe, *Coming of Age on Zoloft: How Anti-depressants Cheered Us Up, Let Us Down, and Changed Who We Are* (New York: Harper, 2012), 31; Untitled article, *Popular Science*, November 1958, 149–52. 次の文献も参照のこと。https://deepblue.lib.umich.edu/bitstream/handle/2027.42/83270/LDH%20science%20gender.pdf?sequence=1（2016/9/20アクセス）; "TB Milestone," *Life magazine*, March 3, 1952, 20–21; Scott Stossell, *My Age of Anxiety: Fear, Hope, Dread, and the Search for Peace of Mind* (London: William Heinemann, 2014), 171.

4 Kirsch, *The Emperor's New Drugs*［カーシュ『抗うつ薬は本当に効くのか』］, 83–5.

5 Gary Greenberg, *Manufacturing Depression: The Secret History of a Modern Disease* (London: Bloomsbury, 2010)［ゲイリー・グリーンバーグ『「うつ」がこの世にある理由――作られた病の知られざる真実』柴田裕之訳，河出書房新社，2011］, 167–8. 次の文献も参照のこと。Gary Greenberg, *The Noble Lie: When Scientists Give the Right Answers for the Wrong Reasons* (Hoboken, NJ: Wiley, 2008). ぼくはグリーンバーグ博士に直接インタビューもしている。

6 James Davies, *Cracked: Why Psychiatry Is Doing More Harm Than Good* (London: Icon Books, 2013), 29.

7 Kirsch, *The Emperor's New Drugs*［カーシュ『抗うつ薬は本当に効くのか』］, 91–2.

8 Edward Shorter: *How Everyone Became Depressed: The Rise and Fall of the Nervous Breakdown* (New York: Oxford University Press, 2013), 4–5; Davies, *Cracked*, 125; Gary Greenberg, *The Book of Woe: The DSM and the Unmasking of Psychiatry* (Victoria, Australia: Scribe, 2013), 62–4; Greenberg, *Manufacturing Depression*［グリーンバーグ『「うつ」がこの世

new drugs: An analysis of antidepressant medication data submitted to the U.S. Food and Drug Administration," *Prevention & Treatment* 5, no. 1 (July 2002), doi: 10.1037/1522-3736.5.1.523a; Kirsch, ed., "Efficacy of antidepressants in adults," *BMJ* (2005): 331, doi: 10.1136/bmj.331.7509.155; Kirsch, ed., *How Expectancies Shape Experience* (Washington, DC: American Psychological Association, 1999), xiv, 431, doi: 10.1037/10332-000; Kirsch et al., "Antidepressants and placebos: Secrets, revelations, and unanswered questions," *Prevention & Treatment* 5, no. 1 (July 2002): No Pagination Specified Article 33, doi: 10.1037/1522-3736.5.1.533r; Irving Kirsch and Steven Jay Lynn, "Automaticity in clinical psychology," *American Psychologist* 54, no. 7 (July 1999): 504–15, doi: 10.1037/0003-066X.54.7.504; Arif Khan et al., "A Systematic Review of Comparative Efficacy of Treatments and Controls for Depression," doi: 10.1371/journal.pone.0041778; Kirsch, "Yes, there is a placebo effect, but is there a powerful antidepressant drug effect?" *Prevention & Treatment* 5, no. 1 (July 2002): No Pagination Specified Article 22, doi: 10.1037/1522-3736.5.1.522i; Ben Whalley et al., "Consistency of the placebo effect," *Journal of Psychosomatic Research* 64, no. 5 (May 2008): 537–41; Kirsch et al., "National Depressive and Manic-Depressive Association Consensus Statement on the Use of Placebo in Clinical Trials of Mood Disorders," *Arch Gen Psychiatry* 59, no. 3 (2002): 262–70, doi: 10.1001/archpsyc.59.3.262; Kirsch, "St. John's wort, conventional medication, and placebo: an egregious double standard," *Complementary Therapies in Medicine* 11, no. 3 (Sept. 2003): 193–5; Kirsch, "Antidepressants Versus Placebos: Meaningful Advantages Are Lacking," *Psychiatric Times*, September 1, 2001, 6, Academic OneFile（2016/11/5 アクセス）; Kirsch, "Reducing noise and hearing placebo more clearly," *Prevention & Treatment* 1, no. 2 (June 1998): No Pagination Specified Article 7r, doi: 10.1037/1522-3736.1.1.17r; Kirsch et al., "Calculations are correct: reconsidering Fountoulakis & Möller's re-analysis of the Kirsch data," *International Journal of Neuropsychopharmacology* 15, no. 8 (August 2012): 1193–8, doi: 10.1017/S1461145711001878; Erik Turner et al., "Selective Publication of Antidepressant Trials and Its Influence on Apparent Efficacy," *N Engl J Med* 358 (2008): 252–60, doi: 10.1056/NEJMsa065779.

7 Kirsch, *The Emperor's New Drugs*［カーシュ『抗うつ薬は本当に効くのか』］, 25. ぼくの友人ベン・ゴールドエーカー（Dr. Ben Goldacre）が公表バイアスについてすばらしい論文を書いているので参照していただきたい。http://www.badscience.net/category/publication-bias/ for some background.

8 Kirsch, *The Emperor's New Drugs*［カーシュ『抗うつ薬は本当に効くのか』］, 26–7.

9 Ibid., 41.

10 Ibid., 38.

11 Ibid., 40; http://web.law.columbia.edu/sites/default/files/microsites/career-services/Driven%20to%20Settle.pdf; http://www.independent.co.uk/news/business/news/drug-firm-settles-seroxat-research-claim-557943.html; http://news.bbc.co.uk/1/hi/business/3631448.stm; http://www.pharmatimes.com/news/gsk_to_pay_$14m_to_settle_paxil_fraud_claims_995307; http://www.nbcnews.com/Notes 273id/5120989/ns/business-us_business/t/spitzer-sues-glaxosmithkline-over-paxil/; http://study329.org/; http://science.sciencemag.org/content/304/5677/1576.full?sid=86b4a57d-2323-41a5-ae9e-e6cbf406b142; http://www.

やぼくが日々いかに生きているかということ、つまり社会生活である。人びとの生き方の科学的研究と言ってもよい。それは心理学から社会学、人類学などまで、大きな広がりを持つ。このとき受けた訓練によって、ぼくは自分が考察対象のエビデンスを篩にかけ、何が本物であるか見極めることができる、と思いたい。

二つめは、"語り"だ。ぼくは15年間ジャーナリストをやってきた。そしてぼくたちが一番よく情報を吸収できるのは、それが誰かほかの人の物語として語られたときであることを学んできた。だからぼくは本書でも、ぼく自身の物語を通じて、あるいはぼくが知り合った本当に驚くべき人たちの物語を通じて、科学を読者に語りたいと思っている。個人的な物語が、大多数の人に通用するエビデンスとはならないし、逸話をいくら並べても、やはりエビデンスとはならない。だからこそぼくは本書で、科学的なエビデンスの例証となるもの、あるいは科学的エビデンスへの到達を促すようなもの以外、個人的物語を詳細に述べることがないようにしたつもりだ。つまり初めに科学ありき、なのである。

もしも本書でエビデンスを超えるような物語、あるいは科学者が真剣に異議を唱えるような物語を述べる場合があるとしたら、ぼくは必ずそれとはっきり示して、読者の注意を喚起するつもりだ。

第１章

1　John Haygarth, *Of the Imagination as a Cause And as a Cure of Disorders of the Body, Exemplified by Fictitious Tractors and Epidemical Convulsions* (London: R. Crutwell, 1800); Stewart Justman, "Imagination's Trickery: The Discovery of the Placebo Effect," *The Journal of the Historical Society* 10, no. 1 (March 2010): 57–73, doi: 10.1111/j.1540-5923.2009.00292.x（2016/1/1 アクセス）; Joel Falack and Julia M. Wright, eds., *A Handbook of Romanticism Studies* (Chichester, West Sussex, UK; Malden, MA: Wiley, 2012), 31–2; Heather R. Beatty, *Nervous Disease in Late Eighteenth-Century Britain: The Reality of a Fashionable Disorder* (London; Vermont: Pickering and Chatto, 2011).

2　Irving Kirsch, *The Emperor's New Drugs: Exploding the Antidepressant Myth* (London: Bodley Head, 2009)［アービング・カーシュ『抗うつ薬は本当に効くのか』石黒千秋訳, エクスナレッジ, 2010］, 1.

3　Dylan Evans, *Placebo: The Belief Effect* (New York: HarperCollins, 2003), 35.

4　Ibid., 1–2; Ben Goldacre, *Bad Science: Quacks, Hacks, and Big Pharma Flacks* (London: Harper, 2009)［ベン・ゴールドエイカー『デタラメ健康科学——代替療法・製薬産業・メディアのウソ』梶山あゆみ訳, 河出書房新社, 2011］, 64.

5　Kirsch, *The Emperor's New Drugs*［カーシュ『抗うつ薬は本当に効くのか』］, 7.

6　Ibid., 9–11. この箇所および次章でぼくは、以下の文献も参考にしている（ほかにもまだたくさんあるが）。Irving Kirsch and Guy Sapirstein, "Listening to Prozac but Hearing Placebo: A Meta-Analysis of Antidepressant Medication," *Prevention & Treatment* 1, no. 2 (June 1998); Kirsch, "Anti-depressants and the Placebo Effect," *Z Psychol* 222, no. 3 (2014): 128–134, doi: 10.1027/2151-2604/a000176; Kirsch, "Challenging Received Wisdom: Antidepressants and the Placebo Effect," *MJM* 11, no. 2 (2008): 219–22, PMCID: PMC2582668; Kirsch et al., "Initial Severity and Antidepressant Benefits: A Meta-Analysis of Data Submitted to the Food and Drug Administration," doi: 10.1371/journal.pmed.0050045; Kirsch et al., "The emperor's

dont-have-adhd; Jenifer Goodwin, "Number of U.S. Kids on ADHD Meds Keeps Rising," USNews.com, September 28, 2011, http://health.usnews.com/health-news/family-health/brain-and-behavior/articles/2011/09/28/number-of-us-kids-on-adhd-meds-keeps-rising（すべて2016/1/8アクセス）。

7 "France's drug addiction: 1 in 3 on psychotropic medication," France24, May 20, 2014, http://www.france24.com/en/20140520-france-drug-addiction-1-3-psychotropic-medication（2016/1/8アクセス）。

8 Dan Lewer et al, "Antidepressant use in 27 European countries: associations with sociodemographic, cultural and economic factors," *British Journal of Psychiatry* 207, no. 3 (July 2015): 221–6, doi: 10.1192/bjp.bp.114.156786（2016/6/1アクセス）。

9 Matt Harvey, "Your tap water is probably laced with antidepressants," Salon, March 14, 2013, http://www.salon.com/2013/03/14/your_tap_water_is_probably_laced_with_anti_depressants_partner/; "Prozac 'found in drinking water,'" BBC News, August 8, 2004, http://news.bbc.co.uk/1/hi/health/3545684.stm（ともに2016/1/8アクセス）。

10 長期にわたって抗うつ薬をのんでいる人の多くが体験していることだと思うが、ぼくはこれ以前にも、数ヶ月間、薬をのまないということが何度かあった。そしてそのことはあちこちに書いている。しかしここでの記述は、完全にのむのをやめたときの話だ。

11 この問題についてぼくは、10年以上にわたって新聞に記事を書いてきた。主には*Independent*紙と*Evening Standard*紙だ。この問題のいくつかの側面については、このイントロダクションのなかで述べたように、本書に結実することになる調査に向けて最初の数歩を歩み始めることも、それによってちょっとだけ考え方を変えることも、それまで何度もあったのだ。しかしそのあとぼくはいつも後退してしまうのだった。なぜならこの問題の再考を自分に強いることに対して、ぼくは極度に警戒していたからだ。本書では、ぼくの考え方のちょっとした変化を一々すべて記述してはいない。ところどころ、断片的な考察を展開している箇所があるにはあるが、それは一時的なものであって、ぼくの頭はいつも化学物質の不均衡の理論に塗り戻され、ほかのもっと複雑な考えはいつも遮られることになった。

本書を書き始めた時点では、この化学物質の不均衡の理論を信じるところにぼくは落ち着いていた。ぼくはこの理論を、抗うつ薬をのみ始めた頃に信じ、そしてのみ続けているあいだには、時折信じられなくなるのだが、のむのをやめる直前にまた信じたのである。本書はこのようにさまざまに変化する考え方を通じて問題を思考する試みでもある。

12 https://www.nimh.nih.gov/about/directors/thomas-insel/blog/2013/transforming-diagnosis.shtml（2017/1/10アクセス）。

13 さらなる背景情報は、以下を参照のこと。Shorter, *How Everyone Became Depressed.* ここで述べていることは、トラウマ体験が原因の恐怖症には当てはまらないことをはっきりさせておきたい。たとえば航空機事故に遭遇した人が、そのあと怖くて飛行機に乗れなくなるような場合である。これもまた「不安障害」の一種とされるが、本書でぼくが議論しているものとは別物である。この種の恐怖症に関する科学的研究は別途存在するし、その大部分が、うつや全般性不安障害とは違った原因群によって引き起こされる。

14 本書を通じてぼくは、数年にわたって積み重ねてきた二つの別々の経験に依拠している。

一つめは、ケンブリッジ大学で学んでいたときに受けた社会科学の厳しい訓練である。社会科学が科学的方法を適用するのは、試験管や粒子加速器のなかで起きていることではなく、あなた

原注

- ここに挙げられている文献の刊行年等は原書記載の通りであり、必ずしも初版ではない。したがって付記した邦訳刊行年よりもあとに刊行された版が記載されている場合もある。
- 邦訳はわかる限りで付記した。複数の版がある場合は、最も入手しやすかろうと思しきものを選んだ。掲げられている原典の版に対応する邦訳か否かの確認はしていない。
- インターネット上の資料へのアクセス日が明記されていない場合もそのままとし、また現在アクセスが可能か否かの確認はしていない。

プロローグ

1　このプロローグで引用されている発言は、この出来事のすぐあとに書き留めておいたノートを写している。したがって記憶に基づいたものである。通訳兼現地コーディネーターだったダン・ホアンリンは常時ぼくといっしょにいた。そのダンが、この引用について、自分の記憶とぴったり一致していると書面で確認してくれている。ダンはあのとき吐きまくったりしていなかったのだから、ぼくの記憶力より確かであろう。

イントロダクション

1　この決まり文句の出所は次の文献である。Peter D. Kramer, *Listening to Prozac* (New York: Penguin, 1997)［ピーター・D・クレイマー『驚異の脳内薬品——鬱に勝つ「超」特効薬』堀たほ子訳，渋谷直樹監修，同朋舎，1997］。

2　Mark Rapley, Joanna Moncrieff, and Jacqui Dillon, eds., *De-Medicalizing Misery: Psychiatry, Psychology and the Human Condition* (London: Palgrave Macmillan, 2011), 7.

3　セラピストの発言は記憶に基づいて、何年もあとに書いたものである。本人に問い合わせたところ、自分の記憶にも合致していると、本書の編集部に対して確認してくれた。

4　Allen Frances, *Saving Normal: An Insider's Revolt against Out-of-Control Psychiatric Diagnosis, DSM-5, Big Pharma, and the Medicalization of Ordinary Life* (New York: William Morrow, 2014)［アレン・フランセス『〈正常〉を救え——精神医学を混乱させるDSM-5への警告』大野裕監修，青木創訳，講談社，2013］, xiv.

5　http://www.health.harvard.edu/blog/astounding-increase-in-antidepressant-use-by-americans-201110203624（2016/1/8 アクセス）; Edward Shorter, *How Everyone Became Depressed: The Rise and Fall of the Nervous Breakdown* (New York: Oxford University Press, 2013), 2, 172.

6　Carl Cohen and Sami Timimi, eds., *Liberatory Psychiatry: Philosophy, Politics and Mental Health* (Cambridge: Cambridge University Press, 2008); Alan Schwarz and Sarah Cohen, "A.D.H.D. Seen in 11% of U.S. Children as Diagnoses," *New York Times*, March 31, 2013, http://www.nytimes.com/2013/04/01/health/more-diagnoses-of-hyperactivity-causing-concern.html; Ryan D'Agostino, "The Drugging of the American Boy," *Esquire*, March 27, 2014, http://www.esquire.com/news-politics/a32858/drugging-of-the-american-boy-0414/; Marilyn Wedge, Ph.D., "Why French Kids Don't Have ADHD," *Psychology Today*, March 8, 2012, https://www.psychologytoday.com/blog/suffer-the-children/201203/why-french-kids-

[著者紹介]

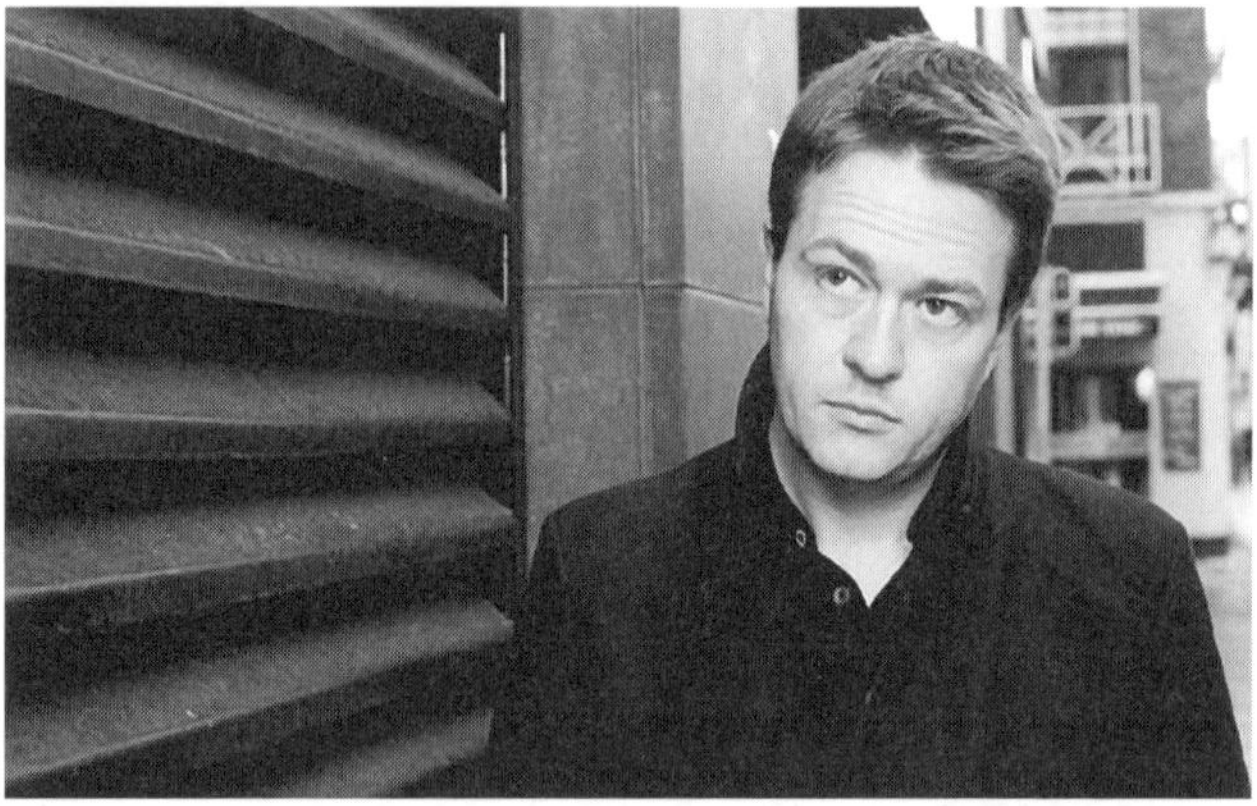

© Katherin Baumbach

ヨハン・ハリ (Johann Hari)

1979年生まれ。英国出身で、欧米で活躍するジャーナリスト。国際的人権団体アムネスティの「ジャーナリスト・オブ・ザ・イヤー」に2度選ばれた。世界的なベストセラーを次々と生み出しており、TED Talkでの講演動画は全世界合計で7000万回以上再生されているほか、前著『麻薬と人間　100年の物語』(邦訳、作品社、2021) をもとにした映画『ザ・ユナイテッド・ステイツ vs. ビリー・ホリデイ』はゴールデングローブ賞 (ドラマ部門) 主演女優賞を受賞し、アカデミー賞主演女優賞にもノミネートされた。次作の『*Stolen Focus*(仮邦題：奪われた集中力)』も作品社から刊行予定。

[訳者紹介]

山本規雄 (やまもと・のりお)

1967年、東京都生まれ。出版社等勤務を経て、現在、翻訳業・編集業に携わる。主な訳書にミダス・デッケルス『うんこの博物学』(作品社、2020)、ジャック・アタリ『新世界秩序』(作品社、2018)、ルイ＝ジョルジュ・タン編『〈同性愛嫌悪 (ホモフォビア)〉を知る事典』(共訳、明石書店、2013)、ヴァンダナ・シヴァ『アース・デモクラシー』(明石書店、2007) など。

うつ病　隠された真実

——逃れるための本当の方法

2024年 2 月 5 日 第 1 刷印刷
2024年 2 月10日 第 1 刷発行

著　者——ヨハン・ハリ
訳　者——山本規雄

発行者——福田隆雄
発行所——株式会社作品社
102-0072 東京都千代田区飯田橋 2-7-4
Tel 03-3262-9753　Fax 03-3262-9757
振替口座 00160-3-27183
https://www.sakuhinsha.com

装丁——小川惟久
本文組版——ことふね企画
印刷・製本—シナノ印刷(株)

ISBN978-4-86182-843-0 C0036